Dr. Sylvia Tara

FETT VERSTEHEN

UND SCHLANK WERDEN

Dr. Sylvia Tara

FETT VERSTEHEN UND SCHLANK WERDEN

Die Geheimnisse unseres Körperfetts, des unterschätzten Organs

riva

Bibliografische Information der Deutschen Nationalbibliothek:
Die Deutsche Nationalbibliothek verzeichnet diese Publikation in der Deutschen Nationalbibliografie; detaillierte bibliografische Daten sind im Internet über http://d-nb.de abrufbar.

Für Fragen und Anregungen
info@rivaverlag.de

1. Auflage 2019

Nymphenburger Straße 86
D-80636 München
Tel.: 089 651285-0
Fax: 089 652096

Übersetzung: Barbara Neeb, Katharina Schmidt
Redaktion: Gerdi Killer, bookwise GmbH, München
Umschlaggestaltung: Manuela Amode
Umschlagabbildung: shutterstock.com/ mainfu, Olga_C, Marish
Layout: Charlotte Staub
Illustrationen: S. 34 shutterstock.com/Designua
Satz: Leeloo Mólnar, bookwise GmbH, München
Druck: CPI books GmbH, Leck
Printed in Germany

ISBN Print 978-3-7423-0950-1
ISBN E-Book (PDF) 978-3-7453-0578-4
ISBN E-Book (EPUB, Mobi) 978-3-7453-0579-1

Fett verstehen ist ein Sachbuch. Mit Ausnahme derjenigen, über die bereits in anderen Publikationen berichtet wurde oder die zugestimmt haben, hier namentlich genannt zu werden, werden die Namen der Personen, von deren Kämpfen hier die Rede ist, anonymisiert, und einige ihrer Eigenschaften, durch die man Rückschlüsse auf die Person ziehen könnte, wurden geändert. Was meine eigene Geschichte betrifft, so möchte ich alle Leser darauf hinweisen, dass mein Ansatz nicht für jeden geeignet ist. Kein Buch kann den Rat eines ausgebildeten Spezialisten ersetzen, der Sie untersucht hat und mit Ihrer Krankengeschichte vertraut ist. Bitte konsultieren Sie Ihren Arzt, bevor Sie Änderungen an Ihrer gegenwärtigen Ernährung oder Ihrem Trainingsprogramm vornehmen – insbesondere wenn Sie schwanger sind, an einer Krankheit leiden oder irgendwelche Symptome aufweisen, die eine Untersuchung erfordern.

Prolog: Skinny Jeans

Es war ein kühler, windiger Freitagabend im Herbst in San Diego. Ich war damals Doktorandin der Biochemie, hatte eine stressige Woche, angefüllt mit Forschung, Unterricht und Lehre hinter mir und war nun mit Freunden zum Essen verabredet. Schon seit der Grundschule interessierte ich mich sehr für Biologie, insbesondere dafür, was passiert, wenn der Körper nicht so funktioniert, wie er soll, und welche innovativen Behandlungsmethoden es dafür gibt. Die Vorstellung, dass winzige Moleküle unsere Gesundheit, Gedanken und Lebensqualität beeinflussen konnten, faszinierte mich.

Auch wenn es mich brennend interessierte, so viel wie möglich über die ineinandergreifenden Prozesse des Körpers zu lernen, beschäftigte mich die ganze Zeit noch ein anderes Thema – mein Gewicht. Während ich meine Karriere vorantrieb, bemaß ich Erfolg vor allem nach meiner Fähigkeit, dünn zu bleiben. Es war nie leicht für mich gewesen, mein Gewicht im Griff zu haben, und so beobachtete ich es genau. An diesem Tag hatte ich, wie sonst auch, seit dem Morgen Kalorien gezählt. Ich ernährte mich mit einer akribisch ausgewogenen Kombination aus Getreide, Proteinen und Gemüse. Verzichtete auf alles, was Spaß macht – das hieß kein Zucker, keine kohlenhydratreiche Snacks und auch kein Alkohol. Ich war 40 Minuten gelaufen und hatte Gewichte gestemmt. Nach Monaten gewissenhafter Arbeit an meinem Körper wusste ich, dass ich auf dem besten Weg zum Fitnesstriumph war.

Als ich mich dann mit meinen Freunden zum Abendessen traf, blieb ich standhaft – und bestellte nur einen kleinen Salat und Wasser. Wie so viele Tage zuvor stellte ich mich darauf ein, hungrig ins Bett zu gehen.

Mich mit knurrendem Magen schlafen zu legen war mein Geheimnis, dass ich es schaffte, meine laufenden 1,60 Meter unter 50 Kilogramm zu halten und in eng anliegende Jeans zu passen. Ich glaubte, wenn ich dieses Gewicht halten könnte, würde ich mein Leben weiterhin im Griff haben, würde ich wie jede andere Studentin aussehen, man würde mich daten und ich könnte mit Selbstvertrauen in die Zukunft blicken.

Aber anstatt stolz auf meine Diäterfolge zu sein, geschah an diesem Abend etwas, das die Art und Weise, wie ich meinen Körper betrachtete, für immer verändern sollte. Etwas Grundlegendes, das mir bestätigte, dass ich nicht »normal« war.

Was war geschehen? Meine Freundin bestellte Bier und einen Burrito und vertilgte alles. Ja, dieses scheinbar triviale Ereignis veränderte mein Leben.

Lindsey war 1,50 Meter groß und wog um die 43 Kilo. Sie ging nie ins Fitnessstudio. Sie trank Milchkaffee mit viel Zucker und aß wahllos Fast Food. Lindsey arbeitete den ganzen Tag im Labor wie ich und hockte abends vor dem Computer. Und trotzdem war diese zierliche Frau irgendwie in der Lage, einen großen Burrito, bestehend aus Fleischstreifen, Bohnen, Reis, Sour Cream, Guacamole und Cheddarkäse in einem Tortillafladen, zu verputzen und dazu ein Bier trinken, als wäre dies das Normalste auf der Welt. Sie hatte danach kein schlechtes Gewissen, schien sich keine Sorgen zu machen, erklärte nicht, dass sie zu viel gegessen hätte oder dass sie das am nächsten Morgen auf dem Laufband abbüßen müsste. Nichts. Es war für sie absolut normal, abends um acht Uhr eine Mahlzeit von 800 Kalorien zu essen. Und sie passte in kleinere Jeans als ich!

Wie konnte das angehen? Ich lebte die ganze Zeit mit Hunger, Qual und Disziplin, um dünn zu bleiben. Wenn ich auch nur einen Zentimeter von meiner Linie abwich, musste ich teuer dafür bezahlen. Doch hier war diese Frau, die mühelos ihr Gewicht hielt und dreimal so viel aß, als ich jemals bei einer einzigen Mahlzeit zu verzehren wagte. Ich kam mir vor, als ob mir die Natur frech unter die Nase rieb: »Schau mal, wie unfair ich sein kann und wie wenig du dagegen tun kannst.«

Dies war einer der Momente in meinem Leben, in denen ich erkannte, dass wir nicht alle gleich geschaffen sind, zumindest nicht, wenn es um Fett geht. Genauso, wie einige Leute größer sind, stärker schwitzen oder volleres Haar haben, gibt es Menschen, die einfach mehr Fett ansetzen als andere. Und zufälligerweise gehörte ich zu Letzteren. Obwohl ich durch die Sache mit dem Burrito endgültig gezwungen war, mich dieser Erkenntnis zu stellen, hatte ich schon länger vermutet, dass irgendetwas bei mir nicht stimmte.

Als Kind hatte ich immer etwas zusätzliches Viszeralfett. Dass es ein wenig über der Norm lag, merkte ich nicht, bis bei einer Sommer-Poolparty, damals war ich neun, meine Freundinnen in ihren Bikinis auftauchten. Ich bemerkte, dass sie alle flache Bäuche hatten und die Rippen deutlich sichtbar waren – im Gegensatz zu meiner weicheren Körpermitte. Damals habe ich nicht weiter darüber nachgedacht. Aber als die Pubertät näher rückte, begann ich, an Gewicht zuzulegen. Ich bekam nicht nur ein paar Kurven und fettige Haut, sondern auch mehr Körperfett.

Mit zwölf Jahren machte ich zum ersten Mal bewusst eine Diät, weil ich fünf Kilo verlieren wollte. Während meine Freunde den ganzen Sommer über Eis aßen, informierte ich mich über Ernährung und hielt mich mit eiserner Disziplin an mein 1000-Kalorien-Tageslimit. Ich wog mich gewissenhaft und verlor wirklich ein Pfund pro Woche. Ich fühlte mich gut, bis die letzte Augustwoche anbrach.

Gegen Ende des Sommers hatte ich mein Wunschgewicht beinahe erreicht, also dachte ich, ich könnte die Zügel etwas schleifen lassen. Und so gönnte ich mir ein halbes Stück Lakritzkonfekt von meiner Freundin, die sich dann über den Rest der Packung hermachte. Als ich mich später zum wöchentlichen Termin auf die Waage stellte, hatte ich nicht nur kein weiteres Pfund verloren, sondern stattdessen zwei zugenommen. Das war äußerst frustrierend, um es vorsichtig auszudrücken. Wie konnte ein halbes Stückchen Lakritze so viel Schaden anrichten? Wieso konnten meine Freunde alles essen, ohne sich einzuschränken, während ich gezwungen war, peinlich genau jede einzelne Kalorie zu zählen, wenn ich so aussehen wollte wie sie? Daher achtete ich ab dem Tag wieder genau darauf, was ich aß, und dennoch nahm ich in jenem Sommer nur vier Kilo ab.

Während der gesamten Highschoolzeit ging mein Gewicht rauf und runter. Mal hatte ich mein Idealgewicht erreicht, dann lag ich plötzlich fünf Kilo darüber. Ich hatte es nicht leicht. Als ich mich mit anderen

Mädchen enger anfreundete, gestanden sie mir, dass sie ähnliche Probleme mit Fett hatten. Ihnen stiegen die Tränen in die Augen, wenn sie über ihre Kämpfe mit dem Gewicht sprachen. Es herrschte so ein enormer Druck, dünn zu sein. Manche Mädchen erkrankten an Bulimie, andere fingen an, Drogen zu nehmen, um ihr Gewicht möglichst niedrig zu halten. »Dünn« zu bleiben war in den Teenagerjahren nicht für jeden leicht.

In den Frauenzeitschriften steht, wenn wir deren einfache Tipps für »richtiges Essen« befolgen und Sport treiben, werden wir wie die Models aussehen, die darin abgebildet sind. Wie viele Überschriften quälen uns mit »Bauchfett loswerden in fünf Tagen«, »Mit Vollwertkost Fett verbrennen«, »Einfaches Trainingsprogramm für dünnere Oberschenkel«? Dort sind natürlich nur Bilder von jungen, durchtrainierten Models zu sehen, obwohl wir keine Ahnung haben, wie sie wirklich zu so einer Figur kommen. Unterschwellig wird uns vermittelt, dass es unsere eigene Schuld ist, wenn wir nicht dünn sind; die Regeln lassen sich doch so leicht befolgen. Natürlich sind es nicht nur die Zeitschriften, sondern auch die mächtige Diätindustrie, die in uns die Hoffnung weckt, wir könnten superschlank werden, und uns an den Pranger stellt, wenn wir es nicht schaffen.

Heutzutage investieren wir enorm viel Zeit und Geld in die Aussicht, schlank zu sein. Die Menschen werden ständig daran erinnert, dass Fett ein Problem ist, dass sie es haben und es loswerden müssen. Doch trotz all unserer Bemühungen steigt der Anteil von Fettleibigen in der Gesellschaft, denn in Wahrheit ist der Umgang mit Fett weitaus komplizierter, als die Zeitschriften einem weismachen wollen.

Einige tapfere Frauen haben über den harten Kampf gesprochen, den sie führen, um »normal« auszusehen. Die Schauspielerin Lisa Rinna erzählte der Zeitschrift *People*, dass sie an den Tagen hungere, an denen sie ein körperbetontes Kleid zu Preisverleihungen tragen müsse. Sie nimmt auch Appetitzügler, um nur gerade so viel zu essen, »dass ich noch funktioniere«. Cindy Crawford ließ sich darüber aus, wie leicht sie im Vergleich zu anderen Models zunahm. Auf Fotos sah sie deshalb manchmal fülliger aus als die dünnen Models, die neben ihr posierten. Crawford befolgte einen Low-Carb-Ernährungsplan und hatte die finanziellen Mittel, Experten zu engagieren, die ihr dabei halfen, dünn zu bleiben. Valerie Bertinelli hat über Schauspielerinnen geschrieben, die vor dem Casting strenge Diäten machen, doch sobald die Dreharbeiten vorbei sind, essen sie wieder und nehmen zu. Anscheinend müssen sogar diejenigen, die wir um ihre schlanke Figur beneiden, viel mehr dafür tun, als wir erfahren.

Für mich war Dünnsein immer mehr Arbeit als für andere. Ich hielt mich ganz wacker im weiteren Studium und in den ersten Berufsjahren, sodass ich bis Mitte 30 meine engen Jeans tragen konnte. Aber als dann die Kinder kamen, nahm ich zu. Während meiner ersten Schwangerschaft hatte ich den typischen Zehn-Kilo-Schub. Beim zweiten Kind kamen noch mal fünf Kilo dazu. Ich bemerkte, dass viele meiner karriereorientierten Freundinnen, die ebenfalls Kinder hatten, genauso zunahmen. Anscheinend bewirkten der Stress durch einen Fulltimejob, kleine Kinder, die in der Nacht aufwachen, und die neue Verantwortung, das alles zu stemmen, dass die Gewichtskontrolle auf die lange Bank geschoben wurde. Ich konnte mich nur darauf konzentrieren, wie ich alle Aufgaben bewätigen konnte und es schaffte, jeden Tag von Neuem zu überstehen.

Als meine Kinder größer wurden und ich mein durch sie verändertes Leben in den Griff bekam, nahm ich den Kampf gegen das Fett wieder auf und engagierte einen Personal Trainer namens David. Seine Strategie orientierte sich an der neuen Abnehmphilosophie, gemäß der man nur genügend Kalorien zu sich nehmen und Sport treiben müsste, um die Pfunde purzeln zu sehen. Dahinter steht der Gedanke, dass der Körper bei unzureichender Nahrungszufuhr in den Hungermodus überwechselt und jede Kalorie hortet, sodass es wesentlich schwieriger ist, Gewicht zu verlieren (die gleiche Philosophie wird in der Show *The Biggest Loser* vertreten). David wollte, dass ich über alles Tagebuch führte, was ich aß. Ich sollte auf eine ausgewogene Ernährung mit Kohlenhydraten, Gemüse und Protein achten und dazu zwei Stunden am Tag trainieren. Als er nach der ersten Woche mein Essensprotokoll durchsah, war er entsetzt, wie wenig Kalorien ich zu mir nahm – ungefähr 1200. Er schwor mir, dass ich bei meiner Größe und Muskelmasse mehrere hundert Kalorien pro Tag zusätzlich zu mir nehmen müsste, um Gewicht zu verlieren.

Ich befolgte seine Tipps und – setzte sofort Fett an. Nach drei Wochen gab David zu, dass seine Theorie von den zusätzlichen Kalorien bei mir nicht funktionierte, und ich kehrte zu meiner Tagesmenge von 1200 Kalorien zurück. Ich hatte schon immer festgestellt, dass mein Körper Nahrung leichter in Fett umsetzte, als dies bei anderen Leuten der Fall war, aber einige können das kaum glauben. Mit Davids Hilfe habe ich tatsächlich abgenommen, aber letzten Endes waren zwei Stunden Training pro Tag nicht machbar, also nahm ich meine Routine von einigen Stunden Bewegung pro Woche wieder auf und lebte mit etwas Extrafett. Währenddessen aßen mein Mann und meine Kinder reichlich und hatten keinerlei Probleme, schlank zu bleiben.

Allmählich ging mir mein Fett gehörig auf die Nerven, vor allem als ich bemerkte, dass einige Frauen, die ebenfalls Kinder hatten, eine Karriere verfolgten und nur gelegentlich Sport trieben, weniger Fett zu haben schienen als ich. Ich fing an, bei Fett genauer hinzuschauen. Mein Fett sah anders aus; es war weicher und wabbliger. Wenn ich auf Geschäftsreisen mit Kollegen spätabends aß, ging ich schneller auseinander. Ich konnte in einer Woche nur durch späte Abendessen fast fünf Pfund zulegen. Die Unterschiede im Fett bei den Menschen faszinierten mich. Fett schien seinen eigenen Kopf zu haben.

Den letzten Anstoß, über Fett zu forschen, bekam ich eines Tages nach einem Trainingskurs. Ich ging zusammen mit einer Freundin zu Aerobic: Laura, Mitte 40, drei Kinder und ein Job – und dünn wie ein Model. Ich war beeindruckt von ihrer Fähigkeit, so schlank zu bleiben, und fragte mich, wie sie das wohl hinbekam. Wir powerten uns kräftig aus, bis wir ordentlich schwitzten, dann bestellten wir beide ganz vernünftig einen Salat zum Mittagessen. Während wir saßen und plauderten, aß ich die Hälfte von meiner Portion und hob den Rest fürs Abendessen auf, wie ich es oft tat. Ein Mittagessen in zwei Mahlzeiten aufzuteilen war mein neuer Trick, um zu verhindern, dass ich noch weiter zunahm. Aber Laura aß weiter. Sie verzehrte jedes Stück des großen Salats mit Huhn, den sie bestellt hatte, und gönnte sich danach noch Nüsse und einen Kaffee mit viel Zucker.

Ich fragte Laura, was sie normalerweise abends zu sich nahm. Sie sagte, sie würde dasselbe wie ihre Kinder essen – Tacos, Huhn, Steak, egal was. Moment mal, dachte ich. Egal was? Wir sind im gleichen Alter, im gleichen Fitnesskurs, haben die gleichen beruflichen Anforderungen und mehrere Kinder. Doch sie isst fast doppelt so viel wie ich und wiegt gerade mal halb so viel wie ich?

Nun reichte es mir. Das war doch dasselbe wie damals die Sache mit dem Burrito. Oder mit dem Stückchen Lakritzkonfekt. Diese letzte Beobachtung konnte ich nicht mehr ignorieren. Ich hatte es satt, zuzusehen, wie alle um mich herum mehr aßen als ich, nicht einmal darauf achteten, was sie zu sich nahmen, nur ab und zu trainierten und doch weniger Fett hatten als ich. Es musste noch etwas anderes hinter der Gewichtszunahme stecken als eben nur »richtig Essen« und Sport. Es musste … irgendetwas anderes sein als die typischen Allerweltsvorstellungen, die wir alle über die Natur von Fett haben.

Und das brachte mich zurück zur Uni. Als ich noch Doktorandin in Biochemie war, wäre der nächste Schritt eigentlich gewesen, eine Laufbahn in der Forschung einzuschlagen, aber ich war mir nicht sicher. Ein Mentor gab mir folgenden Tipp: Wenn dir keine Frage unter den Nägeln brennt, auf die du unbedingt die Antwort finden musst, dann solltest du besser nicht in die Forschung gehen. Das war Musik in meinen Ohren, denn eine Stelle als Forschungsassistentin bedeutete lange Arbeitszeiten, miese Bezahlung und etliche Jahre ohne klare Karriereaussichten. Damals kannte ich keine derart dringende Frage, die ich unbedingt lösen wollte, daher begab ich mich in die freie Wirtschaft. Aber jetzt, mehr als zehn Jahre später, brannte mir diese Fragestellung unter den Nägeln: Warum war es für einige Leute einfacher, dünn zu bleiben, als für andere? Wie funktioniert Fett? Warum wirkt Essen bei Menschen auf unterschiedliche Weise? Warum bekommt man Fett schwerer in den Griff, wenn man älter wird? Ich musste Fett ein für alle Mal verstehen.

Ich war eine voll ausgebildete Wissenschaftlerin, und wenn jemand in der Lage war, der Sache auf den Grund zu gehen, dann ich. Wenn Beobachtung der erste Schritt einer wissenschaftlichen Methode ist, so hatte ich mehr als genug beobachtet. Ich versprach mir selbst, dass ich von diesem Tag an jeden verfügbaren Moment in das Verständnis von Fett investieren würde. In den folgenden Kapiteln steht alles, was ich über das geheime Leben von Fett herausgefunden habe.

Einleitung: Unsere unterschiedliche Sicht auf Fett

Nachdem er seine Partei 1994 erfolgreich zu historischen Wahlsiegen bei den Senatswahlen geführt hatte, galt Newt Gingrich als einer der mächtigsten Menschen in den Vereinigten Staaten. Er hatte eine scheinbar unüberwindliche Hürde überwunden, indem er die untereinander verfeindeten Lager der Republikaner einte und das umfassende Gesetzgebungsprogramm Contract with America aufstellte. Er definierte die konservative Strategie neu und verhalf seiner Partei zum ersten Sieg im Repräsentantenhaus seit 1954.

In einem Interview, das Barbara Walters mit Gingrich für ihr Jahres-Prime-Time-Special *The 10 Most Fascinating People of 1995* führte, stellte die erfahrene Reporterin ihre übliche Auswahl an persönlichen Fragen. Schließlich kam sie zu dieser einen ganz speziellen Frage, mit der sie ihre Interviewpartner garantiert in Verlegenheit brachte: »Was mögen Sie an sich selbst am wenigsten?«

Es folgte eine gespannte Pause. Würde Gingrich jetzt seine gescheiterte Ehe nennen, seine umstrittene Verwicklung in Skandale, fragwürdige politische Entscheidungen, die er in seiner Vergangenheit getroffen hatte? Er tat nichts dergleichen.

»Ich schäme mich sehr wegen meines Gewichts«, erklärte er.

»Oh«, sagte Walters im Versuch, die unangenehme Situation zu entschärfen.

Gingrich fuhr fort: »Ich weiß, es liegt nur an mir selbst, ob ich schwimme und die richtigen Dinge esse, aber wenn sich mir dann die Möglichkeit bietet, ein Guinness zu trinken oder ein Eis zu essen, werde ich schwach.«

Dies war ein unvergesslicher TV-Moment. Was quälte selbst ihn, einen Mann auf dem Gipfel der Macht, in seinem Innersten? Sein Fett.

Armes Fett! So verunglimpft, so schambehaftet, so ungeliebt. Es offenbart unsere Gier nach Essen, unsere mangelnde Selbstbeherrschung, unser geringes Selbstwertgefühl, unsere Erbärmlichkeit. Wir wollen nur eins, es vernichten oder zumindest auf ein kaum wahrnehmbares Minimum beschränken. Um es loszuwerden, geben wir Milliarden für Diätprodukte, Bücher, Fitnessstudios, Medikamente, Coaches und medizinische Behandlungen aus. Tatsächlich investieren wir mehr in den Krieg gegen Fett als in den Krieg gegen Terror – 2014 lag das Budget für das Heimatschutzministerium in den USA bei 44,7 Milliarden Dollar, für den Kampf gegen Fett wurden im gleichen Zeitraum etwa 60 Milliarden Dollar ausgegeben. Und darin ist noch nicht einmal die eine Milliarde eingerechnet, die jedes Jahr in die Werbung von Produkten investiert wird, die uns allen ein besseres Leben versprechen, wenn wir uns nur von unserem Fett befreien könnten. Wir Amerikaner sind tatsächlich ein Land, das Krieg gegen einen Körperteil führt.

Doch Fett lässt sich nicht besiegen. Im Gegenteil! Fett ist heute stärker denn je: Über 78 Millionen Amerikaner gelten als fettleibig und Millionen andere als übergewichtig; fast die Hälfte der Deutschen wiegen zu viel, und bei den Menschen in Großbritannien, Ungarn und Australien sieht es auch nicht viel besser aus.

Obwohl Fett in der ganzen Welt geschmäht und verachtet wird, ist es eigentlich nur ein Organ unseres Körpers. Ganz richtig – ein Organ. Dies wird viele von uns überraschen, die Fett nur für Wabbelspeck halten. Neuere Forschungen beweisen jedoch, dass Fett Teil des endokrinen Systems ist, und Wissenschaftler bezeichnen es seit Langem als Organ. Es stellte sich heraus, dass Fett genauso wichtig für unseren Körper sein kann wie unser Darm, unsere Lungen und unser Herz.

Fett liefert uns jeden Tag die nötige Energie für Aktivitäten wie Gehen, Reden, Laufen und sogar Schlafen. Fett dient dazu sicherzustellen, dass alle Körperfunktionen weiterlaufen, wenn wir das Mittagessen ausfallen lassen, um einen Termin einzuhalten, aus religiösen Gründen fasten oder einfach keine Lust haben, uns etwas zum Abendessen zu kochen. Es ist auch für uns da, wenn wir etwas mehr essen, als wir eigentlich benötigen. Wenn Sie jemals der Versuchung eines allzu verführerischen Desserts erlegen sind, seien Sie froh, dass Ihr Fett bereitstand, um es zu absorbieren. Fett fungiert wie die Zentralbank des Körpers, es verwaltet Überschüsse und stellt bei Bedarf Ressourcen zur Verfügung. In Zeiten des Überflusses dehnt es sich bereitwillig aus und opfert sich in Zeiten der Not selbstlos auf, um andere Organe am Leben zu erhalten.

Fett übernimmt nicht nur die enorme Aufgabe, unsere Energiespeicher zu verwalten; die Forschung zeigt, dass Fett darüber hinaus erst die Pubertät ermöglicht, unsere Fortpflanzungsorgane funktionieren lässt, die Knochen und unser Immunsystem stärkt und sogar die Größe unseres Gehirns erhöht.

Obwohl es heute im Brennpunkt einer milliardenschweren Offensive steht, war Fett nicht immer verhasst. Es war einst ein geliebter und bewunderter Begleiter der Menschen. Unseren umherziehenden Vorfahren war es als Schutzschicht gegen Hungersnöte willkommen. Und selbst als sich im Lauf der Jahrhunderte die Zivilisationen entwickelten, nahm das Fett weiterhin einen besonderen Platz ein. Buddha ist für seine ausladende Gestalt bekannt, man könnte Fettsein als sein Markenzeichen benennen. Während der Tang-Dynastie (618 bis 907 n. Chr.) stellte man auf Grabskulpturen rundliche Frauen dar, weil man glaubte, sie würden den Toten im Jenseits zu Wohlstand verhelfen. Die uns zeitlich etwas näheren Maler Botticelli, Rubens und Tizian sahen bei ihren Darstellungen Fett als unabdingbar für einen schön geformten menschlichen Körper an. Die schlanken Silhouetten, die heute in der *Vogue* gepriesen werden, sind in der Vergangenheit nirgendwo zu finden, es sei denn, man wollte Leid ausdrücken.

Selbst in Amerika gab es eine Zeit, in der man Fett respektvoll bewunderte. Nach dem Bürgerkrieg nahm die Armut in der Bevölkerung dramatisch zu, aber ein kleiner Teil der Gesellschaft gelangte zu Wohlstand. Und nun, als es schwer war, Fett zuzulegen, geschah das Gleiche wie bei allem, was auf der Welt knapp ist, etwa Gold oder Edelsteinen – es stieg im Wert. Fett war damals ein Zeichen für Wohlstand, Gesundheit und Schönheit. Jeder wollte es haben.

Man mag es kaum glauben, aber die Vergangenheit beweist unsere Liebe zum Fett. Der 1866 in Connecticut gegründete und einst sehr angesehene The Fat Man's Club hatte als Motto: »Ein dickes Bankkonto macht einen dicken Mann.« Um dort eintreten zu können, wurde von den Männern ein stattliches Gewicht verlangt. Auch Frauen waren stolz auf ihre Pfunde und holten sich im *Ladies Home Journal* Rat, wie man Gewicht zulegen konnte, oder in dem 1878 erschienenen Buch *How To Be Plump* (»Wie werde ich füllig?«). Promis versuchten nicht, in Größe XS zu passen, sondern wurden für ihr Gewicht gerühmt. Die Sängerin Lillian Russell wog über 90 Kilo, und man bewunderte sie gleichermaßen für ihre üppigen Formen wie für ihre Stimme. Frauen polsterten sogar ihre Kleider aus, um so auszusehen wie sie. Und Diamond Jim Brady, der Donald Trump seiner Zeit, wurde nicht nur wegen seines Reichtums, sondern auch wegen seines Gewichts (circa 140 Kilo) geliebt.

Sogar Ärzte befürworteten Fett. Sie warnten zwar vor Fettleibigkeit, aber als Behandlungsmethode gegen Nervosität oder sogar ansteckende Krankheiten rieten sie dazu, ein paar Pfund zuzunehmen. Die Eltern ermutigten ihre Kinder ebenfalls, reichlich zu essen.

Das waren gute Zeiten für Fett. Es wurde wegen seiner positiven Eigenschaften geschätzt, nämlich Energie zu liefern und anzuzeigen, dass es einem gut ging. Aber zu seinem Pech dauerte diese Blütezeit nicht lange. Als sich die amerikanische Wirtschaftslage verbesserte, wurden Lebensmittel erschwinglicher – und damit auch Fett. Und jede Ressource sinkt im Wert, wenn sie ausreichend vorhanden ist. So erging es auch dem Fett.

Nun unterstrichen Wirtschaftskapitäne, wie wichtig schlanke und effiziente Körper für Arbeitskräfte wären. Militärische Anführer verbanden Dünnsein mit Vaterlandsliebe; sie sagten: »Jeder gesunde, normale Mensch, der jetzt dick wird, ist unpatriotisch.« Und religiöse Führer betonten, Fett sei ein Ausdruck von Übermaß und Völlerei. Ärzte, die es jetzt mit einer fettbewussteren Klientel zu tun hatten, begannen ebenfalls, Ratschläge zum Abnehmen zu geben. Prominente, darunter auch Lillian Russell, blieben von diesem Trend nicht verschont und waren gezwungen abzunehmen. The Fat Man's Club, vormals ein Symbol für Wohlstand, schloss 1903 seine Türen.

Auf Fett zu achten begann als gut gemeinter Rat gegenüber der wachsenden Gewichtszunahme im Land, verwandelte sich aber schnell in Verachtung. Verunglimpfungen wie »fette Schlampe« und »Dickwanst« gingen in den Sprachgebrauch ein. Es erschienen Cartoons, die sich über dicke Menschen lustig machten. Sogar der Präsident der Vereinigten Staaten, Howard Taft, Gewicht circa 150 Kilo, wurde Opfer dieses Spotts. Eine Schlagzeile lautete: »Taft verursacht Hotelüberschwemmung: Flutwelle aus seiner Badewanne trifft Bankiers im Speisesaal.« Die Geschichte von der »Taft-Badewanne« hielt sich noch Jahre.

Mit der Einführung der Kalorie als Maßeinheit in der Ernährung war die Gewichtsbesessenheit besiegelt. Die Kalorie wurde im 19. Jahrhundert als die Energiemenge definiert, die benötigt wird, um ein Gramm Wasser um ein Grad Celsius zu erwärmen. Dann führte Wilbur Atwater Ende des Jahrhunderts detaillierte Studien darüber durch, wie unser Körper Nahrung verwertet, um Energie zu erzeugen, indem er Testpersonen in einem geschlossenen Raum unterbrachte und die Menge an Kohlendioxid, die sie produzierten, sowie den Sauerstoff, den sie nach dem Verzehr verschiedener Nahrungsmittel verbrauchten, auswertete. Er setzte seine Erkenntnisse daraus in Energieeinheiten um, und danach wurde die Kalorie zur Standardmesseinheit des Nährwerts. 1918 bezeichnete die Ärztin Lulu Hunt Peters das Zählen von Kalorien als aktive Form von Patriotismus und veröffentlichte *Hallo!!: Dein Gewicht! Diät, Gesundheit und Normalgewicht durch die Calorienlehre*, ein Buch, das sich zwei Millionen Mal verkaufte – wahrscheinlich der erste Bestseller in Sachen Ernährung. Das Geschäft mit der Diät begann.

Im Lauf der Zeit wurde die wachsende Angst vor Fett immer mehr ausgenutzt, um mit Ratschlägen zur Gewichtsabnahme Geld zu machen. Trittbrettfahrer brachten einigen Schnickschnack heraus, in der Hoffnung, damit schnellen Gewinn zu erzielen. Gummianzüge wurden verkauft, mit denen die Menschen angeblich Gewicht wegschwitzen sollten. Von der Gardner Reducing Machine wurde behauptet, dass Druckausübung auf die Haut Fett wegmassieren würde. Produkte wie Fatoff und La Mar Reducing Soap, die in den 1930er-Jahren auf den Markt kamen, sollten angeblich das Fett unter der Haut wegschmelzen. Einige wenige Leute wurden dadurch reich, aber das Fett blieb.

Auch fragwürdige Diäten wurden ersonnen. Einige Unternehmen sahen im Diätwahn eine Chance zur Umsatzsteigerung. In den 1920er-Jahren warben Lucky-Strike-Zigaretten mit dem Slogan: »Greif nach einer Lucky statt nach etwas Süßem.« Die Kampagne war erfolgreich, und der Absatz der Zigaretten stieg um 200 Prozent. Die Grapefruitdiät kam auf, wo man zu jeder Mahlzeit eine Grapefruit essen sollte, weil man der Ansicht war, dass die Frucht ein sehr wirksames, fettverbrennendes Enzym enthielt. Oder die Alkoholdiät, bei der man so viel Wodka, Gin und Whiskey trinken durfte, wie man wollte, da sie nur Spuren von Kohlenhydraten enthielten. Zu den dafür gepriesenen typischen Mahlzeiten gehörten Steak mit fetten Saucen und ein Glas Schnaps, um sie herunterzuspülen. Das Buch zu dieser Diät verkaufte sich in nur zwei Jahren 2,4 Millionen Mal und wurde in 13 Sprachen übersetzt.

Unternehmer suchten nach jeder Möglichkeit, etwas zum Fettabbau zu verkaufen. 1933 fanden Mediziner an der Stanford University heraus, dass Dinitrophenol (DNP), ein Bestandteil von Sprengstoffen, den Stoffwechsel durch eine Erhöhung der Körpertemperatur anregt. Bald darauf war DNP als Mittel zum Fettabbau erhältlich und hatte absehbare gefährliche Nebenwirkungen, darunter Tod und Blindheit. Man liest immer noch von Todesfällen durch DNP (zuletzt 2015), da verzweifelte Abnehmwillige weiterhin nach einer Methode zum schnellen Gewichtsverlust suchen. Man schluckte sogar Bandwurmeier in dem Glauben, dass diese Parasiten nach dem Schlüpfen etwas Nahrung von dem wegfressen würden, was ihr Wirt gegessen hatte, und so den Aufbau von Fett verhindern würden. Sobald das gewünschte Gewicht erreicht war, nahm der Abnehmwillige Gift ein, um die Bandwürmer abzutöten. Es klingt wie ein Horrorfilm: Erst brütet man drei Meter lange Würmer im Darm aus und dann schluckt man einen Giftcocktail, um sie wieder loszuwerden. Aber für einige war das besser, als ein paar zusätzliche Pfunde mit sich herumzutragen.

Je kommerzieller das Land wurde, desto stärker wurde auch das Geschäft mit den Diäten kommerzialisiert. In den 1960er-Jahren traten große multinationale Konzerne wie Weight Watchers, Nutrisystem und Jenny Craig in die Fußstapfen der Kleinhändler mit ihren hausgemachten Diätmittelchen. Organisiertes Business ließ die Diätindustrie förmlich explodieren.

Heute ist der Kampf gegen Fett sogar zum Publikumssport geworden. Die Reality-Show *The Biggest Loser*, die bei ihrer ersten Ausstrahlung als Wagnis galt, ist heute eine der erfolgreichsten Sendungen im Fernsehen. Ihr Erfinder, J. D. Roth, erzählt, dass es anfangs schwieriger war, Kandidaten dafür zu gewinnen, als bei anderen Spielshows, weil es adipösen Menschen peinlich war, daran teilzunehmen. Roth: »Ich erinnere mich daran, wie ich versucht habe, Mitarbeiter für die Show zu finden. Ich hatte einen ganzen Konferenzraum voller Redakteure und Drehbuchschreiber. Ich würde sagen, mehr als die Hälfte von ihnen meinten, dass sie nicht in der Show sein wollten. Die Vorstellung von übergewichtigen Menschen in Reality-Shows war vielen einfach peinlich.« 17 Staffeln später zieht *The Biggest Loser* durchschnittlich sechs Millionen Zuschauer vor die Bildschirme und hat etwa ein Dutzend weiterer Shows hervorgebracht, die sich der gleichen Kombination aus Angst und Faszination bedienen, die wir gegenüber Körperfett haben. Wir hatten schon *Fat Actress* (Kirstie Alley), *Heavy* (in Deutschland *Extrem schwer*), *One Big Happy Family, Love Handles, Shedding for the Wedding, Dance Your A** Off, Diet Tribe* oder *I Used to Be Fat* mit Millionen Zuschauern. J.D. Roth startete sogar eine weitere Show, *Extreme Makeover: Weight Loss Edition*, mit Menschen, die zu adipös für *The Biggest Loser* sind.

Wie sollte all das Gerede über das Loswerden von Fett nicht unser Selbstbild oder das Bild, das wir von anderen haben, beeinflussen – wenn wir zu den Pechvögeln gehören, die ein oder drei Pfund zulegen? Obwohl es richtig ist, darauf zu achten, nicht übergewichtig zu werden, sollte man Fett nicht wie einen bösartigen Feind behandeln. Wir geben Milliarden im Kampf gegen Fett aus, für chemische Waffen, Operationen, Programme zur Verhaltensänderung, Trainingsgeräte und Diätprogramme, aber trotz all unserer Bemühungen kehrt das Fett zurück.

Offensichtlich verstehen wir den Feind, den wir bekämpfen, nicht. Der Stoffwechsel ist eben viel komplizierter als die einfache Rechnung, eine Kalorie rein ist gleich eine Kalorie raus. Wir sind keine simplen Kalorienverbrennungsmaschinen, sondern ein komplexes System aus Biologie, Hormonen, Genetik und Bakterien, das Nährstoffe individuell verarbeitet. Ganz offensichtlich benötigen wir ein viel tieferes Verständnis von Fett, wenn wir die Kontrolle darüber erlangen wollen.

Und vielleicht werden wir, wenn wir anfangen, unseren »Feind« zu verstehen, feststellen, dass nicht alles an ihm schlecht ist. Aktuelle Forschungen beweisen, dass Fett wichtige Hormone abgibt, viele Körperfunktionen erst ermöglicht, uns vor Krankheiten schützt und uns sogar zu einem längeren Leben verhelfen kann. Fett scheint so entscheidend für unseren Körper zu sein, dass unsere Stammzellen in der Lage sind, es unabhängig von unserer Nahrungsaufnahme zu erzeugen – eine Funktion, die bei entscheidenden Geweben wie Muskeln, Knochen und Gehirn beobachtet wurde.

Vielleicht hat die Natur ja Gründe dafür, dass wir unser Fett behalten trotz aller Versuche, es loszuwerden. Wegen all seiner neu entdeckten Fähigkeiten könnte Fett durchaus wieder beliebt werden Und wenn das der Fall ist, dann müsste sich Newt Gingrich vielleicht weniger schämen, als er dachte.

Sicherlich ist er mit seiner Scham nicht allein. Knapp zwei Jahrzehnte nach Gingrichs Beichte hatte Barbara Walters' unfehlbarer Instinkt für emotionale Schwächen bei jemand anderem die gleiche Wirkung. Im Jahr 2014 interviewte sie Oprah Winfrey. Nachdem sie ihren Gast durch die Höhen und Tiefen seiner Karriere und des persönlichen Lebens geführt hatte, kam Walters zu dem entscheidenden Moment. Sie bat Winfrey, folgenden Satz zu vervollständigen: »Bevor ich diese Welt verlasse, werde ich nicht zufrieden sein, bis ich … «

Winfrey fing an: »Bis ... bis ...«, sie zögerte, »… ich meinen Frieden mit diesem ganzen Gewichtsding gemacht habe.«

Walters konnte es nicht fassen. Sie lehnte sich vor und rief ungläubig: »Was? Beschäftigt Sie das immer noch? Ich hatte etwas Tiefgründiges erwartet.«

»Nein, es ist genau das«, sagte Winfrey. »Ich muss damit meinen Frieden schließen.«

Vielleicht ist Oprah da nicht die Einzige.

Teil 1

Alles über Fett

Kapitel 1

Grundsätzlich gilt: Fett bewirkt mehr, als Sie glauben

Was genau ist Fett eigentlich? Wir sind uns sicher einig, dass Fett in seiner einfachsten Form eine Energiereserve ist, vielleicht ein Überbleibsel unserer umherziehenden Vorfahren, die es zum Schutz vor häufigem Nahrungsmangel dringend benötigten. Aber jetzt, wo es an jeder Straßenecke Supermärkte und Fast-Food-Ketten gibt, wirkt Fett wie ein biologischer Anachronismus. Sogar die Definition von Fett im Lexikon – als »eine natürliche ölige oder schmierige Substanz, die in Tierkörpern vorkommt, insbesondere als Schicht unter der Haut oder rund um bestimmte Organe« – bekräftigt die Vorstellung, dass Fett für uns nicht besonders wichtig ist.

Im allgemeinen Verständnis ist die enorme Bedeutung einfach nicht präsent, die Fett in unserem Leben hat. In vielerlei Hinsicht, von der Verwaltung unserer Energievorräte über die Übertragung von Hirnsignalen bis hin zur Erleichterung der Geburtswehen hat sich Fett als ebenso entscheidender wie vielfältig einsetzbarer Körperteil erwiesen. Obwohl Fett früher nur als träge Wabbelmasse galt, definieren Wissenschaftler es heute als Organ. Wenn Sie an der Bedeutung von Fett zweifeln, überlegen Sie sich einmal, was passieren würde, wenn Sie keines hätten. Um eine Vorstellung davon zu bekommen, wie so ein Leben aussehen würde, braucht man sich bloß die Geschichte von Christina Vena anzusehen.

Das Mädchen, das kein Fett hatte

Christina war ein gesundes, lebensfrohes Mädchen von zwölf Jahren, das in den 1990er-Jahren in Vineland, New Jersey, aufwuchs. Ihr Leben drehte sich um Schule, Sport, Freunde und seit Neuestem um Jungs. Doch als Christina in die Pubertät kam, geschah etwas Seltsames. Ihr Körper begann auf einmal, Fett zu verlieren. Viele zwölfjährige Mädchen würden sich freuen, etwas dünner zu werden, aber in Christinas Fall war dies beunruhigend. Sie verlor das Fett in ihren Wangen, Händen und Füßen. Ihr Aussehen veränderte sich schnell, als ihr Gesicht einfiel und ihre Hände schrumpelig wurden. Bald schon begann Christina, auch überall sonst Fett zu verlieren, und ihre Kleidung schlotterte an ihrem einfallenden Körper.

Seltsamerweise entwickelte sie zur gleichen Zeit einen enormen Appetit. Sie erinnert sich: »Ich war sehr hungrig. So hungrig, dass ich gar nicht mitbekam, dass mein Magen voll war, bis mir schlecht wurde. Ich habe die ganze Zeit gegessen, ich konnte einfach nicht aufhören.« Und obwohl sie viel aß, wurde Christina immer dünner.

Ihre Eltern glaubten, das wäre der normale Wachstumsschub eines Teenagers. Kein Grund zur Sorge, dachten sie, also ließen sie das Mädchen so viel essen, wie sie wollte. Einige von Christinas Freundinnen beneideten sie sogar darum, wie viel sie essen konnte und dass sie trotzdem so schlank blieb. Aber sie verlor weiterhin Fett, und schließlich so viel davon im Gesicht, dass die Menschen, die sie von früher kannten, nicht mehr wiedererkannten.

Eine ungewöhnliche Kombination – außerordentlich viel Essen gepaart mit dramatischem Fettabbau. Und schon bald ereignete sich noch etwas Seltsames: An Christinas Armen bildeten sich Unebenheiten. Zuerst waren es nur ein paar weiche Knubbel an ihren Unterarmen, aber schließlich tauchten Dutzende von weichen, mit Flüssigkeit gefüllten Beulen auf, die nicht mehr verschwinden wollten. Ihre Eltern machten sich nun doch Sorgen. Sie brachten ihre Tochter zu einem Dermatologen, der Bluttests vornehmen ließ.

Die Ergebnisse dieser Tests waren schockierend. Christinas Gesamtcholesterinspiegel betrug 950 mg/dl, obwohl der Normalwert für ein Mädchen in ihrem Alter unter 170 mg/dl liegt. Die Triglyzeride, deren Wert bei 150 mg/dl liegen sollte, lagen bei 16 000 mg/dl. Und der Blutzuckerwert nach einer Mahlzeit, der normalerweise in einem Bereich von etwa 100 mg/dl liegt, betrug bei ihr stattdessen 500 mg/dl. Ihr Blut war buchstäblich voller Fett, Cholesterin und Zucker.

Sobald Christinas Dermatologe die Testergebnisse überprüft hatte, erkannte er, dass es sich hier nicht um ein dermatologisches, sondern um ein metabolisches Problem handelte. Er überwies Christina sofort an die Endokrinologie im Children's Hospital of Philadelphia.

Dort nahm der Facharzt zunächst an, sie hätte Diabetes, und begann, sie dementsprechend zu behandeln. Doch Christinas Gesundheitszustand verbesserte sich daraufhin nicht. Selbst als sie die Diabetesmedikamente einnahm, verlor sie weiter an Gewicht und ihr Appetit stieg noch an. Christina erinnerte sich: »Ich hätte alles gegessen, was gerade im Haus war. Es musste nicht unbedingt toll schmecken. Ich aß einfach alles, was ich in die Finger bekommen konnte, auch so was wie eine Dose Pilze. Ich hatte mich nicht unter Kontrolle. Meine Eltern haben die Speisekammer verriegelt. Sie haben alles weggeschlossen, und ich saß da und weinte.«

Die Beulen an Christinas Armen breiteten sich über den ganzen Körper aus. Sie bildeten sich von den Zehenspitzen bis zu den Schultern und sahen nicht nur schlimm aus, sondern entzündeten sich und waren extrem schmerzhaft. Christina meint dazu: »Wenn jemand diese Beulen nur berührte, tat es weh. Und natürlich tauchten sie an allen meinen Druckpunkten auf, sodass ich nicht laufen konnte. Baden fiel mir schwer, ebenso das Essen, denn ich konnte kaum ein Besteck halten. Ich musste ein Spezialbesteck zum Essen haben. Jede Bewegung wurde mir jetzt zu viel.«

Ihr Endokrinologe war ratlos, bis er sich an einen Vortrag von Dr. Elif Oral erinnerte, den er an den National Institutes of Health in Bethesda, Maryland, gehört hatte. Oral, eine Spezialistin für endokrine Erkrankungen, Diabetes und Stoffwechselstörungen, hatte sich auf

Patienten mit ähnlichen Symptomen wie Christina spezialisiert. So wurde Christina an Dr. Oral überwiesen, die sie im März 1997 untersuchte.

Dr. Oral erinnert sich: »Uns verriet ihr Fettverlust, was mit ihr passierte. Als wir sie untersuchten, hatte sie kein Körperfett mehr. Und da dies genau unser Forschungsgebiet ist, erkannten wir sofort, wo ihr Problem lag.« Oral diagnostizierte an Christina Lipodystrophie – ein genetischer Zustand, der dazu führt, dass Körperfett schwindet, bis es gar nicht mehr vorhanden ist. Um diese Diagnose zu bestätigen, führte Oral an Christina auch eine Biopsie der Leber durch, die stark vergrößert war und sich am Bauch vorwölbte. Sie nahm auch eine Biopsie an den Nieren vor, da Christina einen hohen Proteinanteil im Urin hatte. Alle Tests bestätigten ihre Diagnose.

Das Rätsel um Christinas Symptome – der Gewichtsverlust und der unkontrollierbare Appetit, der hohe Fettanteil im Blut, die weichen Beulen direkt unter der Haut – war endlich gelöst. Ohne Körperfett, das die zusätzlichen Nährstoffe speichern konnte, die sie aß, zirkulierten diese endlos in ihrem Blutkreislauf. Es gab so viel nicht eingelagertes Fett im Körper, dass es sich in Christinas Leber sammelte, die dadurch stark vergrößert war, und Klumpen unter ihrer Haut bildete, was lähmende Entzündungen und Schmerzen zur Folge hatte.

Diese Diagnose war jedoch nur ein schwacher Trost, da Christinas Zustand nicht einfach zu behandeln war. Regelmäßig unterzog sie sich nun der Plasmapherese, einer Behandlung, bei der das Blut aus dem Körper entnommen wurde, Fette und Cholesterin herausgefiltert wurden und das so gereinigte Blut wieder in ihren Kreislauf zurückgeführt wurde. Eine lange, schmerzhafte und erschöpfende Tortur, die Christina bis zu dreimal die Woche ertragen musste.

Schlimmer noch, es gab keine Aussicht auf Heilung. Man sagte ihrer Familie, sie solle sich auf ihren Tod vorbereiten. Christina erinnert sich: »Die Ärzte meinten, da sei nichts zu machen. Von da an ging ich nicht mehr zur Schule. Wissen Sie, ich sagte mir, wenn mich das wirklich umbringt, möchte ich lieber zu Hause sein … Wir dachten wirklich, ich würde nicht überleben, und so wurde ich die gesamte Highschoolzeit über zu Hause unterrichtet. Das war hart für meine Eltern. Meine Mutter litt sehr darunter, und sie weinte oft.«

Der lange Weg zum Verständnis von Fett

Christina und ihre Familie erfuhren, wie komplex die Biologie von Fett ist und dass es einen Kampf auf Leben und Tod bedeuten kann, wenn etwas nicht richtig läuft. Das war ziemlich schockierend. Noch überraschender ist jedoch, wie grob vereinfachend unsere Sichtweise auf Fett auch in der Medizinforschung war.

Jahrhundertelang galt Fett einfach nur als Speicher für überschüssige Kalorien. Iss viel, und du wirst pummelig, hungere, und du wirst dünn. Tausende von Forschungsstudien aus der ganzen Welt beweisen jedoch inzwischen, dass Fett eben nicht nur Fett ist – es ist ein sich veränderndes und interaktives endokrines Organ, das Macht über Leben und Tod hat. Fett ist so wichtig, dass die Natur uns damit schon im Mutterleib versorgt. Etwa ab der 14. Schwangerschaftswoche beginnt der Embryo, Fett zu produzieren, noch bevor alle anderen Systeme funktionieren. Wie noch in den späteren Kapiteln beschrieben wird, kontrolliert Fett unseren Appetit, beeinflusst unsere Gefühle, liefert Energie und ermöglicht die Aktivitäten anderer Körperteile. Kein Wunder, dass unser Körper zahlreiche Möglichkeiten hat, Fett zu produzieren, und noch mehr, um jeden Versuch, es loszuwerden, zu hintertreiben.

Schon seit Langem wird in der Wissenschaft über den Sinn von Fett gerätselt. Die Suche nach einem besseren Verständnis lässt sich bis ins antike Griechenland zurückverfolgen, wo Ärzte glaubten, dass Fett eine Ansammlung geronnenen Blutes sei, die häufiger in den »kalten« Körpern von Frauen auftrat. Sie stellten daraufhin die Hypothese auf, zusätzliche Körperflüssigkeiten wie Milchreste vom Stillen und ungenutztes Sperma würden in Fett umgewandelt. Letzteres führte zu der Überzeugung, dass übergewichtige Männer unfruchtbar seien. Hippokrates schrieb über Fett als eine »Feuchtigkeit« im Körper, die zu sexuellen Störungen führen könnte, wenn es nicht behandelt würde.

Die Vorstellung, Fett bestünde aus Körperflüssigkeiten, hielt sich lange Zeit, obwohl einige Wissenschaftler und Ärzte schon früh auch die Verbindung zwischen Fett, Nahrung und Energie herstellten. Galen, der griechische Arzt, rühmte sich seiner Fähigkeit, durch Bewegung »einen sehr dicken Mann auf eine gemäßigte Größe zurückzuführen«. Der Arzt von König Heinrich VIII., Dr. Andrew Boorde, gab Süßweinen die Schuld daran, dass der König so beleibt war. Theorien aus der Vormoderne über Fett konzentrierten sich auf die Schwerpunkte Nahrung und Bewegung, da hier ein Zusammenhang mit bloßem Auge zu erkennen war. Aber es war die Erfindung des Mikroskops im 17. Jahrhundert, die unser Verständnis von Fett vertiefte.

In den 1670er-Jahren gelang es Antoni van Leeuwenhoek, ein Objektiv zu entwickeln, das Gegenstände auf das Zweihundertfache ihrer ursprünglichen Größe vergrößern konnte. Europäische Wissenschaftler benutzten die Linsen von van Leeuwenhoek, um Körperflüssigkeiten, Pflanzenteile, Partikel von Tierorganen und alles andere, was unter diese Linsen passte, zu untersuchen. Zu ihrer Überraschung fanden sie heraus, dass Pflanzen und Tiere aus kleinen »Vesikeln« bestanden. Diese Strukturen wurden als »Zellen« bezeichnet und galten als, so die Theorie damals, die kleinsten lebenden Bestandteile von Organismen. Dann entdeckte die Wissenschaft, dass Zellen eigenständige, miteinander verbundene Körper waren, die als Bausteine für die Organe dienten. Als man Fett unter dem Mikroskop untersuchte, stellte man fest, dass es ebenfalls aus Zellen bestand.

Das Besondere an Fettzellen war jedoch, dass sie die ausgeprägte Fähigkeit hatten, Fett zu speichern – und zwar jede Menge. Fettzellen (auch Adipozyten genannt) können ihr Volumen um mehr als auf das Tausendfache vergrößern, indem sie andere Zellinhalte zur Seite schieben.

Die Zelltheorie des 17. Jahrhunderts wurde im 19. Jahrhundert durch die Molekulartheorie weiterentwickelt. 1874 erläuterte Theodore Gobley die Molekularstruktur eines Fettmoleküls und zeigte, dass es sich lediglich um eine lange Kette von Kohlenstoffatomen handelt. Man entdeckte unterschiedliche Typen von Fettmolekülen, die man unter dem allgemeinen Begriff »Lipide« zusammenfasste.

Durch die Zusammenführung dieser Erkenntnisse gelang es der wissenschaftlichen Forschung, die Struktur von Körperfett zu klassifizieren. Es handelt sich um einen Körperteil aus Fettgewebe, das aus Fettzellen besteht, die wiederum Millionen Fettmoleküle speichern. Und diese können als Energiequelle genutzt werden.

Mit der Zeit drängte sich die Erkenntnis auf, dass Fettgewebe nicht nur aus Fett besteht. Die weiche Schicht, die unseren Körper umgibt, ist

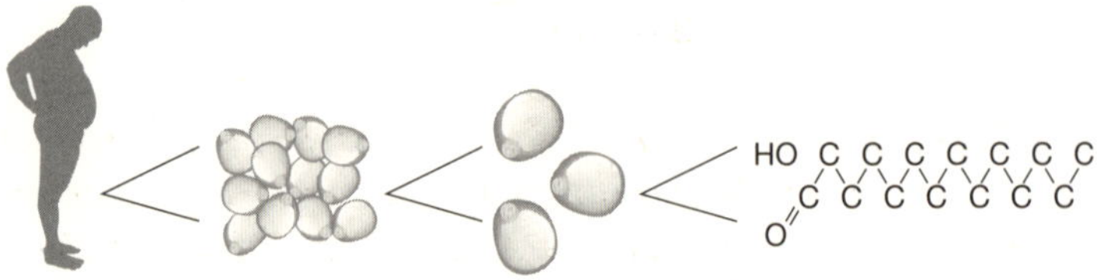

Fett ist ein Organ.

Das Organ Fett besteht aus Fettgewebe (auch bekannt als Depotfett).

Fettgewebe enthält einzelne Fettzellen (wissenschaftlich Adipozyten).

Fettmoleküle (oder Fettsäuren) werden in Fettzellen gespeichert. Es gibt viele Typen von Fettzellen, die zusammenfassend als Lipide bezeichnet werden.

im Durchschnitt nur zu drei Vierteln Fett, der Rest sind Kollagenfasern, die es an seinem Platz halten, Adern und Nerven, Blut und Muskeln sowie Stamm- und Immunzellen. Wenn wir in ein Speckröllchen kneifen, haben wir in Wirklichkeit also gar nicht so viel Fett zwischen den Fingern.

Erst im 20. Jahrhundert wurde der Vorgang entschlüsselt, wie unser Körper Fett herstellt und verwendet. 1936 gelang es Rudolf Schönheimer und David Rittenberg von der Columbia University nachzuverfolgen, wie Kohlenhydrate aus der Nahrung in die Leber geschleust werden, wo ein Teil in Fettmoleküle umgewandelt wird. Dieses in Kohlenhydrate umgewandelte Fett wird dann über die Blutbahn an das Fettgewebe verteilt und dort als Triglyzeride (ein Glycerinmolekül, das mit drei Fettsäuren verknüpft ist) zur Langzeitspeicherung deponiert.

Nach der Entdeckung von Schönheimer und Rittenberg nahmen die Wissenschaftler an, dass die Leber das gesamte Fett im Körper bilden würde. Aber ein Jahrzehnt später bewiesen Benyamin Shapiro und Ernst Chaim Wertheimer an der Hebräischen Universität Jerusalem, dass Adipozyten in der Lage sind, selbstständig Fett herzustellen. Bis zu diesem Zeitpunkt herrschte noch die Annahme, dass Fett ein ausschließlich passiver Speicher ohne metabolische Fähigkeiten sei. Shapiro und Wertheimer hatten jedoch entdeckt, dass Fett die Fähigkeit besaß, sich selbst zu produzieren.

Das Abc des Fetts

Schließlich setzten sich die zahlreichen Erkenntnisse von Wissenschaftlern, die sich mit Fett beschäftigen – wie es hergestellt wird, wo es gelagert wird, wie und wann unser Körper es verwendet –, wie Mosaikstücke zu einem Gesamtbild zusammen. Jetzt wurde klar, dass Magen, Bauchspeicheldrüse und Dünndarm unsere Nahrung in ihre Bestandteile – Aminosäuren, Fett und Kohlenhydrate – zerlegen. Diese gelangen in den Blutkreislauf, aus dem einige von ihnen direkt in verschiedene Gewebe eingelagert und andere in die Leber transportiert werden, wo sie aufgespalten und weiterverarbeitet werden. Die Leber nimmt die verdaute Nahrung auf und verwandelt sie in Stoffe, die der Körper als Energie oder für Wachstum und Erhaltung nutzen kann. Einen Teil der Aminosäuren, die wir aufnehmen, wandelt sie um und stellt so die Proteine her, die unser Körper benötigt. Aus dem Rest der Aminosäuren sowie aus Kohlenhydraten, Zucker und Fetten produziert die Leber die drei Hauptenergiequellen: Glukose, Glykogen und Fett.

Wenn Sie einen Eindruck davon bekommen wollen, wie unser Körper diese Energie nutzt, stellen Sie sich einfach Geld vor. So wie für jeden Austausch in unserer Wirtschaft irgendeine Währung verwendet wird, so wird auch für jede Transaktion in unserem Körper Energie benötigt. Geld existiert in verschiedenen Formen: Bargeld, Girokonten und Sparkonten. Manchmal brauchen wir Geld sofort. Manchmal wollen wir es nur einsatzbereit haben. Und anderes heben wir für schlechte Zeiten auf. Die Glukose im Körper ähnelt dem Bargeld, Glykogen entspricht dem Girokonto, und Fett ist vergleichbar mit einer Spareinlage.

Glukose, eine Form von Zucker, funktioniert wie Bargeld, weil sie den aktuellen Energiebedarf des Körpers sofort deckt. Sie stammt aus der Nahrung und wird auch von der Leber produziert. Krankenhäuser verwenden Glukose in Infusionsbeuteln, um Patienten, die auf normalem Weg keine Nahrung zu sich nehmen können, intravenös zu ernähren.

Wenn wir zu viel Bargeld haben, zahlen wir etwas davon auf ein Girokonto ein. Im Körper ist Glykogen die Standby-Reserve – Leber und Muskeln erzeugen es aus Glukose, indem sie es in Ketten zusammenfügen und für den künftigen Gebrauch speichern. Sobald der

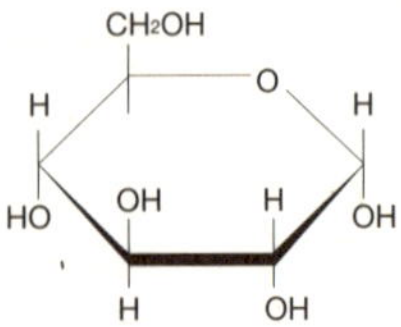

Glukose

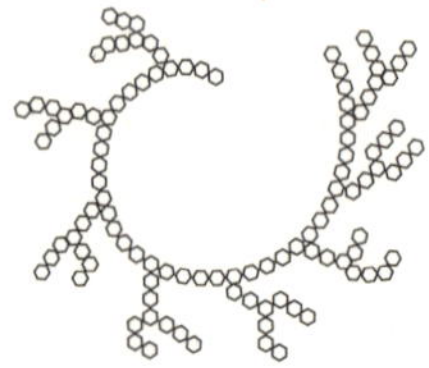

Glykogen
(Glukoseketten)

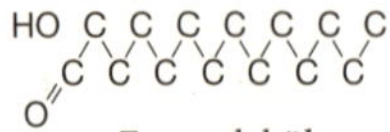

Fettmolekül

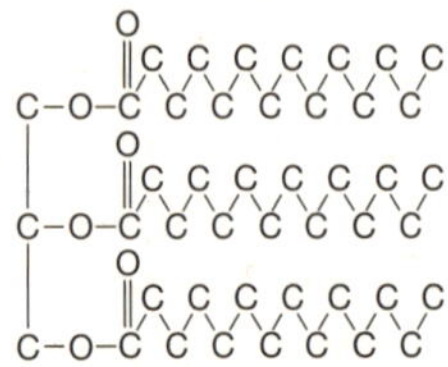

Triglyzeride

Glukosespiegel im Blutkreislauf zu niedrig wird, beginnt unser Körper, das Glykogen nach und nach in einzelne Glukosemoleküle aufzuspalten und bei Bedarf zu verbrennen.

Fett ist ganz anders aufgebaut. Im Gegensatz zu Glykogen besteht Fett nicht einfach aus gespeicherter Glukose, die gleich verwendet werden kann. Fettmoleküle (auch Fettsäuren genannt) sind Ketten von 14 bis 20 Kohlenstoffatomen, die miteinander verbunden sind. Diese Moleküle werden in Dreierketten zu Triglyzeriden verbunden, die lang, geschmeidig und formbar sind, sodass sie in unseren Fettzellen nebeneinander zusammengepackt werden können. Wenn dem Körper Glukose und Glykogen ausgehen, greift er zu Fett und wandelt es in die benötigte Energie um. Fett ist die Spareinlage: Man kommt nicht so leicht an das Fett heran, aber es ist eine sichere Energiereserve.

Der wissenschaftliche Begriff für den Vorgang, in dem unser Körper Fett herstellt, ist Lipogenese, während die Aufspaltung von Fett zur Freisetzung von Fettsäuren in den Blutkreislauf als Lipolyse bezeichnet wird. Die Lipogenese tritt vor allem nach dem Essen ein, wenn wir überschüssige Nährstoffe zu speichern haben.

Wenn wir unser Essen verdauen, wird Insulin aus der Bauchspeicheldrüse freigesetzt und signalisiert so den Zellen des gesamten Körpers, dass gleich Nahrung kommt und sie sich darauf vorbereiten sollen, sie aufzunehmen und entweder in Energie zum sofortigen Verbrauch umzuwandeln oder sie zu speichern. Nach einer Mahlzeit steigen zunächst unsere Glukosewerte (Bargeld ist reichlich vorhanden), dann erhöht sich unser Glykogenspiegel (das Girokonto ist aufgefüllt), und schließlich wird ein Teil des Nahrungsfetts im Fettgewebe gespeichert, und die überschüssigen Kohlenhydrate, Zucker, Fette und Proteine wandern in die Leber, wo sie durch Lipogenese in Fett umgewandelt werden.

Aus der Leber gehen die Fettmoleküle in den Blutkreislauf und lagern sich in unseren Körperzellen ab, am offensichtlichsten in unseren Fettzellen. Fettmoleküle stoßen Wasser ab und packen sich so effizient zusammen, dass 40 000 Kalorien nur zehn Pfund Körpergewicht ausmachen. Wenn wir die gleiche Energiemenge in Glykogen oder Glukose speichern müssten, wo noch Wasser dabei ist, würden wir mehr als doppelt so viel wiegen. Danken Sie also der Natur für das Körperfett.

Es wird Sie vielleicht überraschen, dass unser Gehirn bei seiner Arbeit genauso viel Energie verbraucht wie unsere Muskeln. Die Leber liegt knapp hinter dem Gehirn, Herz, Magen-Darm-Trakt und Nieren kommen kurz danach. Sobald die Fettsäuren in die Zellen gelangen, spalten chemische Prozesse die Kohlenstoffverbindungen auf. Der Abbau von Fettsäuren produziert chemische Energie, die unser Körper nutzen kann. Wenn die Glukose- und Glykogenpegel sehr niedrig sind, greift der Körper zu Fett, seiner Reserve, falls er Energie braucht.

Bei Fettstörungen hingegen geschieht das nicht. Stattdessen gelangen die von uns konsumierten Fette und Zucker nicht ins Fettgewebe, sondern in unseren Blutkreislauf. Sie bilden Ablagerungen an Stellen, an denen es kein Fett geben sollte, wie in Herz oder Leber und in Nischen zwischen den Organen, was deren normale Funktionstüchtigkeit beeinträchtigt. Letztendlich können Diabetes, Herzerkrankungen und Leberfunktionsstörungen die Folge von Fettstörungen sein.

Als Christina eine Lipodystrophie entwickelte, war sie nicht in der Lage, einen ausreichenden Körperfettanteil zu halten, und konnte somit Fette und zusätzliche Nährstoffe in ihrem Körper nicht richtig speichern. Dies führte zu Fettablagerungen in der Leber und in Taschen unter der Haut. Obwohl Abnehmwillige davon träumen mögen, kein Fett zu haben, ist dieser Zustand katastrophal für den Körper und kann sogar zum Tod führen.

Eine Lösung für Christina

Nach vier Jahren der Unsicherheit, Hoffnungslosigkeit und endlosen Blutwäschen erzählte Christinas Arzt ihrer Familie von einer klinischen Studie, in der eine experimentelle Behandlungsmethode gegen Lipodystrophie getestet wurde. Sie basierte auf einem Protein, das in einem Forschungslabor der Rockefeller University neu entdeckt worden war. Die Behandlung barg ein gewisses Risiko, da das Protein bisher nicht ausreichend an Menschen mit Lipodystrophie getestet worden war und niemand mit Bestimmtheit etwas über mögliche Nebenwirkungen sagen konnte. Aber da Christina der Tod drohte, wollten sie und ihre Eltern es versuchen.

Christina war damals 17 und begann ein Programm, in dem ihr das Protein täglich injiziert wurde. In den ersten Tagen geschah nicht viel. Aber am zehnten Tag ließ ihr Appetit, der bis dahin unstillbar gewesen war, allmählich nach. Sie erzählt: »Ich erinnere mich, dass ich beim Essen mit meinem Vater mittendrin aufgehört und meinen Teller nicht leer gegessen habe. Ich sagte: ›Oh mein Gott, ich bin satt.‹ Und das war der erste Tag, an dem ich tatsächlich eine Wirkung spürte.«

Dr. Oral bemerkte den Unterschied auch in medizinischer Hinsicht. »Anfangs kam Christina immer noch wöchentlich zur Plasmapherese. Schon nach ein paar Wochen Behandlung konnten wir es mit eigenen Augen sehen – ihr Plasma war beim Herausströmen nicht mehr so milchig. Vorher war ihr Blut aufgrund der Menge an Triglyzeriden und Cholesterin wie Sahne gewesen, aber innerhalb von wenigen Wochen wurde es langsam durchsichtig. Und als wir zur geplanten Höchstdosierung übergingen, sah ihr Blut fast normal aus und ihre Werte waren fantastisch. Sie brauchte nie wieder eine Plasmapherese.«

Als Christina weniger aß, sanken ihre Glukose- und Triglyzeridwerte drastisch, woraufhin der Diabetes zurückging. Fettablagerungen in ihrer Leber lösten sich auf, und diese schrumpfte um 40 Prozent. Auch die schmerzhaften Fetttaschen unter ihrer Haut verschwanden. Durch die neuartige Behandlung war ihr Körper in der Lage, Glukose und Fette effektiver zu verstoffwechseln, sodass sie nicht mehr in ihrem Blutkreislauf zirkulierten oder sich in lebenswichtigen Organen ansammelten. Doch es war nicht nur der körperliche Zustand, der sich bei Christina verbesserte. Dieses Mädchen, dem ein früher Tod gedroht hatte, ging aufs College, fand einen Job, heiratete und genießt nun ein erfülltes Leben.

Die Geschichte von Christina und anderen Menschen mit Lipodystrophie ist ein beeindruckendes Beispiel, wie wichtig Fett für einen gesunden Körper ist. Ohne Fett sind andere Organe nicht in der Lage, ordnungsgemäß zu funktionieren. Eine strikte Kontrolle der Aufnahme und die Vermeidung überschüssiger Fette im Blut könnten helfen, die Symptome der Lipodystrophie in den Griff zu bekommen, aber es wäre praktisch unmöglich, in jeder Minute des Tages den Energiebedarf und den Verbrauch exakt aneinander anzupassen. Aber genau das müssten wir bei einem Leben ohne Fett. Körperfett ermöglicht uns, Energie aus der Nahrung erst aufzunehmen und sie später bei Bedarf zurückzugewinnen, sodass wir nicht immer an Essen denken müssen.

Wir haben mehr als eine Art Fett

Der Verantwortungsbereich von Fett endet nicht mit der Speicherung und Verwaltung von Energie. Wir nutzen es auch zur Erzeugung von Wärme, als Isolierschicht unserer Organe und als Botenstoff für unser Immunsystem. Unser Fett kann unterschiedliche Aufgaben wahrnehmen, da unser Körper mehr als einen Typ davon enthält. Die Art Fett, die Energie speichert, wird als weißes Fett bezeichnet, und genau das wollen wir bei Übergewicht loswerden. Es gibt auch braunes Fett, welches in den Bereichen Nacken, Rücken und Herz zu finden ist. Seine Farbe kommt von der hohen Dichte an Organellen, die Mitochondrien genannt werden.

Diese beiden Fettarten unterscheidet jedoch weit mehr als die Farbe. Während das weiße Fett Energie speichert, verbrennt das braune Energie, um Wärme zu generieren. Dies bewerkstelligt es durch ein spezielles Protein, Thermogenin genannt. Kinder haben einen höheren Anteil braunes Fett als Erwachsene, dafür haben diese mehr beiges Fett. Beiges Fett wurde 2012 von Dr. Bruce Spiegelman, einem Forscher am Joslin Diabetes Center in Boston, entdeckt. Er fand heraus, dass unsere Muskeln während sportlicher Betätigung ein Hormon namens Irisin produzieren, mit dem eine Botschaft zu diesem beigen Fett gelangt und das dieses schließlich in braunes umwandelt. Wir wissen nicht, warum der Körper auf Bewegung mit der Zunahme von braunem Fett reagiert, aber wenn es ums Abnehmen geht, ist Beige das neue Braun!

Das Konzept, weißes Fett zu beeinflussen, indem man es mit braunem injiziert oder es in beiges umwandelt, gehört heute zu den aktiv betriebenen Forschungsgebieten in der Adipositastherapie. Inzwischen hat sich gezeigt, dass bei Erwachsenen neben Sport auch Kälte, der man sich aussetzt, die Aktivität von braunem oder beigem Fett steigert. Man geht heutzutage davon aus, dass braunes Fett das Potenzial hat, weißes Fett zu reduzieren.

Braunes Fett klingt wie der heilige Gral des Abnehmens: Fett, das Energie verbrennt, damit wir weiterhin mehr essen können. Aber auch etwas so Gutes kann sich in etwas Schlechtes verwandeln. Wie im einzigartigen Fall von Jocelyn Rhees.

Zu viel des Guten

Jocelyn Rhees wurde acht Wochen zu früh geboren, mit einem Geburtsgewicht von etwas über 1100 Gramm. Wie viele Frühchen blieb sie mehrere Wochen im Krankenhaus, um zuzunehmen und damit sich ihr Gesundheitszustand stabilisierte. Als sie etwa zwei Kilo wog, durfte Jocelyn schließlich nach Hause, und ihre Eltern kümmerten sich um sie genauso sorgfältig wie um ihre drei älteren, gesunden Kinder. Obwohl Babys normalerweise pro Tag etwa 25 bis 30 Gramm zunehmen, wog Jocelyn nach sechs Monaten nur etwa 2700 Gramm.

Jocelyns Eltern brachten sie deshalb wieder ins Krankenhaus, wo die Ärzte eine Reihe von Tests an dem Baby durchführten und ihre Ernährung intensivierten. Mit Jocelyn schien alles in Ordnung zu sein, außer dass sie auch bei reichlicher Kalorienzufuhr nicht zunahm. Ihre Ärzte verwiesen Jocelyns Eltern an einen weltweit anerkannten Spezialisten für Stoffwechselstörungen bei Kindern.

Dr. Khalid Hussain ist Arzt und Professor für pädiatrische Endokrinologie und Stoffwechselkrankheiten am University College London. Diese Einrichtung ist ein international berühmtes Zentrum, und

Dr. Hussein konsultieren viele Patienten mit komplizierten Stoffwechselstörungen. Er ist bekannt für die Behandlung und Erforschung ungewöhnlicher Phänomene von niedrigem Blutzucker und Diabetes. 2010 brachte man die kleine Jocelyn Rhees zu ihm.

Hussain führte eine Reihe metabolischer und endokriner Untersuchungen an Jocelyn durch, um herauszufinden, warum sie sich nicht normal entwickelte. Da ihr Blutzuckerwert sehr niedrig war, behandelte er sie mit Glukoseinfusionen und erhöhter Kalorienzufuhr. Ihr Insulinspiegel war zwar niedrig, aber ihre Adrenalin-, Noradrenalin- und Cortisolwerte lagen ebenso in der Norm wie ihr Wachstumshormonspiegel. Doch als Hussain Jocelyns Energieverbrauch maß, überstieg dieser die üblichen Werte bei Weitem.

Da Hussain nicht wusste, um welches Problem es sich handelte, bezog er andere Ärzteteams des Krankenhauses mit ein. Genetiker testeten Jocelyn auf Genmutationen, die Stoffwechselstörungen hervorrufen können, Allgemeinmediziner untersuchten sie auf ungewöhnliche Kinderkrankheiten, das gastrointestinale Team überprüfte ihr Verdauungssystem. An Jocelyn wurden Tests auf Mukoviszidose und Infektionen durchgeführt. Und jede Untersuchung ergab, dass Jocelyn eigentlich ganz normal zunehmen müsste. In seiner Verzweiflung kontaktierte Hussain auch Spezialisten außerhalb des Krankenhausbetriebs, aber niemand konnte sagen, warum dieses Mädchen, das sechsmal so viele Kalorien konsumierte wie andere Kinder ihres Alters, nicht zunahm.

Hussain hatte Jocelyn ein Jahr lang beobachtet, sich ständig um ihre Ernährung und Behandlung gekümmert, dennoch wog sie nur knapp sechs Pfund. Hussain erinnert sich: »Als Arzt war ich sehr frustriert, weil ich keine Diagnose stellen konnte. Und für mich als Mensch war die Situation auch emotional sehr belastend, da dieses Kind, das zu mir gekommen war, trotz aller Bemühungen nicht zunahm. Nicht einmal, nachdem jeder Arzt, jeder Spezialist für Gewichtszunahme sie untersucht hatte. Es war natürlich auch frustrierend für die Familie, weil sie alle nach Hause wollten und ich sie nicht gehen lassen konnte, weil Jocelyn IV-Glukose (40-prozentige Glukoselösung) benötigte.«

Nach einem Jahr der Suche tauchte endlich ein Hinweis auf. Hussain hatte Biopsien an Jocelyns Leber, Muskeln und Fettgewebe angeordnet. In der Leber und den Muskeln gab es keine Auffälligkeiten, aber die

Probe von ihrem Fettgewebe wies außergewöhnlich hohe Mengen an braunem Fett auf. Es war das erste Mal während aller Untersuchungen, dass der Arzt etwas Aufschlussreiches gefunden hatte. »Ein übermäßiger Körperfettanteil an braunem Fett würde alles erklären«, meinte Hussain. »Anscheinend verbrannte das braune Fett alle Kalorien, und die Glukose wurde durch den Prozess der oxidativen Phosphorylierung aufgesaugt, sodass sie nicht ins Fettgewebe gelangte, um dort gespeichert zu werden.« Tatsächlich veranlasste Jocelyns braunes Fett, dass ihr Stoffwechsel durch die Decke schoss und sie sofort die gesamte Glukose verbrauchte, die sie zu sich nahm. Braunes Fett erhöht auch die Empfindlichkeit gegenüber Insulin, was ihre niedrigen Werte in Bezug auf dieses Hormon erklärte. Zu viel braunes Fett in ihrem Körper verhinderte, dass sich Jocelyn normal entwickelte.

Als sie drei war, wog Jocelyn immer noch nur knapp sechs Pfund. Obwohl sich Ärzte auf der ganzen Welt mit ihr beschäftigten, fand man keine Behandlungsmethode für ihren Zustand. Jocelyn Rhees starb ein halbes Jahr nach ihrem dritten Geburtstag.

Selbst etwas so Gutes wie braunes Fett kann also schädlich sein, wenn wir zu viel davon haben. Jocelyns Geschichte zeigt, wie wichtig gesundes, ausgewogenes Körperfett für uns ist.

Fett hält uns zusammen

Körperfett dient nicht nur der Speicherung von Energie und Wärmeerzeugung. 1899 entdeckte Charles Ernest Overton, dass die Membran um jede Körperzelle aus Fett und Cholesterin besteht – beides wird in modernen Diäten verteufelt. Diese Membran ist eine Art Wand um die Zelle, sodass sie die Inhaltsstoffe einschließt und ihr Festigkeit gibt. Sie wirkt auch wie ein Schutzschild, der Nährstoffe, Hormone und Stoffwechselnebenprodukte hinein- und herauslässt. Mit anderen Worten, jede einzelne Zelle in unserem Körper existiert nur dank der Lipid- und Cholesterinmembran, die sie umgibt. Ohne Fett könnten bestimmte fettlösliche Vitamine wie A, D, E und K nicht durch die Zellwand gelangen, was bedeutet, dass wir diese nicht nutzen könnten.

Unsere Gehirnzellen sind besonders auf Fett angewiesen. Sie sind teilweise mit einer Substanz namens Myelin ummantelt, die sie isoliert und dafür sorgt, dass keine Signale verloren gehen – vergleichbar in etwa wie die Kunststoffschicht, mit der man Kabel isoliert. Und raten Sie mal, woraus Myelin besteht: genau, aus Fett! Myelin setzt sich zu 80 Prozent aus Lipiden zusammen, was nichts anderes bedeutet, als dass wir Fett tatsächlich zum Denken benötigen.

Fett als Botenstoff

Wir haben nicht nur verschiedene Arten von Fett in unserem Körper, sondern auch verschiedene Arten von Fettmolekülen. Und einige dieser Moleküle sind in der Lage, großartige Leistungen zu vollbringen. Ein Forschungsteam, das mit der Prämisse startete, dass Fett nutzlos sei, entdeckte zufällig neue Fettmoleküle.

1924 kam George Burr in das Laborteam von Herbert McLean Evans an der University of California in Berkeley. Evans hatte zusammen mit der Ärztin Katharine Scott Bishop gerade das Vitamin E entdeckt, und er beauftragte den neu eingestellten Burr damit, die chemischen Prozesse dieses Vitamins zu erforschen.

Burr führte mit seiner Frau Mildred, einer Labortechnikerin, Experimente an Ratten durch und verbannte aus dem Fressen der Tiere das Vitamin E, um so seine Bedeutung für die Ernährung zu bestimmen. Aber irgendwie fand sich immer noch irgendein Vitamin-E-haltiges Fett in ihrem Futter. Um dies zu verhindern, entfernten die Burrs alles Fett aus der Ernährung. Sie fütterten die Tiere ausschließlich mit Zucker, Kasein (Milcheiweiß), Vitaminen und etwas Salz. Durch gründliche Reinigung entzogen sie der Nahrung auch noch den geringsten Fettanteil.

Sie erwarteten eigentlich, das Experiment wie geplant fortzusetzen, doch dann tauchte ein neues Problem auf. Die Ratten erkrankten – ihre Haut wurde schuppig, ihnen fiel das Fell um die Schnauze und am Hals aus, es bildeten sich Wunden, und ihre Schwänze und Pfoten entzündeten sich. Die Tiere verloren kontinuierlich an Gewicht und starben nach drei bis vier Monaten. Eine anschließende Untersuchung ergab, dass die Nieren und Harnwege dieser Ratten schwer geschädigt waren.

Die Burrs konsultierten Ernährungsexperten, um einen Weg zu finden, wie man die Ernährung der Ratten so verändern konnte, dass diese extreme Reaktion nicht mehr auftrat. Ernährungswissenschaftler in den 1920er- und 1930er-Jahren waren der festen Überzeugung, dass Fett für eine gesunde Ernährung nicht notwendig sei. Also fügte das Ehepaar Burr dem Futter der Ratten Nahrungsergänzungsmittel hinzu, doch die Tiere starben weiter.

Nachdem alle Möglichkeiten ausgeschöpft waren, versuchten die Burrs, der Ernährung der Tiere wieder etwas Fett zuzufügen. Sie starteten mit ein paar Tropfen Schmalz am Tag. Schon bald begann sich der Gesundheitszustand der Ratten zu verbessern. Die Entzündungen gingen zurück, und die Tiere starben nicht mehr. Die Burrs erkannten dadurch, dass die allgemeine medizinische Auffassung der Zeit, nämlich dass Fett unwichtig sei, falsch war. Sie waren überzeugt, dass eben Fett die Ratten am Leben erhielt.

Nun wollten sie begreifen, was genau im Fett die Ratten gerettet hatte. Nachdem sie ein Jahr Experimente durchgeführt hatten, entdeckten sie, welcher Bestandteil im Schweineschmalz verhinderte, dass die Ratten starben: Linolsäure.

Linolsäure ist eine Fettsäure, sie hat jedoch nicht die Funktion, Kalorien zu speichern. Stattdessen ist sie ein Signalmolekül, das Entzündungen im Körper unterdrückt. Durch den Mangel an Linolsäure entwickelten die Ratten Symptome einer entzündlichen Krankheit: schuppige Haut, Entzündungen, Wunden. Setzte man die Fettsäure wieder zu, wurden innerhalb des Immunsystems wieder Signale gesendet, die Entzündungen gingen zurück und die Ratten überlebten.

George Burr veröffentlichte die Ergebnisse ihrer Forschung, aber die Vorurteile gegen Fett waren so stark, dass er ein Beileidsschreiben erhielt, weil er festgestellt hatte, dass Nahrungsfett wichtig war. Nach den Experimenten der Burrs haben andere Wissenschaftler jedoch bewiesen, dass Linolsäure eine Vielzahl von Fettsäuren, die Eicosanoide, hervorbringt. Dies sind Fettmoleküle im Körper, die aus den Lipiden in der Zellmembran stammen. Anstatt jedoch Energie zu liefern, dienen sie als Botenstoffe der kurzen Wege, die sich auf benachbarte Organe und das Fett selbst auswirken können. Störungen bei diesen Fettsäuren wurden nicht nur mit Entzündungen, sondern auch mit Krebs, Arthritis und anderen Krankheiten in Verbindung gebracht.

Eine der am gründlichsten untersuchten Gruppen von Eicosanoiden sind die Prostaglandine, die das Schmerzempfinden des Körpers mitsteuern. Prostaglandine spielen auch in der Schwangerschaft eine Schlüsselrolle und sind in der Lage, Wehen auszulösen. Wer hätte gedacht, dass Fett so wichtig für die Fortpflanzung ist?

Genau wie die Wissenschaftler, die die Burrs in den 1930er-Jahren zurate zogen, sind die Menschen eigentlich auch heute noch der Meinung, dass jedes Fett schlecht für uns ist. Doch seit van Leeuwenhoek haben uns Forscher bewiesen, dass Fett an der Verwaltung unserer Energiespeicher, an der Wärmeregulierung, am Erhalt unserer Zellen und überraschenderweise am Senden von Signalen in unserem Körper entscheidend beteiligt ist.

So Grundlegendes die frühe Fettforschung durch die Entdeckung der Fettzelle und die Isolierung der Fettsäuren auch geleistet hat, nichts war so erstaunlich wie das, was die Forscher in den 1970er- bis 1990er-Jahren herausfanden. Denn da erwies sich, dass Fett tatsächlich zu uns sprechen kann.

Kapitel 2

Fett kann sprechen

Die Maliks waren eine Familie aus Pakistan, die Ende der 1980er-Jahre auf der Suche nach besseren Arbeits- und Ausbildungsmöglichkeiten nach Großbritannien auswanderte. Vor ihnen hatten sich bereits viele Pakistani auf den Weg gemacht, sie stellten mittlerweile die zweitgrößte Gruppe an Migranten in dem Land. Die Maliks ließen sich in der Umgebung von Luton, etwa eine Stunde nördlich von London, nieder und schlossen sich schnell der dortigen pakistanischen Gemeinde an, die die Kultur aus der Heimat weiter pflegte.

Das Ehepaar Malik war blutsverwandt – eine Heirat unter Cousins zweiten Grades –, was in manchen Teilen der Welt nicht unüblich ist. Sie hatten drei Kinder, das älteste war Layla. Mit einem Gewicht von knapp 3,5 Kilo wirkte sie bei ihrer Geburt im Jahr 1989 wie ein normales, gesundes Baby, das seine Umwelt aktiv erkundete. Doch im Lauf von Laylas erstem Lebensjahr änderte sich das. Sie entwickelte einen enormen Appetit, und man konnte sagen, dass sie geradezu auf Essen fixiert war. Sobald sie einen Teller leer gegessen hatte, weinte sie so lange, bis man ihr noch eine Portion hinstellte. Ihre Eltern wussten, dass dies ungewöhnlich war, aber sie nahmen an, dass es sich um eine vorübergehende Phase in der Entwicklung des Kindes handelte. Doch je älter Layla wurde, desto größer wurde auch ihr Appetit, und schon bald war sie fettleibig.

Die Familie versuchte, ihre Nahrungsaufnahme zu beschränken, indem sie die Kalorien reduzierte und Layla ermutigte, sich mehr zu bewegen, doch alle Bemühungen waren vergebens. Layla protestierte stets heftig, wenn sie nicht so viel zu essen bekam, wie sie wollte. Wutanfälle, Geschrei, wildes Umsichschlagen und der Sturm auf den Vorratsschrank wurden zu festen Bestandteilen des Familienlebens. Mit zunehmendem Appetit wurde Layla immer erfindungsreicher auf der Suche nach Essen, sie wühlte beispielsweise im Müll oder brach verschlossene Schränke auf. Einmal knackte sie sogar einen fest gesicherten Gefrierschrank und schlang tiefgekühlten Fisch in sich hinein.

Laylas Eltern machten sich natürlich wegen des Verhaltens ihres einst braven Kindes Sorgen. Bei allen anderen in der Familie waren Appetit und Gewicht normal. Warum war dieses Kind so völlig anders? Als Layla in die Schule kam, nahmen die Probleme zu. Wegen ihres Gewichts und ihres ungewöhnlichen Aussehens fand sie nur schwer Freunde. Und die Erwachsenen aus ihrem Umfeld tadelten die Eltern, dass sie nicht mehr taten, um das Gewicht ihrer Tochter zu kontrollieren.

Die Eltern wandten sich an Ärzte und Ernährungsberater. Sie bekamen in der Regel den Rat, dem Kind nahrhafte Lebensmittel mit geringerem Kaloriengehalt anzubieten und seine Bewegung noch mehr zu fördern. Die Maliks folgten dieser Strategie, aber die Beschränkung von Laylas Nahrungsaufnahme führte nur zu weiteren Gewaltausbrüchen und einer noch verzweifelteren Suche nach Essen.

Daraufhin suchten die Eltern Hilfe bei weiteren Kinderärzten und Endokrinologen, die Layla auf verschiedene körperliche und geistige Störungen untersuchten. Sie testeten ihre Schilddrüse, da deren Unterfunktion zu Gewichtszunahme führen kann, aber ein Bluttest zeigte, dass ihre Schilddrüsenwerte in der Norm lagen. Die Ärzte untersuchten das Kind auf das Cushing-Syndrom, eine Störung, die durch einen hohen Cortisolspiegel verursacht wird, der zu Fettablagerungen am Rumpf, im Gesicht und im Nacken führt, aber die Tests zeigten, dass auch dieses Problem bei ihr nicht vorlag. Sie testeten Hypophyse und Nebennieren – sind diese beeinträchtigt, kann das zu einem verlangsamten Stoffwechsel und Gewichtszunahme führen –, aber wieder einmal waren die Werte in Ordnung.

Nachdem man Hormone als Ursache des Problems ausgeschlossen hatte, untersuchten die Ärzte Layla auf Gendefekte, die Adipositas zur Folge haben konnten. Sie testeten das Mädchen auf das Prader-Willi-Syndrom, eine seltene genetische Störung, die wegen des fehlenden Sättigungsgefühls zu Fettleibigkeit führen kann, doch Layla wies keine anderen Symptome der Krankheit wie eine schmale Stirn, Lernschwierigkeiten und Sprachstörungen auf. Sie wurde auch auf das Bardet-Biedl- und das Alström-Syndrom getestet, Gendefekte, die zu Sehverlust und Diabetes sowie Fettleibigkeit führen. Auch diese Tests fielen negativ aus.

Niemand wusste genau, was die Ursache für Laylas heftigen Essdrang war. Nichts schien sie aufhalten zu können. Die Ärzte hatten alle möglichen Diagnosen ausgeschöpft und damit keine Lösungen für die Maliks. Layla schien dazu verdammt, ihr Leben lang fettleibig zu sein.

Erkenntnisse in der Fettforschung

In den 1950er-Jahren hatten zwei ungewöhnliche wissenschaftliche Entwicklungen große Auswirkungen auf die Erforschung von Fettleibigkeit.

Zunächst wurde 1950 ein neues Forschungsinstrument eingeführt. Nicht etwa ein Mikroskop oder ein anderes technisches Gerät für das Labor, sondern eine Maus. Auf einmal stand den Wissenschaftlern eine Maus mit einer Genmutation zur Verfügung, die zu schwerer Fettleibigkeit führte. Diese sogenannte *ob*-Maus* veränderte die Richtung der Fettforschung entscheidend. Sie hatte ein ungezügeltes Fressverhalten, durch das sie dreimal so viel wog wie eine normale Maus und fünfmal so viel Fett entwickelte, was letztlich zu Diabetes führte. Mit dieser Maus stand den Forschern ein lebendes Adipositassystem zur Verfügung, mit dem sie experimentieren konnten.

Die zweite Entwicklung war ein unvorhergesehener Fortschritt auf einem anderen Forschungsgebiet. 1957 überraschte die Sowjetunion die

*Der wissenschaftliche Name der Mäuse ist *ob/ob*. Die genetische Nomenklatur verwendet Kursivschrift mit dem doppelt genannten Gennamen, um darauf hinzuweisen, dass beide Kopien des Gens Defekte aufweisen. Der Einfachheit halber wird der Genname in diesem Buch nur einfach verwendet.

Welt, als sie den Sputnik, den ersten Erdsatelliten, ins All schoss. Dieser bedeutende Durchbruch löste einen Wettlauf um technologischen Fortschritt aus. Als erste Reaktion darauf erhöhten die USA und andere Länder die Investitionen in die wissenschaftliche Forschung um ein Vielfaches. Ein Teil der zusätzlichen Mittel wurde in die Entwicklung neuer wissenschaftlicher Instrumente gesteckt. Mit Gel-Elektrophorese und Hochdruck-Flüssigkeitschromatografie standen in der Folge neue biologische Separationstechniken zur Verfügung. Beide Methoden ermöglichten die Trennung von Zellkomponenten und die Identifizierung zellulärer Proteine. Jetzt stand den Forschern etwas anderes als ein Mikroskop zur Verfügung, um Zellinhalte zu untersuchen.

Diese Instrumente führten in Verbindung mit dem lebenden System der *ob*-Maus zu vielen neuen Forschungsansätzen. Da die Wissenschaftler sich nun nicht mehr darauf beschränken mussten, isolierte Zellen unter dem Mikroskop zu untersuchen, konnten sie mithilfe der Maus die Aktivität von lebendem Fettgewebe und dessen Auswirkung auf andere Organe beobachten. Dadurch waren sie in der Lage, Enzyme im Fettgewebe genauer zu beschreiben, ebenso die Bewegung von Proteinen ins und aus dem Fettgewebe, wodurch sich ihnen ein klareres Verständnis des Fettstoffwechsels eröffnete. Fett wurde plötzlich zum Thema. Wissenschaftliche Zeitschriften beschäftigten sich damit, wie zum Beispiel das *Journal of Lipid Research*.

Obwohl das Verständnis von Fett sich in atemberaubender Geschwindigkeit entwickelte, sollten die erstaunlichsten Erkenntnisse erst noch folgen. In einem Zeitraum von 22 Jahren, zwischen 1973 und 1995, zeigten zwei Wissenschaftler aus verschiedenen Ländern und unterschiedlichen Generationen, wie wenig wir tatsächlich über das Organ wussten, das wir so gern verdammen.

Etwas im Blut

Die erste bahnbrechende Entdeckung kam vom Jackson Laboratory in Bar Harbor, Maine. Das Institut ist im wahrsten Sinn des Wortes eine Brutstätte für Spitzentiermodelle, an denen Krankheiten erforscht werden. Hunderte von Mauszüchtungen werden dort geschaffen, um in ihnen menschliche Krankheiten wie Krebs, Alzheimer und Diabetes nachzustellen. Durch die Forschung an diesen Mäusen können Wissenschaftler tiefere Einblicke in Krankheiten erhalten. Die *ob*-Maus, die die Fettforschung revolutionierte, wurde erstmals im Jackson Laboratory identifiziert.

Douglas Coleman arbeitete von 1958 bis 1991 am Jackson Laboratory. Er hatte ein freundliches Gesicht, das durch einen zurückweichenden Haaransatz und eine überdimensionierte Brille noch größer erschien. Er wuchs in Kanada auf und entwickelte schon früh ein Interesse an Wissenschaft, was ihn zunächst an die McMaster University führte. Danach wechselte er an die University of Wisconsin, wo er 1958 in Biochemie promovierte. Nach seinem Abschluss wollte er eigentlich nach Kanada zurückkehren, aber die Arbeitsaussichten waren dort nicht besonders vielversprechend. Stattdessen trat er eine Stelle am Jackson Laboratory an. Eigentlich hatte er vor, nur ein oder zwei Jahre zu bleiben, aber dann kam es anders. Coleman erinnerte sich später: »Das Labor bot ein sehr fruchtbares Umfeld – mit hervorragenden Kollegen und den allerbesten Mausmodellen zur Erforschung von Krankheiten – und ich verbrachte schließlich mein ganzes Berufsleben in Bar Harbor. Ich hätte nie gedacht, dass meine Arbeitsgebiete Fettleibigkeit und Diabetes sein würden«.

Eines Tages im Jahr 1965 zog ein Forscher Coleman hinzu, um eine neue Art fettleibiger Mäuse zu charakterisieren, die gerade im Labor gezüchtet worden waren. Diese sogenannten *db*-Mäuse waren anders als die *ob*-Mäuse. Sie waren nicht nur fettleibig, sondern hatten auch eine schwere Form von Diabetes. Coleman studierte die Mäuse wochenlang, und dabei kam ihm ein Verdacht: Es musste etwas im Blut der *db*-Maus geben, das die Krankheit verschlimmerte. Er führte einen Versuch durch, in dem das Blut einer *db*-Maus in eine *ob*-Maus übertragen werden sollte, um die sich daraus ergebenden Veränderungen zu beobachten. Unter Einsatz einer physiologischen Technik namens Parabiose nähte er Teile der beiden Tiere so zusammen, dass es zu einem Blutaustausch kam. Wenn es etwas im Blut der *db*-Maus gab, das schweren Diabetes auslöste, dann musste die *ob*-Maus nun die gleichen Symptome aufweisen.

Nach der schwierigen Operation an den Mäusen wartete Coleman gespannt auf die Ergebnisse des Experiments – die jedoch ganz anders ausfielen, als er sich das vorgestellt hatte. Sobald die Blutkreisläufe der beiden Mäuse miteinander verbunden waren und die *ob*-Maus Blut von der *db* erhielt, entwickelte die *ob* nicht die gleichen Symptome wie die *db*. Bei ihr verschlimmerten sich Diabetes und Adipositas nicht etwa, wie Coleman erwartet hatte. Stattdessen nahm die *ob*-Maus ab. Die Maus, die dreimal so groß gewesen war wie eine normale Maus und vorher nicht aufhören konnte zu fressen, hatte ihren Appetit verloren und verweigerte das Fressen, selbst als sie übermäßig abnahm. Die Maus litt an so starker Appetitlosigkeit, dass sie schließlich verhungerte.

Die *db*-Maus zeigte jedoch keine Veränderung. Keine der Mäuse hatte vor dem Zusammennähen an Appetitlosigkeit und Magerkeit gelitten, doch diese Symptome tauchten jetzt wie aus dem Nichts an der *ob*-Maus auf. Coleman nähte dann eine normale Maus mit der *db*-Maus zusammen, um zu sehen, was passieren würde. Überraschenderweise verlor auch das normale Tier seinen Appetit und verhungerte.

Fasziniert wertete Coleman dieses verwirrende neue Ergebnis aus. Im Blut der *db*-Maus musste also etwas zirkulieren, das den Appetit maßgeblich unterdrücken konnte. Dieser Faktor hatte dazu geführt, dass sowohl die *ob*-Maus als auch die »normale« Maus die Nahrung verweigerten, hatte aber keinen Einfluss auf den Appetit der *db*-Maus selbst. Der Wissenschaftler stellte nun die Theorie auf, dass die *db*-Maus adipös war, weil sie nicht in der Lage war, auf diese Substanz in ihrem eigenen Blut zu reagieren, und die *ob*-Maus war fettleibig, weil sie diesen Faktor überhaupt nicht produzierte. Coleman war begeistert, da er erkannte, dass diese Substanz, was auch immer es war, ein Mittel zur Heilung von Adipositas sein könnte.

Ab ins Krankenhaus

Layla wog allmählich das Dreifache des Normalgewichts. Die ganze medizinische Betreuung hatte ihr Problem nicht gelöst. Sie war so schwer geworden, dass sie kaum noch laufen konnte. Ihre Oberschenkel rieben gegeneinander und wurden wund, und die Ärzte mussten ihre Beine operieren, um Schäden auszugleichen, die durch ihr übermäßiges Gewicht verursacht wurden. Außerdem wurde an Layla eine Fettabsaugung durchgeführt, um ihre Beweglichkeit zu verbessern. Das alles half eine Weile, aber Laylas abnormaler Appetit blieb bestehen, und nach nur wenigen Monaten war sie wieder so dick wie vorher.

Bald darauf war sie nicht mehr in der Lage, mit ihren Freunden auf dem Schulhof herumzulaufen oder mit ihren Geschwistern durchs Haus zu tollen. Sie konnte kein Leben wie ein normales Kind führen. Layla war sehr unglücklich, doch mit dem Essen aufhören konnte sie nicht.

Als ihre Ärzte nicht mehr weiterwussten, schlugen sie eine Verlegung ins Krankenhaus vor, wo man ihre Nahrungsaufnahme streng kontrollieren konnte. Layla war inzwischen sieben Jahre alt und sollte ihr Zuhause verlassen, um woanders zu leben. Ihre Eltern konnten nicht glauben, dass es so weit gekommen war.

Im Krankenhaus wurde Layla die Nahrung streng rationiert und alles dokumentiert. Sie wurde häufig gewogen, ihr Hormonspiegel und ihre Stoffwechselmarker wurden ständig überwacht. Nach einigen Wochen stellten die Ärzte fest, dass sie nicht mehr so schnell zunahm, und dachten schon, es wäre ein Schritt in die richtige Richtung. Aber die Monate vergingen, und obwohl jeder damit rechnete, dass sie irgendwann auch abnehmen würde, kam es nie dazu. Sechs Monate, nachdem sie ins Krankenhaus gekommen war, legte Layla weiter an Gewicht zu, nur eben langsamer.

Dass Layla in einem Umfeld, wo sie so stark überwacht wurde, weiter zunahm, widersprach jeglicher wissenschaftlichen Vernunft. Darüber hinaus war Layla mit dem Problem inzwischen nicht mehr allein. Ihr zweijähriger Cousin hatte ebenfalls einen unersättlichen Appetit entwickelt und wurde fettleibig. Diese Familie litt an etwas, das niemand begreifen konnte.

Für die Forschung bestimmt

Colemans Entdeckungen auf dem Gebiet von *ob/db* von 1973 hatten die Forschungswelt darauf aufmerksam gemacht, dass es einen geheimnisvollen, im Blut zirkulierenden Faktor gab, der den Appetit hemmen konnte. Mehrere Labore lieferten sich einen Wettstreit, um ihn als Erste zu finden. Die Identifizierung dieses Faktors wäre ein großer wissenschaftlicher Durchbruch, der einem Wissenschaftler Ruhm und Anerkennung bringen würde. Coleman selbst versuchte jahrelang, ihn aus dem Blut der *db*-Maus zu isolieren, aber die Herausforderung erwies sich als größer, als er erwartet hatte. Nach einiger Zeit wurden sogar Überlegungen laut, ob dieser Faktor überhaupt existierte. Erst eine neue Generation von Wissenschaftlern, die auf dem Gebiet der Molekularbiologie forschten, sollte dieses Problem lösen können. Womit wir zu Jeffrey Friedman kommen.

Friedman war für die Forschung bestimmt, wusste dies aber erst mit Ende 20. Jetzt, mit Mitte 60, sieht Friedman mit seinen knapp zwei Metern, lockigem dunklem Haar und einer Metallbrille immer noch stattlich aus. Aufgrund seiner Größe zog es ihn zunächst zum Sport. Friedman erzählt: »Ich war ein ziemlich guter Basketballspieler. Ich konnte mit einigen der Besten mithalten. Auch ein recht begabter Tennisspieler. Allerdings war ich ein paar Jahre jünger als einige der Schüler in meiner Klasse und körperlich ein Spätentwickler, sodass ich es in keine Schulmannschaft schaffte. Aber ich habe genauso viel Zeit und Mühe in den Sport gesteckt, wie in alles andere, was ich mir denken kann.« An ihm zeigte sich schon früh diese starke Neigung, sich mit anderen zu messen, die für seine Karriere entscheidend sein sollte.

Bereits auf der Highschool ermutigte Friedmans Familie ihn, Arzt zu werden. Er sagt: »Meine Großeltern waren alle Einwanderer. Unter jüdischen Einwanderern ist Medizin als Beruf sehr beliebt, weil man damit auf respektable und sichere Weise seinen Lebensunterhalt bestreiten kann. Mein Vater war Arzt, und ich nehme an, eigentlich erwartete man, dass ich auch einmal einer werden würde ... Als klar war, dass aus mir kein Spitzensportler werden würde, schlugen mir meine Eltern vor, mich für ein sechs Jahre dauerndes Studium am Rensselaer Polytechnic Institute zu bewerben.« Laut Friedmann betrachteten sie die Medizin als sein »Schicksal«.

Während des Medizinstudiums erprobte sich Friedman in der Forschung, aber seine frühen Versuche waren nicht gerade ermutigend. Er reichte eine Abhandlung beim *Journal of Clinical Investigation* (JCI) ein. Es kam eine Ablehnung, in der lang und ausführlich erklärt wurde, wo die Schwachstellen waren und wie er die Abhandlung verbessern könnte. Eine weitere Rückmeldung legte nahe, dass sie weder im JCI noch anderswo veröffentlicht würde. Friedman erinnert sich: »Ich werde diese Kritiken nie vergessen. Um ehrlich zu sein, dachte ich damals, dass eine Veröffentlichung eine riesige intellektuelle Leistung darstellte, und ich hatte wirklich keinerlei Erwartungen, dass ich je eine wissenschaftliche Arbeit schreiben könnte, die auch noch veröffentlicht würde.«

1976 wurde Friedmann der Doktortitel in Medizin im erstaunlich jungen Alter von 22 Jahren verliehen. Es war geplant, dass er seine Tätigkeit als Gastroenterologe am Brigham and Women's Hospital in Boston erst ein Jahr später aufnehmen sollte, also schrieb er sich zur Überbrückung für einen Forschungsaufenthalt an der Rockefeller University in New York City ein. Dort begegnete er der Wissenschaftlerin Mary Jeanne Kreek, die Friedman mit den biochemischen Einflüssen auf das menschliche Verhalten bekannt machte. Er begann, sie bei der Erforschung der Wirkung von Opiaten auf das Gehirn zu unterstützen. Friedman erinnert sich: »Ich war wirklich fasziniert davon, dass es in unserem Gehirn Moleküle gibt, die unser Verhalten und unseren emotionalen Zustand beeinflussen, und dass dies keineswegs metaphysische Prozesse sind, sondern Moleküle, die Informationsvektoren vermitteln. Ich habe mich damals wirklich in die Forschung verliebt.«

Im gleichen Jahr lernte Friedman einen anderen Forscher kennen, Dr. Bruce Schneider, der sich mit *ob*-Mäusen beschäftigt hatte. Mit Schneiders Hilfe erkannte Friedman, dass sie durch die Forschung an dieser Maus Moleküle entdecken könnten, die das Verhalten kontrollieren. Doch diese aufregende Möglichkeit brachte Friedman in eine Zwickmühle: Sollte er in der Forschung bleiben oder seine Arztausbildung am Brigham Hospital fortsetzen? Friedmans Kollegen von der medizinischen Fakultät hatten bereits ein gutes Auskommen, während er ernsthaft darüber nachdachte, wieder an die Universität zurückzukehren. Eine Tätigkeit als Arzt würde seine Familie zufriedenstellen, aber die Forschung hatte eine Neugier in ihm geweckt, die er nicht mehr ignorieren konnte.

Friedman beschloss, die Stelle in der Gastroenterologie abzulehnen, und trat stattdessen 1981 in das Doktorandenprogramm der Rockefeller University ein. Sein Vater hielt mit seiner Enttäuschung nicht hinterm Berg. Friedman sagt: »Ich erinnere mich an seinen sarkastischen Kommentar: ›Oh, na großartig, dann wirst du ja wie ein Forschungsassistent bezahlt‹, und er machte mir ein schlechtes Gewissen, als er mir von seinem Traum erzählte, mit mir zusammen eine Praxis zu führen. Aber das war einfach nicht mein Traum.« Friedman fiel es nicht leicht, eine prestigeträchtige und gut bezahlte Karriere als Arzt und eine Familientradition aufzugeben.

Aber an der Rockefeller University stimmte einfach alles für Friedman. Er begann mit James Darnell, einem der führenden Molekularbiologen, zusammenzuarbeiten, um zu erforschen, wie sich DNA in Zellbestandteile verwandelt, die unseren Körper beeinflussen. Friedman sagt: »Ich wusste, dass dieses Gebiet Zukunft hatte. Es eröffnete einen Weg, Gene ein- und auszuschalten und zu sehen, wie sich das auf die Zellfunktion auswirkt. Es war eine aufregende Zeit voller Veränderungen in der Biologie.«

Nachdem Friedman 1986 promoviert hatte, wollte er sein eigenes Labor an der Rockefeller University eröffnen. Da wurde seine Neugier für den noch nicht identifizierten Faktor im Blut geweckt, den Coleman vor über zehn Jahren ausgemacht hatte. In Forscherkreisen wurden Hypothesen über diesen fehlenden Faktor zwar diskutiert, aber bisher war wenig mehr bekannt. Als Friedman Coleman anrief, um zu erfahren, ob er inzwischen mehr Erfolg gehabt hatte, gab der ältere Wissenschaftler zu, dass er die Hoffnung fast aufgegeben hatte. Coleman hatte einfach nicht die richtigen Instrumente, um den fehlenden Faktor in der *ob*-Maus zu identifizieren, und seine Suche hatte zu nichts geführt. Friedman war sich jedoch sicher, dass ein molekularbiologischer Ansatz einen neuen Weg bieten könnte, dieses *ob*-Gen zu finden, das ihn dann zu dem fehlenden Faktor führen würde. Er erinnert sich: »Von 1984 bis 1985 erstand in meinem Kopf ein Plan, auf welche Weise man das *ob*-Gen klonen könnte, obwohl ich mir bewusst war, dass dieses Vorhaben langwierig und riskant sein würde.«

In der Welt der Wissenschaft galt Friedman als intelligenter, vielversprechender Aufsteiger, aber er hatte sich noch keinen Namen gemacht. Die Identifizierung des fehlenden Faktors würde dies ändern können und ebenso seine berufliche Entscheidung rechtfertigen. Friedman erklärt: »Ich war ehrgeizig und wollte erfolgreich sein, und ich wusste, dass es mir mit dem Klonen von *ob* gelingen würde, mich in der Wissenschaft zu etablieren. Noch mehr motivierte mich jedoch meine intensive Neugier herauszufinden, was dieses fehlerhafte Gen war. Wenn man sich diese *ob*-Mäuse genau ansieht, kann man kaum glauben, dass ein einziges fehlerhaftes Gen ein Tier dazu bringen kann, so übermäßig viel zu fressen und das Dreifache seines Normalgewichts zu wiegen. Die *ob*-Maus war ein weiterer Fall, in dem ein Molekül ein Verhalten kontrollierte. Es war offensichtlich, dass dieses Gen, was auch immer es war, wichtig werden würde.«

1986 richtete Friedman sein eigenes Labor an der Rockefeller University ein, stellte ein Team zusammen und stieg in den Wettlauf um die Erforschung des *ob*-Gens ein. Würde man es schaffen, es zu lokalisieren, könnte man erforschen, welches Protein das Gen herstellte und welche Auswirkungen es auf den Körper hatte. Das Projekt barg jedoch enorme Risiken. Wenn Forscher in vorangegangenen Studien an der Identifizierung eines Gens gearbeitet hatten, hatten sie den Vorteil, dass sie bei dem Protein beginnen konnten, das es hergestellt hatte. Dann konnten sie den Weg zurückverfolgen, um das entsprechende Gen zu finden. Dafür entschlüsselten sie die Codes des Proteins, das sie zu dem Gen führte. Bei *ob* gab es jedoch kein Protein, mit dem man beginnen konnte. Genau das war ja die Annahme, nämlich dass ein vom *ob*-Gen hergestelltes Protein der eigentlich fehlende Faktor war. Das Forschungsteam musste nun also zuerst das Gen finden, es mehrmals klonen und anhand dieser Klone herausfinden, welches Protein es produzierte. Dann musste man noch eruieren, ob dieses Protein tatsächlich der fehlende Faktor war, und schließlich begreifen, durch welchen Prozess eine Mutation im Gen ein fehlerhaftes Protein erzeugen konnte, das Adipositas verursachte. Allein der erste Schritt, nämlich in der Menge von zehntausenden Genen das *ob* zu finden, war eine gewaltige Aufgabe.

Um sich besser vorstellen zu können, warum es so schwierig ist, ein Gen zu finden, muss man verstehen, woraus Gene bestehen – aus DNA (Desoxyribonukleinsäure). Alle wichtigen Vorgaben zum Bau und Erhalt des menschlichen Körpers sind in unserer DNA kodiert. Die DNA ist ein riesiges Molekül, bestehend aus einer langen doppelsträngigen Helix, die durch eine Art Leitersprossen miteinander verbunden ist. Jede Sprosse besteht aus zwei ebenfalls miteinander verbundenen Untereinheiten, den Basen, und jede Sprosse wird als »Basenpaar« bezeichnet. Es gibt über drei Milliarden Basenpaare in der menschlichen DNA. Da dieses DNA-Molekül so groß ist, verdreht und verwickelt sich das Molekül wie ein Garnknäuel zu Strukturen, die als Chromosomen bezeichnet werden. Insgesamt gibt es 46 Chromosomen, die in 23 Paaren angeordnet sind.

Jedes Chromosom kann weiter in Gene unterteilt werden. Gene enthalten die DNA-Codes jedes einzelnen Proteins im Körper, aus denen letztendlich unsere Organe und Gewebe bestehen. Proteine bauen Zellstrukturen auf und erfüllen verschiedene Funktionen in unserem Körper. Unsere Chromosomen enthalten schätzungsweise 20 000 Gene, die etwa ebenso viele Proteine kodieren. Man kann sich Chromosome und Gene als Bücher in einer Bibliothek vorstellen. Die DNA ist die Bibliothek, die Chromosome sind die Bücherregale, und die Gene sind die Bücher, wobei jedes Buch die Bauanleitung zur Kodierung eines Proteins enthält, das eine bestimmte Funktion in unserem Körper erfüllt.

Nicht alle Zellen kodieren die gleichen Proteine. Zellen im Auge stellen nicht unbedingt die gleichen Proteine wie Zellen in der Blase her, was sinnvoll ist, da die Teile des Körpers völlig unterschiedliche Funktionen haben. Jede unserer Zellen enthält eine Kopie unserer DNA, und unterschiedliche Gene werden von unterschiedlichen Zellen »exprimiert« (also in Proteine übersetzt), je nach der Funktion der Zelle. Sobald ein entsprechendes Gen für ein Protein gefunden wurde, kann es in der Forschung repliziert (geklont) werden und man kann daraus das entsprechende Protein herstellen. Sobald genügend Protein hergestellt wurde, kann es auf verschiedene Weise erforscht werden, damit man seine Funktion im Körper versteht.

Die Jagd nach dem *ob*-Gen im riesigen Genpool der DNA war, als würde man den Boden des Pazifiks nach einem Kronkorken absuchen. Man wusste, dass es existierte, aber niemand wusste, wo. Wenn man nun Jahre seiner Karriere in die Suche nach dem Gen investierte, spielte man um alles oder nichts – ein Fehlschlag würde in die akademische Vergessenheit führen, aber wenn man dieses Gen fand, wären einem Ruhm und Ehren gewiss. Um die Sache noch komplizierter zu machen, war das *ob*-Merkmal rezessiv, das heißt, es übersprang Generationen. Die Eingrenzung des Chromosomenbereichs, in dem sich das Gen befand, würde also noch schwieriger. Friedmans Team musste daher, unterstützt von seinem Kollegen Rudolph (Rudy) Leibel, mehrere Generationen von normalgewichtigen und adipösen Mäusen miteinander kreuzen, um es zu finden. Was Zeit und Hartnäckigkeit erforderte und kein Job für schwache Nerven war.

Jeffrey Friedmans Entschlossenheit machte dem Team Mut, die Aufgabe anzugehen. Die Mäuse wurden gepaart, immer nur ein Paar auf einmal, sodass die Forscher nach Merkmalen suchen konnten, die zusammen mit Fettleibigkeit vererbt wurden. Gemeinsam vererbte Merkmale finden sich oft auf Genen in unmittelbarer Nähe des menschlichen Genoms. Mit diesem Ansatz konnte man sich dem *ob* nähern. Friedman und seine Kollegen züchteten insgesamt 1600 Mäuse und analysierten kontinuierlich Unterschiede in ihren DNA-Mustern. Er erinnert sich: »Es war unglaublich langweilig, und alles wiederholte sich. Das einzig Interessante daran war die Chance, dass es uns zu *ob* führen konnte.«

Allein diese Phase – nur die kreuzweise Züchtung von Mäusen und die Analyse ihrer Gene, um sich dem *ob*-Gen anzunähern – sollte fast acht Jahre dauern.

Erschwerend kam hinzu, dass sich die DNA-Marker und Wegweiser, die Friedman verwendete, um sich dem *ob* zu nähern, als unzureichend erwiesen. Er musste neue Wege finden, um es auf dem Gen einzugrenzen. Friedman und sein Team hörten von einer Technik namens Mikrodissektion, die damals nur von wenigen Forschern auf der Welt angewandt wurde. Damit konnte man Chromosomen präzise zerschneiden, um ein Gen anzupeilen: Zellen werden in einer Kultur gezüchtet, in Kochsalzlösung aufgequollen und dann aus einer Höhe von einem knappen Meter auf einen Objektträger fallen gelassen. Beim Aufprall auf den Objektträger platzen die Zellen auf, wodurch ihre Chromosomen austreten. Der Objektträger wird dann umgedreht und ins Mikroskop eingelegt, sodass man die Chromosomen im hängenden Tropfen erkennen kann. Die Chromosomen können dann mit Miniaturschneidewerkzeugen entnommen werden, um das betreffende Gen abzutrennen. Es ist ein heikler Prozess, der sehr viel Sorgfalt erfordert.

Friedman erinnert sich: »Die ersten drei Jahre oder so waren wir total begeistert, dass dies überhaupt möglich war. Davor war etwas Derartiges einfach unvorstellbar gewesen. Als ich Medizin studierte, wusste niemand, was das Gen für Mukoviszidose oder Muskeldystrophie war. Diese wurden jetzt geklont. Dass man auf diese Weise ein mutiertes Gen finden könnte, war einfach das Spannendste, was man sich vorstellen konnte. Doch mit der Zeit stellte sich heraus, wie lange es noch dauern würde und wie ungewiss es war.« Es gab immer mehr Konkurrenz auf diesem Gebiet der Forschung, und wenn jemand anderes das Gen zuerst fand, könnte Friedmans Engagement völlig umsonst gewesen sein. Er erzählt: »Ich beschloss, dass ich einfach so hart wie möglich arbeiten würde. Wenn es dann nicht klappte, würde ich mir nie die Frage stellen müssen, ob ich mehr hätte tun können.«

Raus aus dem Krankenhaus

Layla nahm immer noch zu. Aber nun war es Zeit, dass sie das Krankenhaus verließ und nach Hause zurückkehrte. Es war abzusehen, dass sie den Rest ihres Lebens in einem erbarmungswürdigen Zustand zwischen extrem qualvollem Hunger und der Scham über ihren übermäßig dicken Körper zubringen würde und dass das wahrscheinlich in einem frühen Tod aufgrund von Komplikationen durch die Adipositas enden würde.

Ein Mitglied ihres Teams von behandelnden Ärzten, Dr. Shehla Mohammed, eine klinische Genetikerin, wollte noch einen letzten Ansatz ausprobieren. Sie hatte vor Kurzem einen Vortrag von Dr. Stephen O'Rahilly gehört, einem Professor für Stoffwechselmedizin am Addenbrooke's Hospital in Cambridge, England, der die Fettleibigkeit einer Patientin erfolgreich auf Defekte im Gen für das Proprotein-Convertase-1-Hormon zurückgeführt hatte. Die Patientin war seit ihrem zweiten Lebensjahr adipös gewesen, und niemand hatte den Grund dafür herausgefunden, aber O'Rahilly bemerkte, wie genetische Mutation verhinderte, dass die Patientin funktionelles Insulin herstellen konnte.

O'Rahilly berichtet: »Wir entdeckten, dass sich abnormal hohe Werte von Prohormonen, den Vorstufen zu normalen Hormonen, in ihrem Blut befanden und sie diese nicht zu normalen Hormonen verarbeiten konnte. Aber wir vermuteten, dass dies alles auch mit ihrer Adipositas zusammenhängen musste. Und das brachte mich zum Nachdenken:

›Wenn es einen endokrinen Defekt gibt, der Adipositas verursachen kann, bedeutet das, dass das menschliche Körpergewicht durch biologische Prozesse kontrolliert wird. Und es gibt wahrscheinlich viele andere Menschen mit schwerer Adipositas, die Fehler in diesen Systemen haben.‹ Das öffnete mir die Augen, und in der Folge änderte ich meine Meinung über diese Erkrankung völlig. Als ob ein Licht in meinem Kopf angegangen wäre. Die Regulierung der Körperfettreserven hängt nicht allein von freiwilliger Kontrolle oder sozialem Druck ab.«

O'Rahilly wurde schnell bekannt als ein Endokrinologe, der eine neue Sicht auf Adipositas hatte, wie auch für seine hervorragenden Fähigkeiten, Probleme zu lösen, da er mögliche unterschwellige Ursachen von Krankheiten erkannte, die andere nicht sehen konnten. Deshalb bat Dr. Mohammed O'Rahilly, ob er sich Laylas Fallakte ansehen würde.

»Wir haben es geschafft«

Friedman verfolgte seine Studien energisch weiter. Zwischen 1986 und 1993 hatte sich das Team darauf konzentriert, die Position des *ob*-Gens einzugrenzen. Allerdings arbeitete es immer noch in einem Bereich von 2,2 Millionen DNA-Basenpaaren, eine viel zu große Menge, als dass man es einfach so herauspicken konnte. Friedman musste sich etwas einfallen lassen. Er griff zu einer anderen Methode und setzte das DNA-Fragment in künstliche Hefestämme ein, die für das Tragen von Maus-DNA entwickelt worden waren. Solche Hefezellen waren genau beschrieben, und durch ihren Einsatz konnte man zusätzliche Tests und Dissektionsmethoden durchführen, wodurch Friedman den Bereich auf 650 000 Basenpaare verkleinern konnte. Weitere Monate vergingen. Friedman erinnert sich: »Es war eine unglaublich angespannte Zeit. Wir waren nahe dran, aber wir hatten *ob* immer noch nicht gefunden.«

Es gab einen Wettbewerb mit anderen Wissenschaftlern, die auch nach dem fehlenden Faktor suchten. Friedman hatte gehört, dass Labore in Seattle, Boston und Japan alle in der Hoffnung, Colemans Suche zu beenden, nach dem *ob*-Gen forschten. Ihm war nur allzu bewusst, dass man in der Wissenschaft keine Preise gewinnt, wenn man Zweiter wird.

Da er die Konkurrenz immer stärker im Nacken spürte, arbeitete er fieberhaft. Er erinnert sich: »Ich war in ständiger Sorge, dass eines Tages das Telefon klingeln und man mir mitteilen würde, dass jemand zufällig das Gen gefunden habe. Anderen ist so etwas schon passiert. Mein Vorhaben war sehr riskant, und ich wurde fast verrückt deswegen. Das ging sogar so weit, dass ich mich jedes Mal, wenn ich einen Anruf von jemandem aus der Mausgenetik bekam, den ich nicht erwartet hatte, fragte, ob er anrief, um mir zu sagen, dass jemand auf *ob* gestoßen war.«

Friedman und sein Team trieben ihre Forschung rasant voran. Auf der Suche nach *ob* legte er sein Privatleben jahrelang auf Eis: »In diesem Teil meines Lebens hatte ich nicht viel Spaß. Ich hatte die Frau, die heute meine Ehefrau und die Mutter meiner Kinder ist, bereits kennengelernt, aber ich wollte nicht heiraten, bis die Angelegenheit auf die eine oder andere Weise gelöst war. Ich war ziemlich besessen. In meinem Kopf entfernte ich mich nie sehr weit von dieser Aufgabe.«

Dann tauchte ein weiteres Hindernis auf – Geld. Friedman hatte Zuschüsse, meint aber: »Man gab mir ziemlich klar zu verstehen, dass, wenn wir das Gen nicht bis zur nächsten Revision identifizieren würden, mein Vertrag wohl kaum verlängert werden würde«. Friedman kämpfte gegen die Konkurrenz, kämpfte um das Budget und um den Beweis, dass er einen Platz in der Forschung verdient hatte. Auf ihm lastete ein Druck wie nie zuvor, was ihn nur umso härter arbeiten ließ. Er brachte seine Forschungen auf die nächste Ebene, indem er eine Methode namens Exon Trapping einsetzte, mithilfe derer er den Bereich von *ob* auf ein paar hundert Basenpaare eingrenzte. Jetzt war das *ob*-Gen in Reichweite. Die Aufregung im Labor stieg. Es war, als ob der Kronkorken, nach dem sie auf dem Grund des Pazifischen Ozeans gesucht hatten, nun nur noch auf einem Fußballfeld zu entdecken war.

Auf ihrer Suche nach dem *ob*-Gen machten Friedman und sein Team eine weitere verblüffende Entdeckung: Der DNA-Bereich, der *ob* exprimierte, schien ein Protein zu produzieren, das allein in Fettzellen entstand. Als ob die Wirkung des *ob*-Gens auf den Körper, sein Einfluss auf die Fettleibigkeit, direkt aus dem Fett stammte. Diese Beobachtung, dass das *ob*-Gen hauptsächlich im Fett exprimiert wurde, ließ keinen anderen Schluss zu, als dass Fett Fett kontrollierte. Wenn dies stimmte, würde es die Adipositasforschung auf den Kopf stellen. Bei der Aussicht auf diese spannende Möglichkeit konnte Friedman nicht schlafen. Nun war er wild entschlossen, *ob* zu finden.

An einem Samstagabend im Mai 1994 erschien Friedman im Labor. Seine Mitarbeiterin war mit der Untersuchung beschäftigt, ob *ob* im Fettgewebe exprimiert wurde, aber sie hatte sich den Tag freigenommen, weil sie zu einer Hochzeit eingeladen war. Friedman konnte sie nicht erreichen, aber er konnte auch nicht warten. Er arbeitete sich durch ihre Unterlagen und fand alles, was er brauchte, um die Experimente allein fortzuführen. Er arbeitete bis spät in die Nacht, baute den letzten Versuch auf, um zu sehen, ob *ob* in Fett aktiv war, und ging dann nach Hause, um zu schlafen. Aber das gelang ihm nicht. Am nächsten Morgen war er bereits um 5.30 Uhr wieder im Labor.

Und an diesem Sonntagmorgen geschah es. Friedman erkannte, dass er endlich das *ob*-Gen und das Protein gefunden hatte, das es produzierte. Er hatte entdeckt, dass *ob* speziell im Fettgewebe aktiviert wurde. »Ich ging los, um den Film zu entwickeln, und die Ergebnisse sagten mir unmissverständlich, dass wir nicht nur das *ob*-Gen gefunden, sondern auch belegt hatten, dass Colemans Hypothese wahrscheinlich stimmte. Beides wurde mir schlagartig klar, und ich bekam ganz weiche Knie. Ich war in der Dunkelkammer und prallte dort gegen die Wand. Sofort rief ich meine Freundin an und sagte: ›Wir haben es geschafft.‹ Das Gen befand sich in der rechten Seite des Chromosoms. Seine Expression war verändert. Und obwohl es überall exprimiert hätte werden können, wurde es überraschenderweise in Fett exprimiert. Ich muss gestehen, es war ein unglaublicher Moment. Tatsächlich war es das Erlebnis, das einer religiösen Erfahrung am nächsten kam.«

Friedman hatte herausgefunden, dass das *ob*-Gen tatsächlich ein Protein produzierte, das ausschließlich im Fettgewebe hergestellt wurde. Wenn das Fettgewebe das normale *ob*-Gen hatte, das das entsprechende normale Protein herstellte, waren die Mäuse dünn. Aber wenn das Fettgewebe das mutierte *ob*-Gen hatte, produzierte es ein fehlerhaftes Protein, das zu einem unersättlichen Appetit und schließlich zu Fettleibigkeit führte. Durch die Herstellung eines Proteins, das Auslöser für Appetit war, erwies sich Fett als ein kluges, interaktives Organ, das sein eigenes Schicksal kontrollieren konnte. Friedman und sein Team waren begeistert. Später an diesem Tag ging er mit einigen Freunden in eine Bar, um zu feiern. Er sagte ihnen: »Ich denke, das wird eine große Sache.«

Das sollte es auch werden, aber Friedman war noch nicht fertig. Nun, da er wusste, wo das *ob*-Gen war, konnte er es klonen und vielfach reproduzieren. Dies ermöglichte ihm und seinen Kollegen, das entsprechende Protein im Labor herzustellen. Sobald sie genug Protein hatten, testeten sie es an Mäusen. Sie fanden heraus, dass die Mäuse abnahmen, wenn das Protein in normale Exemplare injiziert wurde. Die Tiere verloren weder Muskel- noch Knochenmasse, sondern nur Fett. Als das Protein in *ob*-Mäuse injiziert wurde (die gleiche Art von Maus, die verhungert war, als Coleman sie mit *db*-Mäusen zusammengenäht hatte), verloren diese ebenfalls Gewicht. Aber als das gleiche Protein in *db*-Mäuse injiziert wurde, zeigte es keinerlei Wirkung. Friedman reproduzierte die Ergebnisse von Douglas Coleman von vor fast 20 Jahren und bestätigte so, dass er tatsächlich den fehlenden Faktor gefunden hatte.

Friedman entdeckte, dass der fehlende Faktor, der durch das *ob*-Gen produziert wird, ein winziges Protein ist, das von den Fettzellen produziert und wie ein Hormon durch den Blutkreislauf im ganzen Körper verteilt wird. Wenn dieses Protein richtig exprimiert wird, hat es die Aufgabe, den Appetit zu unterdrücken. Aber die *ob*-Mäuse wiesen ein mutiertes Gen auf, das eine fehlerhafte Version des Proteins hervorbrachte, sodass die Tiere nie das Signal erhielten, mit dem Essen aufzuhören. Die *db*-Mäuse produzierten dieses Protein im Übermaß, aber aus irgendeinem Grund waren sie nicht in der Lage, eine Reaktion darauf zu zeigen, genau wie Coleman es vorhergesagt hatte.

Als Nächstes wandte Friedman diese Erkenntnisse beim Menschen an. Er identifizierte das Äquivalent des *ob*-Gens und den fehlenden Faktor, der bei Mäusen beobachtet wurde. Zunächst injizierte er die menschliche Version des fehlenden Faktors in die *ob*-Maus, und tatsächlich hatte es dort die gleiche gewichtsreduzierende Wirkung. Er schlug vor, dieses kleine Protein, das vom ob-Gen hergestellt wird, »Leptin« zu nennen, abgeleitet von der griechischen Wurzel *leptos*, was »dünn« bedeutet.

Friedmans Forschung wurde 1994 in der Zeitschrift *Nature* und 1995 in der Zeitschrift *Science* veröffentlicht. Die Welt der Wissenschaft reagierte mit Respekt. Wie war es möglich, dass Fett, dieses inaktive, schmierige Gewebe – der Fluch der menschlichen Gesundheit –, einen eigenen Kopf haben und sogar unser Verhalten kontrollieren konnte?

Friedman erklärt: »Ich würde sagen, dies war eine unglaublich magische Erfahrung. Es ergab sich auf ganz elegante Weise: Die Natur hat ein elementares Problem bei der Steuerung unseres Ernährungszustands. Wir nehmen Millionen von Kalorien pro Jahr auf. Wir haben Energie pfundweise als Fett gespeichert, und so gab es beste Gründe zu der Annahme, dass dies irgendwie reguliert werden musste. Wie löst die Natur also ein Problem dieser Größenordnung und behält dabei einen Vorrat von vielen Millionen Kalorien? Die Antwort, die sich in diesem Moment aufdrängte, besteht darin, ein Hormon, Leptin, herzustellen, das genau der Gesamtzahl der gespeicherten Kalorien entspricht.«

Friedmans Publikationen lösten eine Flut von Forschungen aus, in denen man die Auswirkungen von Leptin auf den Körper zu begreifen versuchte. Studien von Friedman und anderen Wissenschaftlern zeigten, dass die Menge an freigesetztem Leptin je nach Menge an Fettgewebe variiert. Leptin wandert vom Fett in den Blutkreislauf und dockt in der Hypothalamusregion des Gehirns an, die mit an der Regelung des Appetits beteiligt ist. Es ist, als würde unser Hirn dafür sorgen, dass Fett genährt und gepflegt wird, bevor wir mit dem Essen aufhören können. Weiterhin hat man herausgefunden, dass die *db*-Maus defekte Leptin-Rezeptoren in ihrem Gehirn hatte, was eine Anbindung von Leptin dort verhinderte und erklärte, warum es die Existenz des Proteins nicht wahrnehmen konnte. Deshalb blieb die Injektion von zusätzlichem Leptin bei *db*-Mäusen wirkungslos. Die *ob*-Maus hingegen verfügte über normale Leptin-Rezeptoren im Gehirn, stellte aber nicht genügend funktionelles Leptin her, sodass diese Rezeptoren nichts bekamen, worauf sie reagieren konnten.

Friedmans Entdeckung definierte die Vorstellung von Fett neu und schuf so ein völlig neues Forschungsgebiet. Fett konnte nicht mehr nur als Wabbelmasse angesehen werden – es war nachweislich ein endokrines Organ mit großem Einfluss auf unseren Körper. Dank Leptin konnte das Fett sprechen. Es konnte dem Gehirn mitteilen, dass es aufhören soll zu essen. Und wenn Fett sich weigerte, die Botschaft weiterzugeben, konnte es uns dazu bringen, mehr zu essen.

Friedman erklärt dazu: »Man bekommt ein bestimmtes Ergebnis, und es ist wunderschön. Es ist so schön, weil das Bild auf diesem Stück Röntgenfilm aussieht wie nur ein paar x-beliebige Flecke, aber für mich und letztendlich auch für andere ein unglaubliches Erklärungspotenzial dafür in sich trägt, wie die Natur ein riesiges Problem für sich gelöst hat. In gewisser Weise ist das die Essenz von Schönheit. Es ist eine Darstellung, die eine tiefere Bedeutung hat, eine dauerhafte Bedeutung.«

Friedmans Entdeckung wirkte sich lebensrettend aus für Menschen, die an Lipodystrophie litten, einer Störung, bei der Fettzellen einfach verkümmern und verschwinden. Weil diese Menschen kein Fett haben, produzieren sie auch kein Leptin und müssen ununterbrochen essen, wie das Mädchen Christina, deren Geschichte in Kapitel 1 (Seite 28) erzählt wird. Diese schmerzhafte, schwächende Erkrankung war unheilbar und führte in vielen Fällen zu einem frühen Tod. Sie war den Ärzten ein Rätsel – bis Friedman das Leptin entdeckte und man es zur Behandlung einsetzen konnte, die dann Heilung brachte. Tatsächlich rettete Leptin Christina das Leben.

Die Entdeckung von Leptin war so bedeutsam für die Medizin, dass Friedman und Coleman 2010 den Lasker Award für ihre Arbeit erhielten, eine der angesehensten Auszeichnungen für wissenschaftliche Forschung. Friedman hatte der Wissenschaft seinen Stempel aufgedrückt. Und sein Vater war nun doch stolz auf ihn.

Eine Behandlung für Layla

Dr. O'Rahilly hatte begeistert von Friedmans Entdeckung des *ob*-Gens und dessen Auswirkungen auf Adipositas gelesen. Als er Laylas Krankenakte studierte, sagte ihm seine Intuition, dass in ihrem Fall eine genetische Mutation bei *ob* vorliegen könnte. Sie wies viele medizinische Affinitäten zu den *ob*-Mäusen auf – sie war außerordentlich fettleibig, konnte nicht aufhören zu essen und hatte einen hohen Insulinspiegel. Um seine Annahme zu verifizieren, bat O'Rahilly sein Team, an einer Gewebeprobe von Laylas Haut eine Genanalyse vorzunehmen, um so nach Anzeichen einer Mutation bei *ob* zu suchen. Dafür setzte man Gel-Elektrophorese ein, ein Verfahren, bei dem die Banden der Gene getrennt werden und anhand ihrer Lage im Gel unterschieden werden können. Der Arzt hatte gehofft, damit eine Mutation im *ob*-Gen nachweisen zu können, aber die Untersuchung ergab, dass Layla gar nicht die Bande hatte, in der *ob* auftrat.

O'Rahilly war am Boden zerstört. Hatte er doch gedacht, er hätte das erste menschliche Exemplar mit einer *ob*-Mutation gefunden. Schlimmer noch, er wusste auch jetzt nicht, was die Ursache für Laylas Fettleibigkeit war. Er fragte sich weiterhin, was der Grund für ihren enormen Appetit und ihre unaufhaltsame Gewichtszunahme sein könnte.

Einige Monate später bekam das Labor eine neue Mitarbeiterin für die klinische Forschung, Sadaf Farooqi. Ihr erstes Projekt war die Evaluierung eines neuen Tests, mit dem man den Leptin-Spiegel im Blut messen sollte. Dieser Test schien zu funktionieren, deshalb bat O'Rahilly sie, die Blutproben von Layla und ihres fettleibigen Cousins damit zu untersuchen. Farooqi erinnert sich: »Ich hatte erwartet, dass das Blut dieser Kinder einen hohen Leptin-Spiegel aufweisen würde, da Fett Leptin produziert und sie sehr fettleibig waren. Doch als ich es untersuchte, war ein Leptin-Spiegel darin nicht nachweisbar. Mein erster Gedanke war: ›Ich habe beim Test einen Fehler gemacht‹, weil das sehr ungewöhnlich war. Wir hatten keine Proben mehr für einen zweiten Test, also habe ich die Familien kontaktiert, um mehr Blut zu bekommen. Als ich einen weiteren Test machte, bestätigte sich, dass kein Leptin vorhanden war. Ich dachte: ›Oh Gott, ich glaube, das hat etwas zu bedeuten.‹«

Das Forscherteam sah sich daraufhin Laylas im Vorjahr durchgeführte DNA-Analyse erneut an – unter besonderer Berücksichtigung der Positionen der Banden im Gelfilm. Dabei fiel ihnen etwas Seltsames auf: Es gab noch eine zusätzliche Bande, die man vorher nicht entdeckt hatte, weil sie so dicht an einer anderen hing. Diese neu identifizierte Bande war diejenige, die das mutierte *ob*-Gen darstellt, und genau wie bei der *ob*-Maus war sie in beiden Kopien des Gens zu finden. O'Rahillys ursprüngliche Annahme stimmte also. Layla war ein menschliches Exemplar mit der *ob*-Mutation ohne Leptin. Endlich hatte man eine Erklärung dafür, warum Layla nicht aufhören konnte zu essen.

Zu der Zeit lief eine Studie, bei der Leptin-Injektionen an Patienten getestet wurden. O'Rahilly nahm Kontakt zu dem Unternehmen auf, das von der Rockefeller University eine Lizenz für Leptin erworben hatte, und erhielt eine Dosis Leptin, um Layla damit zu behandeln. O'Rahilly und Farooqi verabreichten Layla nun täglich Leptin, und ihr enormer Appetit nahm daraufhin deutlich ab. Von nun an aß sie nur noch einen Teil ihrer jeweiligen Portion auf, was noch vor wenigen Monaten undenkbar gewesen wäre. O'Rahilly erinnert sich: »Es war unglaublich, wie sie auf die Behandlung mit Leptin anschlug, es war wie ein Wunder. Innerhalb von vier Tagen konnte man erkennen, wie sich ihre Nahrungsaufnahme drastisch reduzierte, und das blieb auch später so. Layla aß ein Viertel im Vergleich zu dem, was sie normalerweise gegessen hatte. Aus der nur auf Essen fixierten Maschine wurde ein normales Kind.«

Weitere Untersuchungen sollten zeigen, dass Leptin nicht nur den Appetit zügelt, sondern auch am Fettstoffwechsel beteiligt ist. Mäuse, die kein Leptin haben, fressen nicht nur unmäßig, sondern neigen dazu, sich weniger zu bewegen und weniger Fett zu verbrennen. Ohne die Zugabe von Leptin aß Layla die ganze Zeit, war aber nicht in der Lage, Fett überhaupt normal zu verbrennen, weshalb ihr Aufenthalt im Krankenhaus bei eingeschränkter Kalorienaufnahme nur dazu führte, dass sich ihre Gewichtszunahme verlangsamte, sie aber kein Gewicht verlor.

Nach sechs Monaten Behandlung mit Leptin hatte Layla mehr als 16 Kilo abgenommen. Ihr Risiko für Diabetes und Herzerkrankungen sank in den Normalbereich ab, und sie konnte wieder aktiv am Leben teilnehmen. Dank einer kontinuierlichen Leptin-Zufuhr war es ihr möglich, wieder das Leben eines normalen Kindes führen.

O'Rahilly und Farooqi diagnostizierten bei Laylas fettleibigem jüngeren Cousin ebenfalls ein fehlerhaftes *ob*-Gen. Die Blutsverwandtschaft innerhalb der Familie begünstigte die Vererbung des mutierten Gens. Glücklicherweise wurde dies beim Cousin bereits im Kleinkindalter entdeckt, und er wurde daraufhin mit Leptin behandelt, wodurch ihm die qualvolle Kindheit erspart blieb, wie sie Layla durchlitten hatte.

Seit Laylas Behandlung haben O'Rahilly und Farooqi bei etwa 30 Kindern Mutationen bei *ob* identifiziert. O'Rahilly sagt: »In anderen Ländern sind viele dieser Kinder innerhalb ihrer ersten zehn Lebensjahre oder kurz danach gestorben. Diese Störung ist also nicht bloß ein kosmetisches Problem, sondern eine tödliche Krankheit. Die Adipositas ist so stark, dass die Kinder immungeschwächt sind. Das Fett behindert ihre Atmung, wodurch sie Lungeninfektionen bekommen.«

O'Rahilly ist zu einem Vorkämpfer für das Verständnis der tiefergehenden biologischen Ursachen von Fettleibigkeit geworden. Er sagt: »Den Menschen fällt es immer noch schwer zu realisieren, dass ein Gen Adipositas verursacht. Es ist ein Gen, das ein Verhalten bestimmt, aber ganz egal, wie oft man das sagt, gibt es immer eine große Anzahl von Menschen, die das nur sehr, sehr schwer akzeptieren können. Ich denke, wir Menschen haben Scheu vor der Vorstellung, dass wir nicht die volle Kontrolle über uns haben. Dass wirklich eine merkwürdige genetische Variante in unserem Gehirn uns dazu treibt, in die Keksdose zu greifen. Ja, sogar viele Ärzte haben Schwierigkeiten, sich damit abzufinden.«

Layla war auf alle Fälle sehr dankbar für Friedmans Forschung. Sie erhielt weiterhin Leptin-Injektionen, die es ihr ermöglichten, ihr Normalgewicht zu halten und ein erfülltes Leben zu führen. Heute ist sie eine attraktive junge Frau mit Hochschulabschluss, die einen Beruf ergriffen hat und bald heiraten wird.

Obwohl die Identifizierung von Leptin eine bahnbrechende Entdeckung darstellte, war dies nur der Beginn der Erforschung des geheimen Lebens von Fett. Seitdem hat man herausgefunden, dass Fett über ein weit umfangreicheres Vokabular verfügt. Inzwischen wurden weitere Hormone entdeckt, die speziell vom Fett gebildet und abgesondert werden. Dazu gehören Adiponectin, Resistin, Adipsin, Retinol-bindendes Protein-4, Adiponutrin und Visfatin. Jedes Hormon wird inzwischen erforscht, um seine Aufgabe im Körper genauer zu verstehen. Adiponectin ist das am besten beschriebene dieser Hormone und hat sich als lebenswichtig für eine gesunde Fettverteilung erwiesen. (Mehr dazu in Kapitel 4, Seite 89.) Fett ist also meilenweit davon entfernt, einfach bloß nutzloser überschüssiger Ballast zu sein, es ist vielmehr ein kluges endokrines Organ mit zahlreichen Kommunikationsmöglichkeiten.

Kapitel 3

Ihr Leben hängt von Fett ab

Wie wir gesehen haben, akzeptierte die Wissenschaft schließlich, dass Fett mit anderen Körpergeweben in Verbindung treten kann und dass diese Fähigkeit unabdingbar für die menschliche Gesundheit ist. Fett hat aber noch mehr zu bieten. Wir wissen inzwischen, dass es sich positiv auf unsere Gehirngröße auswirkt, unsere Knochen und unser Immunsystem stärkt, die Wundheilung unterstützt und sogar unsere Lebensdauer verlängert. Wir beobachten den Einfluss von Fett an Stellen im Körper, wo wir dies nie für möglich gehalten hätten.

Die Mehrzahl dieser überraschenden Erkenntnisse verdanken wir einer Reihe von Wissenschaftlern, die trotz der zynischen Reaktionen ihrer Kollegen hartnäckig den Fakten gefolgt sind. Besonderen Dank schulden wir einer unbeirrbaren Wissenschaftlerin, die uns bewiesen hat, welche Rolle Fett für die Fruchtbarkeit spielt.

Fett schenkt Leben

Dr. Rose Frisch forschte über 45 Jahre an der Harvard School of Public Health. Eine wahre Pionierin in der akademischen Welt, nicht nur, weil sie eine der ersten Frauen überhaupt in der Fettforschung war, sondern auch, weil sie Risiken einging und Fragen stellte, die andere nicht gesehen haben.

Frisch promovierte 1943 an der University of Wisconsin in Genetik, in ihrer Doktorarbeit beschäftigte sie sich mit menschlichen Wachstumsraten. Aber im Lauf der Zeit konzentrierte sich die Genetikforschung mehr und mehr auf detaillierte molekulare Studien, und Frisch interessierte sich für einen breiteren Themenbereich. Deshalb bewarb sie sich beim Harvard Center for Population Studies, das den demografischen Wandel und seine Auswirkungen auf Soziologie und Ökonomie untersucht. Sie wollte unbedingt dort arbeiten, aus diesem Grund nahm sie als Einstiegsjob die Stelle einer Forschungsassistentin an, für die man ihr nur ein paar Dollar pro Stunde zahlte. Glücklicherweise war ihr Mann Professor am MIT (Massachusetts Institute of Technology), sodass Frisch ihrer Passion nachgehen konnte.

Als sie 1975 das renommierte Stipendium der US-amerikanischen John Simon Guggenheim Memorial Foundation (»John-Simon-Guggenheim-Gedächtnis-Stiftung«) erhielt, erkundigte sich die Stiftung nach ihrem Gehalt am Harvard Center, und Frischs Antwort überraschte sie. In der Annahme, sie habe die Frage missverstanden, fragte man nach: »Nicht Ihr Monatsgehalt, sondern Ihr Jahresgehalt.« Frisch antwortete: »Das ist mein Jahresgehalt.« Derart bloßgestellt sah sich das Harvard Center schließlich gezwungen, ihr eine Gehaltserhöhung zu geben.

Im Center arbeitete Frisch mit dessen Direktor Roger Revelle zusammen. Eines ihrer ersten Forschungsprojekte beschäftigte sich damit, den zukünftigen Nahrungsbedarf der Weltbevölkerung zu prognostizieren. Dazu mussten das Gewicht von Bürgern in Entwicklungsländern ermittelt und ihr Kalorienbedarf geschätzt werden. Frisch übernahm die mühsame Aufgabe, Tausende von Einzelinformationen zu sammeln, und als sie diese zusammenstellte, fiel ihr ein überraschendes Muster auf. Die größte Gewichtszunahme bei Mädchen schien unmittelbar vor der Menarche (Beginn der Menstruation in der Pubertät) zu erfolgen. Diese Tatsache an sich war schon interessant, aber noch merkwürdiger war, dass die höchste Gewichtszunahme in unterschiedlichem Alter erfolgte, je nach dem Lebensumfeld der Mädchen. So hatten beispielsweise pakistanische Mädchen in städtischen Gebieten im Alter von zwölf Jahren ihre maximale Gewichtszunahme, kurz darauf folgte die Menarche. Mädchen in armen ländlichen Gebieten erlebten ihre größte Gewichtszunahme und den Beginn der Pubertät mit 14 – zwei Jahre später. Woran lag das?

Frühere Studien hatten Größe und Pubertät in Verbindung gebracht, aber niemand hatte bisher versucht, einen Zusammenhang zum Faktor Gewicht herzustellen. Als Rose Frisch Spezialisten auf diesem Gebiet fragte, warum es keine entsprechenden Studien gab, sagte man ihr, es lohne sich nicht, das Gewicht von Frauen zu untersuchen – da gäbe es zu viele Veränderungen und die Erforschung würde nichts bringen. Frisch war jedoch überzeugt, dass sie auf etwas Wichtiges gestoßen war, und verfolgte diese Idee weiter. Nach weiteren Untersuchungen stellte sie fest, dass Frauen unabhängig vom Zeitpunkt der Geschlechtsreife direkt vor der Menarche, die bei einem Durchschnittsgewicht von knapp 47 Kilo einsetzte, die gleiche durchschnittliche Gewichtszunahme erlebten. Aus irgendeinem unbekannten Grund war das Gewicht entscheidend für den Beginn der Pubertät.

Von ihren Entdeckungen überzeugt, veröffentlichte Rose Frisch die Ergebnisse ihrer Arbeit zusammen mit Revelle 1970 in *Science*, der renommierten Zeitschrift der American Association for the Advancement of Science. Sie hatte einen wichtigen Zusammenhang zwischen Frauengesundheit und Fruchtbarkeit aufgedeckt, doch anstatt ihre Erkenntnisse aufgeschlossen zu begrüßen, reagierte die Forscherwelt mit Zweifel und Unglauben. Wie sollte das Gewicht die Geschlechtsreife beeinflussen? Und wer war diese Rose Frisch überhaupt?

Sie stieß auf schmerzhaft deutliche Ablehnung, als sie einen Vortrag auf einem Kongress von Kinderärzten hielt. Als sie ihn beendet hatte, herrschte demonstratives Schweigen. Nach einigen peinlichen Momenten meldete sich schließlich jemand aus dem Publikum. »Was ist Ihr wissenschaftlicher Hintergrund, Dr. Frisch?« Eine Frage, die kaum zur Verbesserung der Situation beitrug. »Ich habe einen Doktortitel in Genetik«, antwortete sie. Die nächste Frage ging um ihren Kollegen: »Und wer ist Roger Revelle?« Sie entgegnete: »Oh, Roger ist ein Ozeanograf und Leiter des Population Center, an dem ich arbeite.« Wieder Stille. Als sie einen ähnlichen Vortrag vor einer Gruppe von angesehenen Ökonomen hielt, die für die Sozialsysteme verantwortlich waren, sagte sie danach, dort hätte man Menarche für eine Gemüsesorte gehalten!

Sogar unter ihren Kollegen in Harvard musste Rose Frisch um Anerkennung kämpfen. »Es war nicht nur schwer, als Frau eine solche Position innezuhaben, auch das Thema, über das sie sprach – Sex, Menarche und Fruchtbarkeit –, war nicht gerade etwas, über das viele Leute redeten«, äußerte sich Lisa Berkman, eine Direktorin des Population Center in Harvard, über Rose Frisch in der *New York Times*. »Die Männer im Pop Center forderten sie auf mitzuschreiben, als wäre sie eine Sekretärin, dabei war sie eine genauso fähige Wissenschaftlerin wie alle.«

Doch nicht alle reagierten so ablehnend auf ihre Arbeit. Frisch wurde von einer herausragenden Gruppe von Forschern der Endokrinologie und Reproduktionsbiologie unterstützt. Und sie profitierte davon, dass sie sich nicht beirren ließ. Grace Wyshak, Biostatistikerin an der School of Public Health, war Frischs enge Mitarbeiterin und Freundin. Sie arbeiteten an vielen Studien zusammen und unterstützten sich gegenseitig in einem Umfeld, das sich nicht immer Frauen und ihren Themen gegenüber offen zeigte. Wyshak sagt: »Rose blieb immer am Ball. Sie hat nie gesagt: ›Hm, die mögen meine Arbeit nicht, dann vergesse ich das eben.‹ Sie hat immer sehr hart gearbeitet, um dranzubleiben.«

Diese Hartnäckigkeit ließ Frisch weiter nach Antworten suchen. Sie wollte wissen, welche Komponente des Körpergewichts Auslöser für die Pubertät war. Wasser, Muskel, Weichgewebe, Knochen oder Fett? Frisch wandte verschiedene Methoden an, um die Körperzusammensetzung von Mädchen zu bestimmen, einschließlich Wassergewichtsschätzungen und Magnetpartikelbildgebung. Nach einer längeren Untersuchungsphase stellte sie fest, dass das Gewebe, dessen Anteil in der Pubertät am dramatischsten anstieg, Fett war. Mädchen erlebten kurz vor der Menarche einen etwa 120-prozentigen Anstieg des Körperfetts – durchschnittlich knapp sechs Kilogramm. Frisch stellte fest, dass ein Mädchenkörper mindestens 17 Prozent Körperfett haben musste, damit in der Pubertät die erste Monatsblutung einsetzte, aber 22 Prozent Körperfett waren notwendig, damit ein regelmäßiger Monatszyklus entstand, wenn Mädchen knapp 16 Jahre alt waren. Ohne diesen Fettanteil waren sie nicht fortpflanzungsfähig. Dies war eine erstaunliche Erkenntnis. Allgemein wurde angenommen, die Pubertät würde eintreten, wenn Mädchen ein bestimmtes Alter erreichten. Frisch hatte jedoch entdeckt, dass es einen direkten Zusammenhang zwischen Geschlechtsreife und Fett gab.

Für sie war die »Körperfett-Connection« absolut logisch. Das Überleben eines Neugeborenen hängt von seinem Geburtsgewicht ab, das wiederum mit dem Gewicht einer Mutter vor der Schwangerschaft in Beziehung steht, sowie damit, wie viel sie während der Schwangerschaft zunimmt. Fett ist ein Signal an den Körper, dass ausreichend Nahrung für das Überleben der Nachkommenschaft vorhanden ist.

1974 veröffentlichte Frisch in *Science* den Aufsatz »Menstruationszyklen: Fettanteil als Determinante des Mindestgewichts in Relation zur Körpergröße, die für ihr Fortbestehen oder ihren Beginn notwendig ist«. Auch diese Studie fand keine Beachtung. Frisch hielt ein Seminar über Fertilität an der Harvard Medical School, in dem sie ihre Entdeckungen über die Bedeutung von Fett für den menschlichen Körper beschrieb, und hatte mit Erstaunen oder zumindest neugierigen Fragen der zukünftigen Ärzte gerechnet. Stattdessen wirkten ihre Studenten nur gelangweilt und ungeduldig. Sie waren zu jung – und zu männlich –, um ihre Erkenntnisse wirklich schätzen zu können, nahm sie an.

Mit der Zeit wurde Frischs Forschung bekannter, und sie erhielt Anrufe von Fertilitätsspezialisten, die keine Erklärung dafür fanden, warum ihre Patientinnen keine Kinder bekommen konnten. Ärzte berichteten von ihren eigenen Beobachtungen über Gewicht und körperliche Entwicklung. 1979 hörte Frisch von Dr. Lawrence Vincent, einem Radiologen in New York City. Er hatte eine Praxis in der Nähe eines Ballettstudios, in der er regelmäßig Tänzer wegen Arm- und Beinverletzungen behandelte. Dabei mehrte sich bei ihm die Sorge um ihren Allgemeinzustand. Er meinte: »Wenn Tänzerinnen und Tänzer zum Wiegen kommen, sitzt der Choreograf dabei und schaut auf die Anzeige. Und wenn jemand zugenommen hat, ist die Hölle los.« Vincent erzählte, dass er auf dem Weg zur Arbeit oft Tänzer traf. Über eine solche Begegnung sagte er: »Ich sah keine Ballettschülerin mit strahlenden Augen aus ihrer Ballettklasse kommen, sondern eine blasse, magere 17-Jährige mit dunklen Ringen unter den Augen und niedergeschlagenem Blick. In ihrem ungesund wirkenden Gesicht war nichts von dem körperlichen Überschwang und der Vitalität zu entdecken, die man normalerweise mit Bewegung verbindet. Sie sah einfach nur schrecklich aus.« Es stellte sich heraus, dass die junge Frau an dem Tag nur eine Orange und eine Scheibe Mango gegessen und sieben Stunden lang getanzt hatte. Vincent bat Frisch, mit ihm eine Studie über Balletttänzerinnen zu erarbeiten.

Gemeinsam stellten sie eine Gruppe von 89 Tänzerinnen unterschiedlichen Alters und unterschiedlicher Erfahrung zusammen. Sie befragten die Frauen und studierten ihre Patientenakten; dabei stellten sie fest, dass nur 33 Prozent dieser Frauen regelmäßige Menstruationszyklen hatten. Über 22 Prozent der Tänzerinnen hatten noch nie eine Periode gehabt, obwohl sechs aus der Gruppe älter als 18 Jahre waren. 30 Prozent hatten unregelmäßige Zyklen und weitere 15 Prozent hatten seit drei Monaten nicht menstruiert. Bei den Tänzerinnen setzte die Menarche durchschnittlich über ein Jahr später ein als im allgemeinen Bevölkerungsschnitt.

Interessanterweise hatten die Tänzerinnen wieder regelmäßige Menstruationszyklen (oder sie bekamen erstmals ihre Periode), wenn sie aufgrund einer Verletzung nicht mehr tanzten. Aber sobald sie wieder tanzten, wurde die Menstruation unterbrochen. Weitere Untersuchungen zeigten, dass Tänzerinnen, die regelmäßig ihre Periode bekamen, in der Regel 22 Prozent Körperfettanteil hatten (das deckte sich mit Frischs ursprünglichem Befund für Mädchen im Alter zwischen 13 und 15), während diejenigen mit unregelmäßigen Zyklen nur etwa 20 Prozent Körperfettanteil hatten. Tänzerinnen, bei denen die Menstruation ganz ausblieb, hatten einen Körperfettanteil von 19 Prozent oder weniger.

Ermutigt durch ihre Ergebnisse (obwohl sie ziemlich entmutigende Nachrichten über den Gesundheitszustand der Tänzerinnen enthielten!), beschloss Frisch, eine Studie an anderen Frauen durchzuführen, die intensiv Sport trieben. Sie rekrutierte 21 Schwimmerinnen, 17 Läuferinnen und zehn Kontrollpersonen, die keinen intensiven Sport trieben, und begleitete sie durch die Trainingssaison. Frisch fand heraus, dass die Menarche bei Athletinnen um 1,1 Jahre später einsetzte als bei der Allgemeinbevölkerung. Aber es gab eine Überraschung: Wenn die Mädchen das Training vor der Menarche begannen, verzögerte sich das Durchschnittsalter noch weiter auf 15,1 Jahre – sie bekamen also ihre Menarche 2,3 Jahre später im Vergleich zur Allgemeinbevölkerung, das heißt zweimal später als die Mädchen, die erst nach

Eintreten der Menarche mit dem Training begannen. Jedes Jahr intensiven Trainings, das die Probandinnen vor Einsetzen der Regelblutung durchführten, verzögerte sie um fünf Monate. Und eine weitere Überraschung war: Obwohl die meisten Athletinnen versuchten, Fett an Hüften und Oberschenkeln zu verlieren, verloren sie es an den Brüsten.

Frischs Studien ergaben, dass intensives Training und wenig Körperfett die Pubertät rückgängig machten. Sobald die Athletinnen in ihrer Studie die Nahrungsaufnahme erhöhten, hatten sie wieder normale Menstruationszyklen, einige schneller als andere, je nachdem, wie lange intensives Training die normale Menstruation hinausgezögert hatte. Bei einigen reichten nur drei Pfund Gewichtszunahme oder -abnahme, um eine oder keine Periode zu haben.

Mit so präzisen Daten gewannen Frischs Studien an Boden. Die Wissenschaftler und Ärzte, die sie lasen, nahmen sie allmählich zur Kenntnis. Niemand, so schien es, auch nicht die Experten für Frauengesundheit, wussten darüber Bescheid, dass der Fruchtbarkeitszyklus Körperfett erfordert. In den Jahren nach der Veröffentlichung des Forschungsergebnisses riefen Leistungssportlerinnen Frisch regelmäßig an, um sich beraten zu lassen, wie viel Gewicht sie zunehmen mussten, um ein Kind bekommen zu können.

Frischs Sohn Henry erzählte, dass einige dieser Frauen ihr zu Ehren den Mädchen den Namen Rose gaben.

Reproduktionsspezialisten schätzen, dass etwa zwölf Prozent der unfruchtbaren Frauen Sportlerinnen sind, und meinen, dass sie Menstruationsprobleme am häufigsten bei Balletttänzerinnen und Langstreckenläuferinnen finden. Einige neuere Studien haben gezeigt, dass 27 Prozent aller Tänzerinnen und 44 Prozent aller Läuferinnen unregelmäßige Menstruationszyklen haben.

Sarah Joyce, eine ehrgeizige Sportlerin, liefert ein aktuelles Beispiel für Frischs Forschungsergebnisse. Joyce begeisterte sich schon früh im Leben für das Laufen und nahm an Marathons teil. Zu ihren Trainingsbestzeiten im Jahr 2009 war sie 1,55 Meter groß, wog etwas über 38 Kilo und hatte kaum ein Gramm Körperfett. Sie hatte sich bestimmt für den Inbegriff von Fitness und Gesundheit gehalten, bis sie versuchte, Kinder zu bekommen. Doch obwohl sie noch keine 30 war, konnte sie nicht empfangen. Durch ihre Fitnessbesessenheit war Joyce zu dünn, um schwanger zu werden. Nach einer entsprechenden Behandlung und der Erhöhung ihrer Kalorienzufuhr brachte Joyce eine Tochter zur Welt. Rückblickend sagte sie bei ABC News: »Ich habe vielleicht zu intensiv trainiert, und ich denke, wenn ich noch einmal versuche, ein Baby zu bekommen, werde ich meine Ernährungsgewohnheiten ändern. Es sollte ein Gleichgewicht zwischen gesunder Ernährung und Training herrschen. Ich habe mich bewusst bemüht, meine Mahlzeiten anzureichern. Inzwischen sagt sogar schon mein Mann, ich solle aufhören, auf alles Nüsse und Käse zu geben.«

Warum braucht der weibliche Körper eigentlich Fett für die Fortpflanzung und die Auslösung des Monatszyklus? In den 1970er-Jahren entdeckten die Ärzte Pentti Siiteri von der University of California, San Francisco, und Paul MacDonald von der University of Texas, Southwestern Medical Center, dass Fett Östrogen ausschüttet. Das subkutane Fett (Fett direkt unter der Haut) im Körper der Frau kann männliche Hormone, sogenannte Androgene, in Östrogen umwandeln. Dieser Prozess geschieht mithilfe eines Enzyms namens Aromatase. Junge Frauen produzieren Östrogen sowohl in ihren Eierstöcken als auch in ihrem Fett. (Letzteres ist die Hauptquelle für das Hormon bei Frauen nach der Menopause.) Jüngere, sehr dünne Frauen produzieren jedoch eine schwächere Form von Östrogen, die die Gebärmutter nicht darauf vorbereitet, einen Embryo aufzunehmen, wie es das Hormon normalerweise tut. Wie man sich vorstellen kann, haben diese Frauen auch Schwierigkeiten bei der Laktation.

1995 zeigte Jeffrey Friedmans Entdeckung von Leptin, dem in Kapitel 2 (Seite 46) beschriebenen Sättigungshormon, einen weiteren wichtigen Aspekt der Beziehung zwischen Fett und Fruchtbarkeit auf. Nachdem sie Friedmans Publikation in *Science* gelesen hatte, schickte Frisch ihm ihre Beiträge über Körperfett und Pubertät. Friedman antwortete ihr: «Vielleicht interessiert es Sie ja, dass man eine unfruchtbare Maus durch die Injektion von Leptin fruchtbar machen kann.« Das Protein war ein weiteres fehlendes Bindeglied für eine Erklärung, warum zu wenig Fett die Fortpflanzungsfähigkeit beeinträchtigte. Kurze Zeit später berichtete Farid Chehab von der University of California in San Francisco in *Science*, dass normale Mäuse, denen Leptin injiziert wurde, früher geschlechtsreif wurden als die, denen man ein Placebo spritzte. Die Gewebe ihrer Fortpflanzungssysteme, einschließlich Eierstöcke und Gebärmutter, entwickelten sich schneller als die der Kontrollmäuse. Humanstudien zeigten in der Folge, dass während des pubertären Wachstumsschubs bei Mädchen mehr Leptin gebildet wird und dass es möglicherweise eine stark aktivierende Wirkung auf das Gonadotropin freisetzende Hormon hat, das die Pubertät einleitet. Wenn das Fett nicht genügend Leptin produziert, verzögert sich die sexuelle Reife.

Nicht nur die weiblichen Fortpflanzungssysteme sind von zu wenig Fett betroffen. Bei erwachsenen Männern führt unzureichende Kalorienzufuhr schnell zu Libidoverlust, und wenn sie dauerhaft Gewicht verlieren, sinkt die Menge der Prostataflüssigkeit. Irgendwann nehmen die Beweglichkeit der Spermien und ihre Lebensdauer ab. Bei akuter Gewichtsabnahme, zum Beispiel wenn das Körpergewicht um 25 Prozent unter dem Normalwert liegt, sinkt die Spermienproduktion.

Fett spielt auch bei der männlichen Entwicklung eine Rolle. Ein Beispiel dafür ist ein 22-jähriger Türke, der eine Mutation an beiden Kopien des Leptin-Gens und dadurch sehr niedrige Werte des Fett freisetzenden Hormons hatte. Infolgedessen hatte er einen niedrigen Testosteronspiegel, keine pubertäre Entwicklung, Gesichts- und Körperbehaarung fehlten, Penis und Hoden waren nicht voll entwickelt. Eine 34-jährige Verwandte von ihm wies ebenfalls eine Mutation an beiden Kopien des Leptin-Gens auf und hatte als Folge keine Menstruationszyklen.

Sobald beide Leptin-Injektionen erhielten, holten sie die Pubertät nach, obwohl beide schon seit einiger Zeit im Erwachsenenalter waren. Beim Mann kam es zu einem Testosteronanstieg, mehr Muskelkraft, mehr Energie und einer Zunahme der Körperbehaarung. Sogar Penis und Hoden entwickelten sich. Seine Verwandte weist inzwischen einen regelmäßigen Menstruationszyklus auf.

Besonders bemerkenswert war jedoch die tief greifende Verhaltensänderung, die Leptin auslöste. Mit Nachlassen des starken Hungergefühls änderte sich natürlich das Essverhalten der beiden. Das Leptin verursachte jedoch auch einen entscheidenden Fortschritt in ihrer psychischen Reife. Vor der Behandlung verhielten sich die beiden Personen kindlicher und gehorsamer. Nach nur zwei Wochen Leptin-Injektionen, noch bevor sie signifikant an Gewicht verloren, änderte sich das, nun wirkten sie erwachsener und selbstbewusster. Fett legt durch das Leptin den Schalter um, der uns sowohl physisch als auch psychisch den Übertritt ins Erwachsenenalter ermöglicht. Wenn nur unsere körperbewussten Teenager, die es so eilig damit haben, erwachsen zu werden, wüssten, wie wichtig ihr Fett dafür ist!

Aber Vorsicht, so wie zu wenig Körperfett zu Fortpflanzungsschwierigkeiten führen kann, gilt dies auch für zu viel Fett. Adipositas ist der Auslöser für ein falsches Verhältnis von Androgen zu Östrogen bei beiden Geschlechtern, was bei Männern Erektionsstörungen und bei Frauen Unregelmäßigkeiten im Monatszyklus verursacht. Die Fülle an Östrogen, Insulin und Leptin, die bei Adipositas im Körper produziert werden, stört die komplizierten Abläufe des Fortpflanzungssystems. Für die Natur ist sowohl zu wenig als auch zu viel Fett unerwünscht. Eine gesunde Menge davon zeigt an, dass die Bedingungen stimmen, damit Kinder auf die Welt kommen können.

David Hoffman, ein Spezialist für Reproduktionsmedizin in Florida, profitiert täglich von den Erkenntnissen, die Rose Frisch zusammen mit ihren Kollegen gewonnen hat. Er arbeitet mit Leistungssportlerinnen und Tänzerinnen, die einen sehr niedrigen Fettanteil aufweisen. Er sagt: »Viele der Probleme, die wir bei diesen Patientinnen bemerken, sind auf einen sehr geringen Körperfettanteil zurückzuführen. Ich nehme eine ganze Reihe hormoneller und anderer Untersuchungen vor. Idealerweise möchte ich sicherstellen, dass die Patientinnen ausreichende Energiereserven haben, und ich versuche, bei ihnen einen BMI (Body-Mass-Index) zwischen 19 und 25 zu erreichen. Aber realistisch gesehen ist es so, dass einige von ihnen nie dahin kommen werden. Deshalb setze ich mir zum Ziel, dass sie sich gesund ernähren, und versuche zu erreichen, dass sie wieder einen Monatszyklus bekommen.«

Dr. Shahin Ghadir, ein Fertilitätsspezialist in Los Angeles, erklärt: »In Südkalifornien haben wir leider einen relativ hohen Prozentsatz von Menschen mit Essstörungen. Anorexie und Bulimie sind zwei Ursachen für Untergewicht, die wir bei unseren Patientinnen feststellen. Gerade die davon Betroffenen haben meist keinen Monatszyklus mehr ... Es hat sich immer wieder gezeigt, dass bei ihnen, wenn sie es schaffen zuzunehmen und der Anteil an Körperfett und der BMI steigen, von selbst ein Eisprung eintritt.«

Hoffman ergänzt: »Zu dünne und ebenso zu schwere Frauen haben ein erhöhtes Risiko für Fehlgeburten. Der Körperfettanteil muss im geeigneten Bereich liegen. Wenn Frauen zu dünn werden, haben sie keinen Eisprung mehr, und es ist schwer, schwanger zu werden ohne Eisprung. Manche Frauen müssen bei Sport und Diät ein wenig kürzertreten, wenn sie versuchen, schwanger zu werden. Aber wenn sie zu viel wiegen, zum Beispiel einen BMI von mehr als 34 aufweisen, beginnt das Fettgewebe, übermäßig Östrogen zu produzieren. In der Folge werden die Monatszyklen unregelmäßig, und die Frauen haben ebenfalls keinen Eisprung mehr. Es ist nicht gesund, adipös und schwanger zu sein.«

Fett ist wichtig für unsere Gesundheit. Ohne Fett gäbe es keine Pubertät, keine sexuelle Reifung und keine Schwangerschaft. Man braucht ganz offensichtlich die richtige Menge an Körperfett, um Leben weitergeben zu können.

Rose Frisch verstarb Anfang 2015. Nachdem man ihre Arbeit jahrzehntelang wegen ihres Geschlechts und ihrer querdenkerischen Erkenntnisse mit Skepsis betrachtet hat, gilt sie heute als grundlegend. Fertilitätskliniken auf der ganzen Welt untersuchen heute routinemäßig Gewicht und Fettzusammensetzung ihrer Patientinnen, um zu sehen, inwieweit sie fortpflanzungsfähig sind.

Fett und Knochen stärken sich gegenseitig

Dass Fett Östrogen produziert, ist nicht nur für die Pubertät und die sexuelle Reifung wichtig, sondern auch für unsere Knochen. Sehr wenig Körperfett bedeutet wenig Östrogen, was wiederum schwächere Knochen bei Männern und Frauen verursacht. Wie kommt das?

Es mag Sie überraschen, dass Fett und Knochen einen gemeinsamen Ursprung haben. Beide werden von den denselben Stammzellen im Knochenmark gebildet. Stammzellen sind die multipotenten Zellen in unserem Körper, die sich je nach Bedarf zu verschiedenen Zelltypen entwickeln. Daraus kann ebenso gut eine Fettzelle wie eine Knochenzelle entstehen. Fett und Knochen sind wie Zwillinge, die ja auch auf denselben Ursprung zurückgehen. Deshalb haben sie eine ganz besondere Beziehung zueinander. Sie können sich sogar in den jeweils anderen verwandeln, wenn sie dazu stimuliert werden. In Laborversuchen wurden Fettzellen zu Knochenzellen und umgekehrt. Das klingt wie Science-Fiction, ist aber Realität.

Was veranlasst die Stammzelle im Mark, sich zu einer Knochen- oder einer Fettzelle zu entwickeln? Das hängt vom Umfeld und den Bedürfnissen des Körpers ab. Forscher wissen seit einiger Zeit, dass Menschen, die schwerer sind, auch stärkere Knochen haben. Ein Auslöser scheint also Gewicht zu sein. Ist man schwerer, mutieren anscheinend Fettzellen zu neuen Knochenzellen, um das Skelett zu stabilisieren. Tatsächlich ist das Gewicht ein besserer Indikator für die Knochenmineraldichte (BMD), also ein Anhaltspunkt für das Risiko eines Knochenbruchs, als das Alter.

Östrogen beeinflusst ebenfalls die Umwandlung von Stammzellen in Knochen oder Fett. Zu wenig Körperfett führt nicht nur zu einem sehr niedrigen BMI, sondern auch zu Östrogenmangel – beide sind Ursachen für schwache Knochen. Bei Patienten mit Anorexia nervosa (Magersucht) besteht erhöhte Gefahr von Knochenbrüchen. Obwohl Magersüchtige überall sonst im Körper wenig Fett haben, kann ihr Knochenmark damit angefüllt sein. Es scheint, dass der Körper bei dieser Krankheit sein Knochenskelett zugunsten von Fett vernachlässigt und die Stammzellen im Knochenmark anweist, sich lieber als Adipozyten und nicht als neue Knochenzellen herauszubilden. Und diese Knochen, voller Fettzellen und schwächer als normal, sind anfälliger für Brüche.

Vor allem Frauen nach der Menopause können sich auf ihr Fett als Knochenschutz verlassen. Zum einen bewirkt ihr Gewicht die Umwandlung der Stammzellen bevorzugt in Knochen und nicht in Fett, zum anderen produzieren die Eierstöcke kein Östrogen mehr, und so wird Fett zur primären Quelle dafür. Mit zunehmendem Alter verstärkt Aromatase seine Aktivität, das Enzym im Fett, das Androgene (männliche Hormone) in Östrogen umwandelt. Deshalb brauchen Frauen nach der Menopause ihr Fett, weil sie dadurch Östrogen und starke Knochen erhalten.

Dr. Jonathan Tobias, ein Forscher an der University of Bristol, untersuchte an über 4000 Jungen und Mädchen die kortikale Knochenmasse (die harte äußere Schicht der Knochen) und fand dabei heraus, dass Fett einen bedeutenden Faktor für die Knochenentwicklung darstellt. Er meint: »Östrogen hat einen wichtigen Einfluss auf die Knochenbildung. Ein Östrogenmangel ist daher schlecht für die Knochen. Ein übermäßiger Abbau der Fettmasse könnte sich insbesondere bei Mädchen nachteilig auf das sich noch in der Entwicklung befindliche Knochenskelett auswirken, was im späteren Leben zu einem erhöhten Osteoporoserisiko führt.«

Dass Fett mittels Östrogen und den Faktor Gewicht Einfluss auf unsere Knochen nimmt, funktioniert nicht nur in eine Richtung. Auch die Knochen senden Botschaften an den Körper, indem sie ein Hormon namens Osteocalcin ausschütten. Durch eine Signalkette veranlasst dieses Hormon die Bauchspeicheldrüse, mehr Insulin freizusetzen, was letztlich bei uns zu mehr Fett führt. Daher verstärken sich Knochen und Fett gegenseitig – Knochen sorgen für mehr Fett und Fett sorgt für mehr Knochen –, und das ist ein Pakt zum gegenseitigen Nutzen.

Hirngröße und Fett

Es gibt noch ein Organ, das überraschenderweise von Körperfett beeinflusst wird: unser Gehirn. Das Körperfett von Mäusen mit *ob*-Mutation produziert praktisch kein Leptin, was zu einer Gewichts- und Volumenreduzierung des Gehirns führt. Diese Mäuse weisen in lebenswichtigen Hirnarealen wie Großhirnrinde und Hippocampus sogar eine verminderte Anzahl Neuronen auf. Außerdem leidet ihr Gehirn im Vergleich zu normalen Mäusen unter einer verzögerten Entwicklung und hat ein erhöhtes Degenerationsrisiko. Experimente haben in bemerkenswerter Weise gezeigt, dass bei *ob*-Mäusen durch eine tägliche Verabreichung von Leptin-Injektionen über sechs Wochen hinweg das Gewicht ihres Hirns wiederhergestellt wird. Das Hirngewebe wächst nicht nur wieder nach, Leptin gibt sogar den Anreiz zu vermehrter Aktivität.

Durch Leptin beeinflusst Fett die Größe und Funktion des menschlichen Gehirns also positiv. Man hat die Gehirne des oben genannten türkischen Mannes und seiner Verwandten mittels Magnetresonanztomografie (MRT) untersucht. Während der Leptin-Ersatztherapie begannen sie, Hirngewebe in Hippocampus, Gyrus cinguli, Kleinhirn und dem unteren Parietalläppchen zu entwickeln – Regionen, die mitverantwortlich für die Regulierung von Hunger, Sättigungsgefühl, Gedächtnis und Lernen sind.

Extremes Fasten, das zu einem drastischen Fett- und Leptin-Mangel führt, kann die Hirnsubstanz reduzieren. Autopsiestudien an Menschen mit Anorexia nervosa haben ein reduziertes Gewicht des Gehirns ergeben, und MRT-Aufnahmen von Patienten mit dieser Störung zeigen eine Schrumpfung des Hirngewebes. Londoner Forscher haben beobachtet, dass ein niedriger BMI (unter 20) im mittleren Lebensalter ein um 34 Prozent höheres Risiko für Demenz im Alter verursacht. Fett und unser Gehirn sind in der Tat untrennbar miteinander verbunden.

Werden Sie jetzt aber bloß nicht zu dick, nur weil Sie denken, alles sei gut. Sowohl zu wenig als auch zu viel Fett tut unserem Gehirn nicht gut. Adipositas, insbesondere bei einem hohen Anteil Viszeralfett (Fett in der Bauchhöhle), lässt erwiesenermaßen ebenfalls das Gehirn verkümmern. Bei einer im Jahr 2008 veröffentlichten Studie von Kaiser Permanente, einem US-amerikanischen Unternehmen für Gesundheitsfürsorge, wurden 6583 Menschen über drei Jahrzehnte hinweg beobachtet. Diejenigen, die im Alter zwischen 40 und 45 Jahren das meiste Bauchfett hatten, erkrankten fast dreimal häufiger an Demenz in ihren Siebzigern als diejenigen mit Normalgewicht. Eine weitere Studie von Wissenschaftlern der Framingham Heart Study und anderen Instituten zeigte, dass Bauchfett sich auf die Hirngröße auswirkt. Man untersuchte 733 Personen mit einem hohen BMI und stellte dabei fest, dass die Hirngröße bei Personen mit hohem viszeralem Fettanteil abnahm. Mögliche Ursachen sind schädliche Entzündungssignale, die vom Bauchfett ausgeschüttet werden und durch den Körper wandern, sowie eine mögliche Resistenz gegen Insulin und Leptin. Die richtige Menge an Fett am richtigen Platz hilft, unser Gehirn fit zu halten.

Fett schützt uns

Fett ist nicht nur für die Unterstützung anderer Organe wichtig, sondern auch für den Schutz gegen Krankheiten und Verletzungen. Zu unserer Verteidigung schickt das Immunsystem weiße Blutkörperchen,

Gerinnungsmittel und Reparaturproteine überall dorthin, wo eine Wunde oder eine Infektion besteht. Dazu durchlaufen unsere Körper einen fast magischen Prozess, bei dem sie an der betroffenen Stelle Gefäße ausbilden, um eine gezielte Versorgung mit diesen Wirkstoffen zu gewährleisten. Der Wachstumsprozess dieser röhrenförmigen Gebilde heißt Angiogenese, und welche wichtige Rolle er bei der Fettbildung spielt, wurde – zufällig – von Rocío Sierra-Honigmann entdeckt.

Sierra-Honigmann war 1996 eine junge wissenschaftliche Mitarbeiterin an der Yale University. Ihr Mann arbeitete am Bayer Research Center in West Haven, Connecticut, wo er versuchte, Zellen im Labor zu züchten, um so den Leptin-Rezeptor – den gleichen Rezeptor, der bei *db*-Mäusen fehlt – herzustellen. Eines Nachmittags half ihm Rocío Sierra-Honigmann. Sie wollte überprüfen, ob die Zellen, die ihr Mann züchtete, tatsächlich den Leptin-Rezeptor exprimierten; dazu verwendete sie eine Antikörpersonde, also eine Substanz, mit der man das Vorhandensein des Rezeptors nachweisen kann. Zum Vergleich wollte sie Endothelzellen (daraus bestehen unsere Blutgefäße) verwenden, weil man annahm, dass sie keinen Leptin-Rezeptor enthalten, und daher sollten diese als Gegenkontrolle dienen.

Aber zu Sierra-Honigmanns Überraschung wiesen auch die Endothelzellen Leptin-Rezeptoren auf. Das bedeutete, dass Leptin auf irgendeine Weise mit unseren Blutgefäßen interagierte. Sierra-Honigmann erinnert sich: »Ich konnte nachts nicht mehr schlafen, weil ich immer überlegte: ›Wenn ich eine Endothelzelle wäre, was will ich dann mit Leptin-Rezeptoren?‹« Diese Frage führte sie zu einem neuen Forschungsprojekt in Yale.

Sierra-Honigmann suchte sich Hilfe bei zwei Kollegen, Guillermo García-Cardeña und Andreas Papapetropoulos, die bereits auf dem Forschungsgebiet der Angiogenese arbeiteten. Sie nahmen Kulturen von Endothelzellen, fügten ihnen Leptin hinzu – und entdeckten etwas, was bis dahin niemand gesehen hatte: Durch die Zugabe von Leptin ordneten sich Endothelzellen in Röhren an, die an Blutgefäße erinnerten. Dies waren also die Anfangsphasen der Gefäßbildung, ein entscheidender Prozess für unsere Selbstheilung.

Die Angiogenese war zu dieser Zeit ein brandheißes Forschungsgebiet. Judah Folkman, der an der Harvard Medical School in Boston forschte, hatte bereits in den 1970er-Jahren herausgefunden, dass dieser Prozess der spontanen Gefäßbildung einen wichtigen Faktor für das Wachstum bösartiger Tumore darstellte. Wenn Tumore wachsen, müssen sie ihre eigene Blutversorgung aufbauen, um sich selbst zu ernähren und sich zu vergrößern. Und so dachte man, wenn man diesen Prozess unterbrechen könnte, wäre dies eine Möglichkeit, das Tumorwachstum zu drosseln und die Ausbreitung von Krebs zu hemmen. In vielen Laboren arbeitete man daher fieberhaft daran, Wirkstoffe zu entwickeln, mit denen man die Angiogenese aufhalten wollte.

Wegen der enormen Menge an Angiogenesestudien, die damals durchgeführt wurden, gab es fundierte Labormethoden, um auf Wirkstoffe zu testen, die das Gefäßwachstum hemmen oder fördern. Als Nonplusultra galt der Nachweis auf der Hornhaut lebender Ratten. Als Sierra-Honigmann und ihr Team das Leptin auf der Hornhaut der Ratten untersuchten, fanden sie heraus, dass dieses Hormon tatsächlich die schnelle Bildung von Gefäßen auslöste. 1998 veröffentlichten sie ihre Ergebnisse in *Science*. Die Welt der Forschung reagierte überrascht. Selbst Judah Folkman, der Entdecker der Angiogenese, war erstaunt. »Niemand hätte sich vorstellen können, dass Leptin etwas mit Angiogenese zu tun hat«, sagte er. »Die Publikation wird das Denken der Leute verändern.«

Als Nächstes untersuchte Sierra-Honigmann die Auswirkung von Leptin auf die praktische Wundheilung. Sie fügte Mäusen Verletzungen zu und behandelte einige der Tiere mit einem Wirkstoff, der verhinderte, dass Leptin an die betroffenen Stellen gelangte. Bei diesen Mäusen schlossen sich die Wunden nicht und heilten langsamer als bei den unbehandelten Mäusen. In anderen Experimenten, so Sierra-Honigmann, zeigte sich, dass »bei einer Maus eine normalgroße Wunde nach fünf bis sieben Tagen verheilt«, bei der Behandlung mit Leptin jedoch »nach drei oder vier Tagen«. Aufgrund ihrer Forschungsergebnisse testeten andere Labore Leptin an Wunden und kamen zum gleichen Ergebnis. Tatsächlich kann man bei Menschen mit Anorexia nervosa, die einen sehr niedrigen Fett- und Leptin-Spiegel aufweisen, eine langsamere Wundheilung beobachten.

Wenn Fett direkt unter unserer Haut sitzt, dort Wunden heilt und als Schutzpolster vor Verletzungen und bei Stürzen dient, bildet es folglich die erste Barriere, um unseren Körper vor Schäden zu bewahren. Aber Körperfett schützt uns noch auf anderen Wegen. Sadaf Farooqi, die Endokrinologin und Wissenschaftlerin an der University of Cambridge, die gemeinsam mit Stephen O'Rahilly an Laylas Behandlung arbeitete (siehe Kapitel 2, Seite 46), untersuchte bei vielen Kindern mit angeborenem Leptin-Mangel Stoffwechsel, Wachstum, Reife und Allgemeinzustand. Dabei machte sie die Beobachtung, dass diese leptinarmen Kinder nicht nur fettleibig waren, sondern auch anfälliger für Infektionen der oberen Atemwege als andere.

Als Farooqi diese Kinder auf ihre biochemische Zusammensetzung untersuchte, bemerkte sie, dass sich bei ihnen der Prozentsatz einiger Arten von T-Zellen reduziert hatte, wichtiger Immunzellen, die durch Krankheitserreger aktiviert werden. Als diese Kinder jedoch mit der Leptin-Ersatztherapie begannen, normalisierte sich ihr Anteil an T-Zellen und anderen Immunkomponenten. Die Anreicherung mit Leptin machte die Kinder also weniger anfällig für Atemwegsinfektionen.

Es stellt sich heraus, dass viele unserer Immunzellen Leptin-Rezeptoren enthalten, was bedeutet, dass sie an ihrer Oberfläche über Stellen verfügen, die sich mit dem Hormon verbinden. Ist dies geschehen, beeinflusst Leptin die Signalgebung und das daraus folgende Verhalten dieser Immunzellen. Menschen mit sehr geringem Körperfettanteil haben oft ein geschwächtes Immunsystem. In Entwicklungsländern trägt Unterernährung zur Ausbreitung von Infektionen bei, weil ein niedriger Fettanteil die Schlagkraft des Immunsystems herabsetzt. Studien beweisen ebenfalls, dass bei Patienten mit Anorexia nervosa, die einen extrem niedrigen Fettgehalt haben, die Immunfunktion der Haut geschwächt ist. Außerdem sind in deren Körpern die T-Zellen und Lymphozyten, eine weitere starke Immunzellenart, verringert.

Dass Fett unser Immunsystem stärkt, war für die Ärzteschaft eine Überraschung. Aber das ist noch lange nicht alles. In einem Bereich unserer Gesundheit, von dem wir normalerweise erwarten würden, dass Fett Krankheiten verursacht, haben Forscher entdeckt, dass gerade das Gegenteil der Fall ist.

Das Adipositasparadoxon: Kann uns Fett zu einem längeren Leben verhelfen?

Dr. Carl Lavie ist medizinischer Leiter in der Abteilung für Herzrehabilitation und -prävention am John Ochsner Heart & Vascular Institute in New Orleans. Er hat Jahrzehnte als Kardiologe gearbeitet und dabei eine erfolgreiche Karriere als praktizierender Arzt und in der Forschung durchlaufen. Ende der 1990er-Jahre fiel Lavie auf, dass ein Großteil der Forschung, die den Sauerstoffverbrauch während kardiopulmonalen Stresstests auswertete – eine Methode, die zur Bewertung der Trainingskapazität und der Prognose bei Herzinsuffizienz-Patienten verwendet wird –, das Gesamtgewicht des Körpers berücksichtigte, anstatt nur die fettfreie Körpermasse. Da Fett nicht viel zum Stoffwechsel oder zur Verteilung von Sauerstoff im Körper beiträgt, wollte Lavie wissen, ob es die Genauigkeit des Tests erhöhen würde, wenn man das Fett außer Acht ließ. Er führte eine Studie mit 225 Patienten durch und stellte fest, dass man wirklich eine genauere Überlebensprognose nach Herzinsuffizienz stellen konnte, wenn man nur die fettfreie Körpermasse untersuchte.

Bei der Erforschung dieser Daten fiel Lavie noch etwas auf. Patienten mit einem höheren Body-Mass-Index und mehr Fett schienen nach einem Herzerkrankung länger zu überleben. Diese Feststellung widersprach der landläufigen Meinung, dass es für Herzinsuffizienz-Patienten günstiger ist, weniger Körperfett zu haben. Lavie untersuchte weitere Fälle und konnte einen Zusammenhang zwischen höherem Körpergewicht und einer besseren Überlebensprognose nach Herzinsuffizienz nachweisen. Eine höchst verblüffende Entdeckung, die der allgemein herrschenden wissenschaftlichen Meinung der Zeit zuwiderlief.

Begeistert schrieben Lavie und seine Kollegen einen Aufsatz zum Thema und reichten ihn zur Veröffentlichung ein. Die erste Zeitschrift lehnte ab. Also schickte Lavie den Beitrag an eine zweite große medizinische Fachzeitschrift, aber auch dort wurde er abgelehnt. Lavie versuchte es bei zwei weiteren Fachblättern – ebenfalls ohne Erfolg. Lavie im Rückblick: »Wir hatten den Eindruck, der Fachlektor sagte mehr oder weniger: ›Das ist das Dümmste, was ich je gehört habe.‹ Der zweite formulierte es höflicher: ›Sie sollten besser noch einmal Ihre Daten überprüfen, weil da ein fataler Fehler vorzuliegen scheint.‹ Aber im

Grunde meinten sie nichts anderes, als dass sie es nicht glauben konnten.« Die medizinische Fachwelt war nicht bereit zu akzeptieren, dass Fett bei Herzpatienten positive Auswirkungen haben kann.

Doch auch andere Ärzte stießen auf diese seltsame positive Verbindung. Dr. Mercedes Carnethon von der Feinberg School of Medicine an der Northwestern University in Chicago untersuchte Daten von 2625 Diabetespatienten und stellte dabei fest, dass Diabetiker mit Normalgewicht etwa ein doppelt so hohes Sterberisiko wie übergewichtige oder fettleibige Menschen mit der Krankheit hatten. Dr. Jill Pell von der University of Glasgow und ihr Team analysierten die Daten von 4880 Herzpatienten in Großbritannien, um ihre Heilungsprognose nach der Angioplastie zu beurteilen (das Verfahren, bei dem man einen winzigen Ballon einsetzt, um eine verstopfte Koronararterie zu öffnen). Sie fand heraus, dass übergewichtige Menschen eine höhere Fünf-Jahres-Überlebensrate hatten als normalgewichtige und untergewichtige Patienten. Überraschenderweise hatten die Untergewichtigen die schlechtesten Prognosen. Pell sagte der *Sunday Times*: »Menschen ohne Herzerkrankungen sollten ermutigt werden, Normalgewicht zu erreichen, da dies ihr Risiko für Herzerkrankungen verringert. Bei Menschen, die bereits an einer Herzerkrankung leiden, mag ein leichtes Übergewicht kein Problem darstellen und sogar schützen.«

Katherine Flegal, eine Epidemiologin am National Center for Health Statistics in Hyattsville, Maryland, analysierte 97 Studien mit fast drei Millionen Teilnehmern, um festzustellen, ob es einen Zusammenhang zwischen Gewicht und Mortalität gab. Sie fand heraus, dass Menschen, die über einen bestimmten Zeitraum gemäß dem Body-Mass-Index (BMI 25 < 30) als übergewichtig einzustufen waren, ein sechs Prozent geringeres Sterblichkeitsrisiko hatten als normalgewichtige Personen (BMI 18,5 < 25) im gleichen Alter; für adipöse Patienten galt dies allerdings nicht. Also können acht bis zehn Extrapfunde angesichts einer tödlichen Krankheit ganz hilfreich sein.

Wissenschaftler und Ärzte nennen dies das Adipositas-Paradoxon: Während Fett für Herzinfarkt, Schlaganfall, Diabetes und viele andere schwere Krankheiten verantwortlich gemacht wurde, fanden Wissenschaftler heraus, dass ein niedriger Körperfettanteil uns sogar anfälliger für Krankheiten und Tod machen kann. Leichtes Übergewicht kann uns also davor bewahren, an genau den Krankheiten zu sterben, die man gemeinhin dem Fett anlastet. Kein Wunder, dass einige Wissenschaftler und Experten solche Schwierigkeiten hatten, Lavies Ergebnisse zu akzeptieren; sie stellten alles, was sie gelernt hatten, auf den Kopf.

Aber warum sollte Fett im Krankheitsfall von Vorteil sein? Die Theorien dazu sind noch in der Entwicklungsphase. Ein Gedanke dabei ist, dass ein Körper, wenn er krank wird, einen erhöhten Energiebedarf hat. Vielleicht unterstützt Fett die Körperfunktionen während der Krankheit und der Erholungsphase. Eine andere These arbeitet mit der Tatsache, dass Fett nicht gleich Fett ist. Viszerales Fett kann sich entzünden und zu Diabetes und anderen Beschwerden führen, aber subkutanes Fett dient als Polster und liefert in Zeiten von Krankheit Energie. Andere Faktoren spielen ebenfalls eine wichtige Rolle. Patienten, die Aerobic machen und so den Herzmuskel stärken, haben im Allgemeinen bessere Prognosen nach einer Herzkrankheit, selbst wenn sie übergewichtig sind. Bewegung hilft dabei, viszerales Fett abzubauen und es an die Körperperipherie zu transportieren (siehe Kapitel 4, Seite 89). Anscheinend ist es gesünder, übergewichtig und fit zu sein als bloß dünn.

Kapitel 4

Wenn gutes Fett böse wird

Kathy Maugh lag auf dem OP-Tisch und wartete auf den Chirurgen. Er war schon seit 20 Minuten überfällig, weshalb sie an ihre Zeit auf dem College zurückdenken musste. Wenn damals die Dozenten zu spät zum Unterricht kamen, gab es eine inoffizielle Regelung: Waren sie nicht innerhalb von 15 Minuten da, durften die Studenten gehen. Jetzt hätte sie selbst liebend gern den OP-Saal verlassen und ihre Magenbypass-Operation abgesagt. Die ganze Warterei ließ ihre Angst nur ins Unermessliche steigen. Ihr Herz klopfte wie wild. Warum war diese Operation überhaupt notwendig geworden? Bis sie ihr drittes Kind bekam, hatte sie alles essen können und war dünn geblieben. »Schlank wie ein Model«, wie sie sagte. Jetzt war sie 65 und hatte knapp 50 Kilo Übergewicht, außerdem Bluthochdruck, einen hohen Cholesterinspiegel und Diabetes Typ 2. Wie war es bloß so weit gekommen?

Kathy blickte auf die Stationen in ihrem Leben zurück. Als Kind war sie dünn gewesen und hatte sich unbekümmert kalorienreiche Snacks und Süßigkeiten schmecken lassen. Während der Highschoolzeit hatte sie viel Sport trieben, so viel wie alle anderen gegessen und auch dabei nicht zugenommen. An der University of California in Santa Barbara ging es dann so weiter, wo sie mit einem Master in Biochemie abschloss.

Im anschließenden Doktorandenstudium lernte sie ihren Kommilitonen Tom kennen und heiratete ihn, kurz darauf gründeten sie eine Familie. Nach der Geburt ihres ersten Sohnes, damals war sie 24, verlor sie schnell alle in der Schwangerschaft zugelegten Pfunde und wurde wieder so schlank wie vorher. Zwei Jahre später kam der zweite Sohn zur Welt, und auch damals purzelten die Babypfunde rasch. Dazu trugen sicher die langen Spaziergänge bei, zu denen sie ihren Nachwuchs im Kinderwagen vor sich herschob.

Kathy stürzte sich mit Freuden in ihre Rolle als Vollzeitmutter. Stolz machte sie Cupcakes, Käsemakkaroni und andere kalorienreiche Leckereien für ihre Familie. Essen war Liebe, und Kathy verteilte beides mit vollen Händen. Natürlich aß sie auch ordentliche Portionen dieser schweren Mahlzeiten. Aber sie verbrauchte mit ihren Kindern beim Toben durch die Parks und beim Schwimmen so viele Kalorien, dass sie immer noch fast alles essen konnte und trotzdem dünn blieb. Einmal kaufte Tom ihr eine Packung Schokoriegel, weil er wusste, dass sie die am liebsten aß. Innerhalb weniger Tage hatte sie alle verputzt. Sie liebte es zu backen und konnte bei Feiern schon mal eine Pastete ganz allein verdrücken. Doch selbst wenn sie einmal über die Stränge geschlagen hatte, war das kein Problem – ihre schlanke Figur schien einiges wegstecken zu können. Als sie 31 war, bekam sie ihren dritten Sohn. Und auch diesmal schaffte sie es, wieder so schlank zu werden wie zuvor, aber sie musste zugeben, dass es diesmal nicht so leicht gewesen war.

Nachdem auch der Jüngste in die Schule ging, arbeitete Kathy an ihrer Promotion, trat dann aber noch vor dem Abschluss eine Vollzeitstelle im Bereich der Gentechnik an. Sie hatte schon immer einen Hang dazu gehabt, und es fühlte sich so gut für sie an, einen anderen Beitrag zum Wohle der Menschheit zu leisten, als Windeln zu wechseln oder Kleinkinder zu füttern.

Bald übernahm Kathy zusätzliche verantwortungsvolle Aufgaben im Management ihres Unternehmens. Schnell machte sie Karriere. Doch jede Beförderung bedeutete mehr Einsatz, längere Arbeitszeiten und mehr Reisen zusätzlich zu ihren Verpflichtungen als Mutter und Ehefrau. Dadurch blieb ihr noch weniger Zeit für Sport und die Zubereitung gesunder Mahlzeiten. Kathy sagt im Rückblick: »Um zwei oder drei Uhr morgens verschickte ich noch E-Mails. Ich reiste um die Welt und aß überwiegend in Restaurants. Die Mittagspause habe ich oft durchgearbeitet und einfach irgendetwas Süßes aus dem Automaten gezogen.«

Und so legte Kathy mit der Zeit Gewicht zu. Am Anfang waren es nur fünf Kilo. Nicht so schlimm, dachte sie, ein geringer Preis, den man zahlen musste, um alles haben zu können – Familie und Karriere. Aber im Lauf der Zeit wurden aus fünf Kilo satte 25! Mit Mitte 40 war Kathy stark übergewichtig und bekam die Diagnose Diabetes Typ 2.

Weil die Krankheit noch im Anfangsstadium war, schlugen die Ärzte vor, das Ganze vorerst nur zu beobachten, und forderten sie auf, sich gesünder zu ernähren und abzunehmen. Kathy versuchte das. Sie packte sich gesunde Lunchpakete und bemühte sich, Zeit für Sport einzuschieben. Doch bei den Herausforderungen des Alltags war es schwieriger als gedacht, immer das Richtige zu tun. Wenn sie mit knurrendem Magen nach Hause kam, dann Abendessen für die Kinder und anschließend Hausaufgaben mit ihnen machte, danach noch E-Mails bis zwei Uhr nachts verschickte, blieb wenig Spielraum für Sport. Und bei all dem Stress, den sie im Lauf des Tages hatte, stand Kathy am Abend kaum der Sinn nach einem Salat ohne alles. Sie suchte Trost im Essen.

Kathy legte weiter an Gewicht zu und begann, Medikamente gegen ihren Diabetes einzunehmen. Als sie in den Sechzigern war und kurz vor der Rente stand, hatte sie knapp 50 Kilo Übergewicht angesammelt. Außer Diabetes litt sie nun auch noch unter Bluthochdruck und einem hohen Cholesterinspiegel. Mit der Zeit verschlimmerte sich ihr Diabetes, und sie entwickelte eine Neuropathie, eine irreversible Degeneration des Nervengewebes, die zu Kribbeln und Taubheit in ihren Füßen und später auch in den Händen führte. Dadurch war sie in ihrem Alltag stark eingeschränkt. Wenn sie ihren Diabetes nicht bald in den Griff bekommen würde, konnte das weitere körperliche Beeinträchtigungen nach sich ziehen, zum Beispiel die Gefahr zu erblinden.

Wie zu viel Fett uns schaden kann

Wie kann der Verzehr von Schokoriegeln und Kuchen, die man nur an Festtagen zu sich nimmt, zu Diabetes, Bluthochdruck und letztlich zu Herz-Kreislauf-Erkrankungen führen? Wie wird unser Fett, das so viel

Gutes für unsere Fortpflanzungsorgane und Knochen sowie unser Gehirn tut, zu etwas Bösem?

In Kapitel 2 (Seite 46) haben wir gesehen, auf welche Weise Fett kommuniziert: indem es Botenstoffe wie Leptin ausschüttet, um Vorgänge in unserem Körper zu steuern. Inzwischen ist erwiesen, dass Fett nicht nur mit unserem Gehirn, sondern auch mit unserem Immunsystem interagiert. Diese Beziehung ist nützlich, wenn wir uns schneiden oder anderweitig verletzen und uns infizieren, weil Fett dann auch Immunzellen zu Hilfe holen kann, um den Körper zu schützen. Doch wenn Fett unser Immunsystem stetig aktiviert, kann dies zu Stoffwechselerkrankungen wie Diabetes führen.

Bis vor Kurzem war überhaupt nicht bekannt, dass Fett und das Immunsystem miteinander kommunizieren. Dr. Gökhan Hotamışlıgil, ein türkischer Arzt, war einer der Ersten, der diese Verbindung entdeckte. Ende der 1980er-Jahre praktizierte er als Kinderneurologe und konnte sich nicht mit dem Mangel an Behandlungsmöglichkeiten für seine Patienten abfinden, die an kognitiven Störungen, neurologischen Problemen und Hirntumoren litten. Er sagt: »Ich hatte nicht das Gefühl, den Menschen wirklich helfen zu können. Uns standen keine wirksamen Heilmethoden zur Verfügung … Das Leid meiner Patienten und das ihrer Familien belastete mich schwer. Es war kaum zu ertragen.«

Hotamışlıgil begann, sich auf das Thema Fett zu konzentrieren, als man ihm eine Patientin mit Proteus-Syndrom brachte. Bei dieser äußerst seltenen Krankheit entwickeln sich bestimmte Gewebe wie Knochen, Haut oder Fett unverhältnismäßig. Die Krankheit war keiner medizinischen Fachrichtung zuzuordnen, und weil diese Patientin eine massive Fettmassenwucherung in der Nähe der Wirbelsäule hatte, wurde sie an Dr. Hotamışlıgil überwiesen.

Hotamışlıgil erinnert sich: »Diese Patientin hatte lokale, gutartige Fetttumore, die immer weiterwuchsen. Diese Klumpen sahen aus wie normales Fett, aber sie waren riesig und wurden so groß wie ein Fußball. Es gab die Möglichkeit, sie operativ zu entfernen, aber dann wuchsen sie sofort wieder nach.« Durch medikamentöse Behandlung konnte man ihr Wachstum zwar verlangsamen, aber das war das Beste, was Hotamışlıgil bieten konnte.

Es fühlte sich zwar frustrierend an, wieder einmal einer Patientin nicht helfen zu können, doch andererseits war Hotamışlıgil fasziniert. Was genau war eigentlich Fett? Wenn es von selbst wachsen konnte, dann war es sicherlich mehr als nur ein möglicher Kalorienspeicher. Aus diesem Grund rief er ein Forschungsprogramm ins Leben, das sich auf Fettgewebe konzentrierte, insbesondere auf den sich immer deutlicher abzeichnenden Zusammenhang zwischen Adipositas und Diabetes. Damals, erinnert er sich, »wusste niemand so recht, warum adipöse Menschen überdurchschnittlich oft an Diabetes erkrankten«. Hotamışlıgil richtete eine Versuchsreihe ein, um das Problem zu erforschen. Er ging davon aus, dass, wenn Adipositas die Fettzellenproduktion bewirkte, vielleicht das Fett selbst eine Substanz enthielt, die die Insulinwirkung beeinträchtigt und Diabetes fördert.

Nachdem er jahrelang Fettgewebe von adipösen und mageren Tieren verglichen hatte, entdeckte Hotamışlıgil 1993 etwas Interessantes: Fett von adipösen Tieren enthielt jede Menge eines sehr wirkstarken Signalmoleküls namens Tumornekrosefaktor-alpha (TNF-α), von dem bekannt war, dass es das Immunsystem aktivierte. Dies kam überraschend, besonders angesichts der Tatsache, dass adipöse Diabetiker in der Regel anfälliger für Infektionen sind und man eigentlich annehmen müsste, dass ein erhöhter Wert dieses Moleküls eine Stärkung des Immunsystem bewirken sollte.

Hotamışlıgil untersuchte die Wirkung von TNF-α und des Immunsystems auf Fett und Stoffwechsel und stellte fest, dass hohe Konzentrationen des Moleküls die Signalwege von Insulin beeinträchtigten. Dadurch konnten die Zellen Zucker nicht richtig verstoffwechseln. Hotamışlıgil konstatierte daraufhin, dass davon nicht nur Fett, sondern auch Leber- und Muskelzellen betroffen wurden, weswegen alle drei Gewebe schließlich resistent gegen Insulin wurden.

Das war eine unglaubliche Entdeckung. Fett setzte also ein Signalmolekül des Immunsystems frei, das den Stoffwechsel beeinflusste. Da Insulinresistenz eine Vorstufe von Diabetes ist, hatten Hotamışlıgils Forschungen mindestens eine Möglichkeit klar bewiesen, wie Fettleibigkeit Diabetes verursachen konnte: durch einen Anstieg von TNF-α mit folgender Abschwächung der Signalwirkung des Insulins. Spätere Forschungen sollten belegen, dass Fettgewebe nicht nur TNF-α enthält, sondern dass die Adipozyten selbst TNF-α produzieren und ausschütten können, um mit anderen Teilen des Körpers, insbesondere dem Immunsystem, zu kommunizieren, was dieses Molekül zu einem weiteren wichtigen Begriff im Vokabular von Fett macht.

Hotamışlıgils Ergebnisse regten andere Wissenschaftler an, nach Zusammenhängen zwischen Fettleibigkeit und Immunität zu forschen. Etwa zehn Jahre später, 2003, entdeckten Stuart Weisberg, Rudy Leibel und Anthony Ferrante an der Columbia University eine weitere Verbindung. Ferrante erinnert sich: »Wir haben nach Genen und Proteinen gesucht, die sich veränderten, wenn vormals schlanke Menschen fettleibig wurden.« Ein ungewöhnlicher Forschungsansatz, denn, wie Ferrante erklärt, »früher dachte man, dass Fett inaktiv sei, und tatsächlich hat sich seitdem nicht sehr viel verändert.«

Ferrante und das Team deckten aber auf, dass Fett alles andere als inaktiv ist. Im Fettgewebe von adipös gewordenen Tieren fanden sie eine Fülle bestimmter Immunzellen, die Makrophagen, die für das Fressen und Neutralisieren gefährlicher Partikel, meist Teilen von Viren oder Bakterien, zuständig sind. Zufälligerweise enthielt das Fettgewebe der adipösen Tiere sehr große Mengen dieser Zellen.

Ferrante sagt: »Als Doktorand habe ich früher in einem Labor gearbeitet, das sich auf Makrophagen spezialisiert hatte. Als ich mir die Auflistung von Genen im Fettgewebe ansah, erkannte ich sofort, dass viele von ihnen typisch für Makrophagen waren. Als wir sie dann einfärbten, war ich völlig verblüfft über das Ergebnis, dass bei mageren Tieren fünf Prozent der Zellen im Fett Makrophagen sind, aber bei den fettleibigsten Tieren mehr als 50 Prozent. Wenn man die anderen Immunzellen im Fett der Adipösen berücksichtigt, sind weit mehr als 50 Prozent aller Zellen Immunzellen. Es gibt nur sehr wenige Organe, bei denen mehr als 50 Prozent der Zellen Immunzellen sind. Normalerweise liegt der Anteil bei fünf Prozent.« Die Erkenntnis war so überraschend, dass das Forschungsteam Schwierigkeiten hatte, die Studie zu veröffentlichen. Ferrante erinnert sich: »Die Fachredakteure dachten, dass das, was wir sahen, gar keine Immunzellen sein könnten und unsere Immunzellenanalyse fehlerhaft wäre.«

Was ist nun aber der Grund dafür, dass Immunkomponenten so übermäßig im Fettgewebe von Adipösen vorhanden sind? Eine Theorie besagt, dass sich unsere Fettzellen bei einer Gewichtszunahme ausdehnen, um zusätzliche Fettmoleküle aufzunehmen, was zu einer Übersättigung unseres Fettgewebes führt. Diese Übersättigung setzt die Zellen unter Stress. Außerdem kann das wachsende Fettgewebe nicht mehr ausreichend durchblutet und mit Sauerstoff versorgt werden. Als Reaktion auf diesen Stress sendet das Fettgewebe Signale an den Körper und schreit: »Hilf mir, ich sterbe hier gerade!« Diese Stresssignale erfolgen in Form von Molekülen, den sogenannten Zytokinen – darunter auch TNF-α.

Das Immunsystem interpretiert TNF-α als Anzeichen für Gefahr und reagiert, indem es noch mehr Immunkomponenten ins Fettgewebe schickt. Zum Beispiel werden mehr Makrophagen ins Fett transportiert, damit diese dort Fettzellen »fressen«, die an Stress und Sauerstoffmangel sterben. Es beginnt ein ewiger Kreislauf: Wir essen zu viel, unsere Fettzellen wachsen, bis sie übersättigt sind, sie senden Botenstoffe aus, die mehr Immunzellen herbeirufen, und wenn wir dann mehr Fett zulegen, geht die Übersättigung weiter, und alles beginnt von vorn. Deshalb fanden Ferrante und Hotamışlıgil so viele weitere dieser Immunkomponenten im Fettgewebe von Adipösen.

Übermäßiges Vorhandensein von Immunkomponenten in einem Gewebe wird als »Entzündung« bezeichnet. Wenn wir eine Infektion haben, wie zum Beispiel bei einem Schnitt in der Haut, sind Schwellungen und Entzündungen nützlich, da sie die Konzentration von Bestandteilen des Immunsystems an der Wunde erhöhen, um schädliche Mikroben abzutöten. Aber im Fall von übersättigtem Fett stört die chronische Aktivierung des Immunsystems die Stoffwechselfunktionen. Ein wesentlicher Effekt davon ist, dass Fett nicht mehr gut auf Insulin anspricht, wie Hotamışlıgil feststellte. Dieses von der Bauchspeicheldrüse ausgeschüttete Hormon befähigt unsere Zellen, Zucker und Fette aus dem Blut aufzunehmen und dann zwecks Energiegewinnung zu verbrennen. Sprechen nun Zellen nur schwach auf Insulin an, produziert unsere Bauchspeicheldrüse einfach mehr Insulin – sie »dreht den Hahn auf« in der Hoffnung, dass unsere Zellen endlich die Botschaft erhalten. Dies führt zu einer Spirale der Eskalation mit mehr Insulinproduktion durch die Bauchspeicheldrüse und als Folge zu einer verstärkten Insulinresistenz der Zellen.

Irgendwann reagieren unsere Zellen überhaupt nicht mehr auf Insulin. Was sehr schlecht ist, denn wenn unsere Zellen keine Zucker und Fette aus unserem Blut aufnehmen, werden diese endlos durch die Adern kreisen und sich schließlich an Orten festsetzen, wo sie nichts verloren haben, wie zum Beispiel in den Arterien oder in der Leber. Dieser Zustand verursacht Diabetes Typ 2 und Bluthochdruck und, wenn nichts dagegen unternommen wird, schließlich Schäden an Blutgefäßen, Neuropathie, Blindheit und Herzerkrankungen. Dazu kommt, dass die Zellen nicht genug Nahrung erhalten, weil sie weder Zucker noch Fette aus unserem Blut aufnehmen können. Weswegen wir noch mehr Hunger bekommen und daraufhin noch mehr essen, als Folge entsteht noch mehr Fett – der Teufelskreis wird vorangetrieben.

Wie man ungesundes Fett heilt

Eine Möglichkeit, diesen unheilvollen Kreislauf zu durchbrechen, besteht darin, übersättigtes Fett abzubauen – also ein paar Pfunde abzunehmen. Was oft nicht so einfach ist. Kathy Maughs Fall war typisch. Sie hatte einen stressigen Job mit vorwiegend sitzender Tätigkeit. Zeitdruck ließ sie zu Fast Food greifen, Geschäftsreisen verschärften die Situation. Kathy ernährte sich schlecht und trieb kaum Sport, noch dazu kam, dass durch Stress vermehrt Cortisol ausgeschüttet wird, ein Hormon, das die Gewichtszunahme fördert. Kein Wunder, dass Kathy Pfunde ansammelte. In ihrem Bauchspeck füllten sich die Fettzellen übermäßig und schickten ein Alarmsignal aus, das das Immunsystem aktivierte. Mehrere Immunzellenarten und Zytokine infiltrierten ihr Fett, und sie wurde immer unempfindlicher für Insulin. Der anhaltend hohe Insulinspiegel führte zu einer Insulinresistenz und schließlich zu Diabetes, Bluthochdruck und Neuropathie. Und jetzt lief Kathy Gefahr, aufgrund von Blutgefäßschäden in ihrer Netzhaut zu erblinden.

Nicht alle Menschen bekommen solche Gesundheitsprobleme wie Kathy, wenn sie an Gewicht zulegen. Fett ist nicht gleich Fett. Neben einem hohen peripheren Fettgewebeanteil (in Gliedmaßen und Gesäß) hatte sie eine große Menge Viszeralfett – der Typ Fett, der sich um die inneren Organe im Bauchraum legt. Viszeralfett ist grundsätzlich metabolisch aktiver, das heißt, es schüttet mehr Hormone und Zytokine aus als subkutanes Fett. Überschüssiges Viszeralfett ist die gefährlichste Art von Fett und steht in direktem Zusammenhang mit Diabetes, Herzerkrankungen, einem hohen Cholesterinspiegel und sogar Demenz.

Bemerkenswert ist, dass es Menschen gibt, die als adipös gelten und dennoch vollkommen gesund zu sein scheinen. Bei diesen Menschen sitzt das Fett meist unter der Haut und weniger im Bauchraum. Das vielleicht beste Beispiel dafür ist eine der fettesten Bevölkerungsgruppen der Welt: Sumo-Ringer.

Fett, aber fit – das Leben eines Sumo-Ringers

Ziel eines Sumo-Kampfes ist es, den Gegner von den Füßen zu holen. Wenn irgendein anderes Körperteil eines Ringers als seine Füße den Boden berührt, hat er verloren. Den Gegner umzuwerfen erfordert ebenso viel Kraft wie Gewicht, daher wiegen Sumo-Ringer zwei- bis dreimal so viel wie ein durchschnittlicher Japaner.

Sumo-Ringer trainieren den ganzen Tag von fünf Uhr morgens bis halb elf Uhr in der Nacht. Zu ihrem Programm gehört ein Ritual namens *Shiko*, bei dem sie mit weit ausholenden Bewegungen die Beine nach außen drehen und auf den Boden stampfen, um die Kraft der unteren Körperhälfte zu erhöhen, außerdem eine Übung namens *Teppo*, bei der sie ein Bein, einen Arm und die Hände bewegen, als würden sie einen Gegner angreifen. Eine Dehnübung heißt *Matawari*, bei der die Ringer auf dem Boden sitzen, die Beine öffnen und den Oberkörper so weit vorbeugen, bis sie mit der Brust den Boden berühren, und dann gibt es noch *Butsukari-Geiko*, wo die Ringer den Gegner mit der Wucht des ganzen Körpers angreifen. Diese Übungen dienen, gemeinsam mit viel *Grappling* (Grifftechniken) und *Sparring* (Trainingsmethode), dem Aufbau von Kraft, Standfestigkeit und Ausdauer der Ringer.

Bei diesem intensiven ganztägigen Training werden den Sumo-Ringern nur zwei sehr umfangreiche Mahlzeiten serviert – eine um elf Uhr vormittags und eine am Abend. Oft gehört *Chankonabe* dazu, ein deftiger Eintopf aus Meeresfrüchten und Geflügel, Sashimi, chinesische Gerichte und frittierte Speisen, was eine Zufuhr von insgesamt 5000 bis

7000 Kalorien pro Tag bedeutet. Die Ringer ruhen nach jeder Mahlzeit, was die Gewichtszunahme begünstigen soll.

Sumo-Ringer wiegen zwischen 140 und 180 Kilogramm. Ihre Körper sind muskulös, enthalten aber auch reichlich Fett. Nach jedem Gesundheitsstandard würde ein Sumo als fettleibig gelten. Und doch leiden sie nicht unter Krankheiten, die man normalerweise mit Adipositas in Verbindung bringt. Ihre Plasmaglukose- und Triglyzeridwerte sind normal, und sie haben niedrige Cholesterinwerte. Wie schaffen sie das? Diese Frage beschäftigte Ärzte über Jahre, bis Yuji Matsuzawa von der Osaka University Medical School in Japan die Antwort fand.

Matsuzawa und sein Team untersuchten mittels Computertomografie die Fettablagerungen bei Sumo-Ringern. Seine Studie ergab, dass bei den meisten Ringern, obwohl sie riesige Bäuche haben, der größte Teil des Bauchfetts direkt unter der Haut gespeichert wird und nicht in der Bauchhöhle (die auch Magen, Bauchspeicheldrüse, Leber, Milz und Darm enthält). Matsuzawa entdeckte, dass Sumo-Ringer nur die Hälfte des Viszeralfetts normaler Menschen mit viszeraler Adipositas besaßen und somit ein geringeres Risiko für Stoffwechselerkrankungen hatten.

Sobald Sumo-Ringer jedoch ihre Karriere beenden, nicht mehr im vorherigen Umfang trainieren und außerdem verarbeitete Lebensmittel in ihren Speiseplan aufnehmen, entwickeln sie fast unmittelbar danach mehr Viszeralfett und die klassischen Symptome von Fettleibigkeit wie einen hohen Insulinspiegel, Insulinresistenz und Diabetes. Offensichtlich sind Sumo-Ringer durch ihre körperliche Aktivität und zuckerarme Ernährung vor Viszeralfett geschützt.

Auf welche Weise kann also schwere körperliche Betätigung verhindern, dass Sumo-Ringer adipositasbedingte Beschwerden bekommen? Wie Phil Scherer von der University of Texas herausfand, sollten sie sich bei ihrem Fett bedanken.

Fett spricht einfach weiter

Während Jeffrey Friedman Anfang der 1990er-Jahre fieberhaft an der Entdeckung von Leptin arbeitete (wie in Kapitel 2, Seite 46) beschrieben), versuchte Phil Scherer ebenfalls, die Proteine zu analysieren, die von Fett produziert und ausgeschieden werden. Scherer kam 1992 nach seiner Promotion in Biologie an der Universität Basel an das Massachusetts Institute of Technology. Er erzählt mit leichtem Schweizer Akzent: »Ich habe zunächst die Wirkung von Insulin auf Fett untersucht. Es war ein großes Forschungsgebiet am MIT, aber dann wurde mir klar, dass sich zu der Zeit jeder auf Insulin gestürzt hatte. Ich beschloss also, dass es sinnlos wäre, etwas zu tun, das alle anderen taten. Deshalb begann ich, mich mit Fettzellen zu beschäftigen und zu untersuchen, welche Proteine sie produzieren und ausscheiden. Das war ein ganz neues Forschungsgebiet.«

Nach Jahren, in denen er sich akribisch durch Dutzende von Fett produzierte Proteine gearbeitet hatte, fand Scherer schließlich das eine, das ausschließlich in Adipozyten exprimiert und an den Körper abgegeben wurde. Zuerst dachte Scherer, er hätte den fehlenden Faktor gefunden, nach dem Coleman und Friedman so fieberhaft gesucht hatten (siehe Kapitel 2). Aber als er sich das neu identifizierte Protein näher ansah, erkannte er, dass es sich nicht um Leptin, sondern um ein weiteres von Fett produziertes Hormon handelte. Dieses neue Hormon, das er Adiponectin nannte, sensibilisiert den Körper, auf Insulin anzusprechen, und lenkt Glukose- und Fettmoleküle aus unserem Blutkreislauf in das subkutane Körperfett, wo sie eigentlich hingehören. Das Adiponectin ist so etwas wie eine Botschaft, als ob Fett sagen würde: »Fettmoleküle, alle mal bitte nach Hause kommen!« Dieser Vorgang ist wichtig, denn zu viel im Blut zirkulierende Glukose und Fette sind die Vorstufen von Diabetes und Stoffwechselerkrankungen.

Scherer fand heraus, dass Adiponectin außerdem toxisch wirkende Lipide, die man unter dem Namen Ceramide kennt, aus dem Kreislauf entfernt. Ceramide sind Nebenprodukte, die sich bei einer lang anhaltenden fettreichen Ernährung bilden. Erhöhte Werte finden sich bei Menschen mit Diabetes und begünstigen Insulinresistenz, Entzündungen sowie das Absterben von Zellen. Es besteht ein Zusammenhang zwischen Adiponectinmangel, Diabetes Typ 2 und adipositasbedingten Herzerkrankungen. Also hilft Fett, mittels Adiponectin und im Zusammenspiel mit Insulin, unser Blut sauber zu halten.

Seitdem experimentiert Scherer mit Mäusen, die reichlich Adiponectin haben und am Ende fett, aber fit sind. Er erklärt: »Wenn Sie zu viel

Fett und Kalorien in Ihr System aufnehmen, sollten Sie beides am besten durch Bewegung verbrennen. Schaffen Sie das nicht, ist der nächstbeste Weg, es in Ihrem Fettgewebe zu speichern. Wenn Sie das allerdings falsch machen, landet das Fett in der Leber und in anderen Geweben, wo es viel Schaden anrichten kann. Wenn Sie also eine Maus züchten, die Adiponectin chronisch überexprimiert, ist sie eigentlich eine extrem gesunde Maus, aber sie ist auch eine extrem fette Maus, weil sie all diese überschüssigen Kalorien an das subkutane Fett weiterleitet, wo es weit weniger Schaden anrichtet, als es das anderswo tun könnte.«

Scherer führt weiter aus: »Adiponectin ist der Grund, warum es so viele Menschen mit Adipositas gibt, die einen gesunden Stoffwechsel haben. Nicht jeder mit einem BMI von 35 hat Diabetes Typ 2. Die Menschen, die übergewichtig, in einigen Fällen sogar fettleibig sind, aber keinen Diabetes Typ 2 haben, sind diejenigen mit dem gesunden, glücklichen Fett, und sie weisen einen hohen Adiponectinspiegel auf. Solange wir dafür sorgen, dass unser Fett glücklich ist, können wir ruhig mehr davon zulegen. Auch wenn es natürlich am besten ist, einfach gar nicht erst damit anzufangen.«

Bewegung trägt nachweislich dazu bei, den Adiponectinspiegel zu erhöhen. Richtige sportliche Betätigung, wie zum Beispiel 30 Kilometer pro Woche zu joggen oder dreimal pro Woche oder öfter intensives Training zu absolvieren, reduziert das Viszeralfett. Man vermutet, dass das intensive Training der Sumo-Ringer dafür verantwortlich ist, dass ihr Fett in der Körperperipherie und nicht in der Bauchhöhle eingelagert wird. Sobald ein Ringer sein Trainingsprogramm reduziert, sammelt sich bei ihm schnell schädliches Viszeralfett an.

Durch die Ausschüttung von Leptin zur Unterstützung der Körperfunktionen und Adiponectin zur Reinigung unseres Blutes ist Fett also eigentlich ein wohlgesinnter Freund, solange es richtig funktioniert.

Der letzte Ausweg

Kathys Arzt verschrieb Metformin, um ihre Diabetessymptome unter Kontrolle zu bringen. Metformin ist ein gängiges Medikament zur Behandlung von Diabetes, das darauf basiert, die Glukosemenge im

Körper zu reduzieren, und den Körper anregt, besser auf Insulin anzusprechen. Doch das Metformin konnte ihre Krankheit nicht vollständig auffangen, sodass Kathy sich außerdem jeden Tag Insulin injizierte, um ihren Blutzucker zu regulieren. Zusätzlich nahm sie Medikamente gegen Bluthochdruck und zur Senkung des Cholesterinspiegels. Für Kathy bestand jedoch immer noch das Risiko, dass der Diabetes zu weiteren gesundheitlichen Beeinträchtigungen führen würde, wenn sie ihr grundlegendes Problem – die Adipositas – nicht in den Griff bekommen konnte.

Essen zog Kathy unwiderstehlich an. Jedes Mal, wenn sie eine Diät machte, war es, als ob ihr Fett die selbst auferlegte Zurückhaltung spüren würde und daraufhin ihr Gehirn dazu trieb, nach Nahrung zu verlangen. Ihre zahlreichen Versuche endeten immer wieder damit, dass sie irgendwann aufgab und das aß, was sie mochte.

2010 begegnete Kathy Dr. Kai Nishi, dem stellvertretenden Direktor des Cedars-Sinai Center for Minimally Invasive Weight Loss Surgery in Los Angeles, einem jungen Arzt, der seine Aufgabe darin gefunden hatte, Menschen dabei zu helfen, ihr Gewicht zu reduzieren und die Kontrolle über ihr Leben zurückzuerlangen. Er hatte als Allgemeinchirurg in der Notaufnahme begonnen, sich dann aber bald auf die bariatrische Chirurgie (Eingriffe, die eine Reduktion des Körpergewichtes erleichtern) spezialisierte. Er meint dazu: »Wenn jemand mit einem Trauma nach einem schweren Autounfall oder einer Schussverletzung eingeliefert wird, ist er deprimiert, dass ihm etwas Derartiges zugestoßen ist. Selbst wenn man diese Menschen operiert und ihr Leben rettet, sind sie danach nicht unbedingt glücklich. Bei der bariatrischen Chirurgie betreue ich diese Patienten weiter, und wenn ich sie dann nach sechs Monaten oder einem Jahr wiedersah, kamen ihnen die Tränen, weil sie einfach so glücklich über die Verbesserung ihrer Lebensqualität waren. Sie zeigten mir Bilder, wie sie vor einem Jahr ausgesehen hatten, und dann verglich ich diese mit ihrem jetzigen Zustand. Sie erzählten mir: ›Ich habe kleine Kinder, und ich konnte mit ihnen nie nach Disneyland, weil ich es nicht schaffte, mit ihnen dort herumzulaufen. Ich durfte nicht zusammen mit ihnen in die Fahrgeschäfte, weil ich zu schwer war.‹ Viele Leute haben mir gesagt, dass sie früher nicht fliegen konnten, weil sie nicht in den Flugzeugsitz passten.«

Adipöse Menschen müssen so viel durchstehen, das kann sich der Rest von uns gar nicht richtig vorstellen. Wenn ein Arzt wie Dr. Nishi hilft, diese Last von ihnen zu nehmen und sie als Personen mit Normalgewicht in die Gesellschaft zu reintegrieren, gewinnen sie neuen Lebensmut. Dr. Nishi staunte jeden Tag von Neuem darüber. Er sagt: »Ich wusste, dass die bariatrische Chirurgie definitiv mein Ding ist, weil ich so viel für das Leben dieser Menschen bewirken konnte.«

Als Kathy auf dem Operationstisch lag und auf Dr. Nishi wartete, fragte sie sich ein letztes Mal, ob sie diese Operation wirklich brauchte. Schaffte sie es tatsächlich nicht, ihr Übergewicht aus eigener Kraft loszuwerden? Ihre ehrliche Antwort war leider: Ja. Kathy hatte erkannt, dass trotz all ihrer sonstigen beeindruckenden Erfolge die Gewichtsabnahme ein Bereich war, in dem sie ohne Unterstützung nicht weiterkam. Jahrelang hatte sie schlechte Angewohnheiten verfestigt, und jetzt war es einfach zu schwer geworden, davon loszukommen. Trotz vieler Versuche hatte sie es nie geschafft, ausreichend abzunehmen.

Schließlich traf Dr. Nishi ein. Er beruhigte Kathy und bestärkte sie in ihrem Beschluss, bevor der Anästhesist übernahm und sie für den Eingriff betäubte. Dr. Nishi führte dann die bariatrische Operation durch, bei der man den Magen verkleinert – dadurch soll übermäßiges Essen erschwert werden – und ihn in einer niedrigeren Position am Darm neu befestigt, wodurch der Verdauungstrakt verkürzt wird, damit der Körper nicht mehr so viele Kalorien aufnimmt. Diese Operation wird jedes Jahr an Hunderttausenden Patienten vorgenommen.

Kathy lag zwei Wochen im Krankenhaus, danach spürte sie, wie ihr Appetit sofort nachließ. Beim Essen war sie schneller satt, und sie aß deutlich weniger. Sie verlor knapp 30 Kilo in den ersten sechs Monaten und weitere 15 bis zum ersten Jahrestag der Operation. Sie begann regelmäßig zu trainieren und wählte ihre Nahrungsmittel sorgfältiger aus. Kathy fühlte, dass die bariatrische Chirurgie für sie ein Mittel gewesen war, ihr Gewicht zu kontrollieren. Aber sie gab auch zu: »Die bariatrische Chirurgie ist kein Wunderheilmittel. Man kann immer noch zunehmen, wenn man nicht aufpasst. Das Problem ist, je länger die Operation zurückliegt, desto mehr können Sie wieder essen. Und es schmeckt einfach. Ich muss sehr darauf achten, was ich esse, und dass ich Sport treibe.«

Kathy ist jetzt sehr diszipliniert bei ihrem Gewicht. Sie nimmt sich jeden Tag Zeit für Sport und schaut genau hin, was sie isst. Sie sagt: »Seit der OP hatte ich keine Cola mehr. Früher habe ich ständig welche getrunken. Und einen Schokoriegel habe ich auch nicht wieder gegessen, was mir wirklich schwerfällt.« Ihre Disziplin beim Essen beinhaltet, dass Kathy, wenn sie ein süßes Mitbringsel erhält, also beispielsweise ihre Schwester ihre berühmten Zimttoffees mitbringt, es verschenken muss. Sie muss sich selbst darauf besinnen, dass das Toffee »mich umbringen wird«, doch das ist schwierig, besonders, wenn man Familie hat. Kathy meint dazu: »Meine Botschaft an andere ist, dass eine Operation erst dann zum Erfolg wird, wenn Sie die Entscheidung getroffen haben, etwas an Ihrem Leben zu ändern. Sie müssen sich für eine gesunde Lebensweise entscheiden, und dazu gehört auch, auf die Ernährung zu achten und Sport zu treiben.«

Dr. Nishi ist sich bewusst, dass zu jedem Gewichtsreduktionsprogramm eine gesunde Lebensweise gehört. Seine Erfahrung mit solchen Operationen lehrte ihn: Achten die Menschen nicht auf Kalorien und ihre Gesundheit, finden die Pfunde irgendwie einen Weg zurückzukommen. Dr. Nishi bietet wöchentliche Kurse an, die den Patienten helfen sollen, nicht wieder zuzunehmen, unter anderem kann man sich von einem Koch beibringen lassen, wie man gesunde Mahlzeiten kocht, und ein Therapeut hilft, Verhaltensmuster zu ändern. Er sagt: »Wenn jemand sich so einer OP unterzieht und dann abtaucht und nicht mehr zur Nachbeobachtung erscheint, dann ist ein Fehlschlag eher wahrscheinlich. Wir treffen uns jede Woche mit unseren Patienten … denn der beste Weg, um sicherzustellen, dass die Patienten nicht wieder zunehmen, ist, sie bei der Stange zu halten. Wir haben gelernt, dass Patienten, wenn sie nicht engagiert dabeibleiben, im Allgemeinen scheitern werden.«

Dr. Michael Dansinger von der Tufts University betreibt ebenfalls eine Abnehmklinik. Er besteht darauf, seine Patienten häufig zu sehen. Er sagt: »Entscheidend ist, dass die Leute sich regelmäßig bei uns melden. In der Anfangsphase eines Gewichtsreduktionsprogramms kontrollieren wir wöchentlich. Wir wiegen und messen unsere Patienten und sehen ihr Ernährungstagebuch durch. Es spielt eine große Rolle, wenn sie das Gefühl haben, dass sie gegenüber jemandem, den sie respektieren, Rechenschaft ablegen müssen. Das ist ein großartiger Motivator. Sonst kann das Übergewicht ganz schnell wiederkehren.«

Regelmäßige Kontrollen steigern die Effektivität medizinischer Maßnahmen zur Gewichtsabnahme. Dr. Osama Hamdy, Medizinischer Direktor des Joslin Diabetes Center in Boston, erklärt: »Bei unserem Programm haben wir gesehen, dass ein Gewichtsverlust von nur sieben Prozent die Sensibilität gegenüber Insulin um 57 Prozent verbessern kann. Das entspricht der Wirkung von zwei Medikamenten zur Diabetesbehandlung mit maximaler Dosis. Der siebenprozentige Gewichtsverlust verbessert auch die Endothelfunktion dramatisch«, was für die Gesundheit von Venen und Arterien und die Prävention von Bluthochdruck, Diabetes, Herzerkrankungen und Schlaganfall entscheidend ist. Durch regelmäßige wöchentliche Kontrollen und kontinuierliches Ernährungs- und Bewegungscoaching meint Hamdy, »haben wir vielen Menschen geholfen, von Medikamenten wegzukommen. Viele können sie um etwa 50 bis 60 Prozent reduzieren, und etwa 14 Prozent können ihre Medikamente ganz absetzen«.

Kathy Maugh wurde 2009 operiert und ist seitdem kontinuierlich im Programm von Dr. Nishi geblieben. Für ihre Mühen wurde sie reichlich belohnt. Bereits nach einem Monat Gewichtsabnahme brauchte sie kein Metformin, Insulin oder andere Diabetes-Medikamente mehr. Die Krankheit schwächte sich ab, und ihr Körper sprach langsam wieder auf Insulin an. Die Mittel gegen Bluthochdruck nahm sie noch drei Monate lang weiter, bis ihr eines Tages in einem Aufzug schwindelig wurde. Ihr Arzt führte einige Tests durch und sah, dass sie beinahe umgekippt wäre, weil sie keinen Bluthochdruck mehr hatte und das Mittel nun ihren Blutdruck in den Keller schickte. Kathy brauchte ihre Medikamente gegen Bluthochdruck oder zur Senkung des Cholesterinspiegels nicht mehr. Das waren fantastische Neuigkeiten.

Aber nicht nur ihre körperliche Konstitution normalisierte sich, es gab auch Verbesserungen im sozialen Bereich. Kathy erzählt darüber: »Mein Mann hat mir immer gesagt, dass man mich im Job ernster nehmen würde, wenn ich nicht so dick wäre. Und er hatte Recht. Wenn du dick bist, beeinflusst das nicht nur deine Selbstwahrnehmung, sondern auch die Art, wie andere dich wahrnehmen. Für mich war es eine Riesenerleichterung, dass ich nach der Operation beim Fliegen nicht mehr nach dem Erweiterungsteil für den Sicherheitsgurt fragen musste. Das war früher so peinlich, weil man bei der Fluggesellschaft nie besonders diskret dabei war, wenn man ihn mir gab. Nie mehr darum bitten zu müssen war für mich ein wichtiger Motivator.«

Dr. Nishi trifft sich wöchentlich mit seinen Patienten, bei Bedarf auch außerhalb der Praxis. Er erzählt: »Jeden Samstag treffen wir uns in einem Park hier in der Gegend und trainieren mit unseren Patienten. Wir laufen mit ihnen, und sie können uns Fragen stellen. Wofür wir übrigens kein Geld nehmen.« Das unterscheidet sich sehr von Dr. Nishis Erfahrungen aus seiner Zeit am Krankenhaus: »Damals machten wir diesen Vorschlag und bekamen nur zu hören: ›Sie sind verrückt. Wie sollen wir das in Rechnung stellen?‹« Als er seine eigene Praxis hatte, beschloss Dr. Nishi, sich keine Sorgen um Bürokratie zu machen. »Wir versuchen hier, den Menschen zu helfen. Und dafür mache ich Folgendes. Ich gehe in den Park. Ich nehme meine Frau, meine Tochter und meinen Hund mit. Und sage meinen Patienten, sie sollen ihre Familien ebenfalls mitbringen. Wir sind dann alle draußen an der frischen Luft und laufen mit ihnen. Manchmal sind es 20 bis 30 oder auch 50 Leute; wir sind eine richtig große Gruppe. Die Patienten lieben diese Treffen mit uns, denn sie können mit uns da draußen sein und uns dann alle möglichen Fragen in Bezug auf Medizin stellen. Sie müssen nicht extra in die Praxis kommen, und es wird ihnen nichts dafür berechnet.« Dr. Nishi sorgt dafür, dass er jede Woche zu den Treffen geht. Kathy auch.

Kapitel 5

Wie Fett dafür kämpft, bei Ihnen zu bleiben

Sandra war schlank, eine starke Persönlichkeit mit dunklen, entschlossenen Augen. Sie war tough und engagierte sich gern gegen alles, was ihr nicht richtig erschien. Im vorliegenden Fall kam ihr kämpferisches Auftreten ihrem achtjährigen Sohn zugute. Bei der Geburt war Randall ein gesundes, normalgewichtiges Baby und als Kleinkind vollkommen unauffällig gewesen. Aber als er ins schulpflichtige Alter kam, begann er, übermäßig viel Gewicht zuzulegen. Zuerst nur allmählich, doch dann wurde er mit jedem Jahr schwerer. Sandra konnte sich das nicht erklären. Randall schien nicht viel mehr zu essen als andere Kinder. Aber nun in der dritten Klasse war Randall fettleibig geworden und kam in ein Alter, in dem Schulfreunde gemein zu einem sein können.

Zunächst versuchte Sandra, allein mit Randalls Gewichtsproblem fertigzuwerden. Als sie damit scheiterte, suchte sie medizinische Hilfe. Ein Experte nach dem anderen gab ihr die immer gleiche Diagnose: Randalls Problem hatte er sich selbst zuzuschreiben. Er aß einfach zu viel und trieb nicht genug Sport. Wie sollte er sonst zu diesem Übergewicht gekommen sein? Aber Sandra war überzeugt, dass etwas anderes mit Randall nicht stimmte. Ihr Sohn nahm nicht etwa nur ein paar Pfunde zu viel zu, sondern Massen an Körperfett. Sie war wild entschlossen, Hilfe zu finden.

Diese Zeit war ziemlich frustrierend für Sandra. In den 1970er-Jahren funktionierte die Behandlung von Adipositas ausschließlich mit Schuldzuweisungen: Litten die Menschen an Fettleibigkeit, waren sie selbst daran schuld. Und wenn sie ihr Fett nicht in den Griff bekamen, hatten sie eben versagt. Die Kenntnisse über Gewicht und Stoffwechsel waren damals noch rudimentär, und Low-Fat- und High-Carb-Diäten, die man als Lösung propagierte, schlugen nicht bei allen Menschen an.

Gerade als Sandra schon bei ihrer Suche nach Antworten verzweifeln wollte, hörte sie von Rudy Leibel, dem Spezialisten für Adipositas im Kindesalter am Massachusetts General Hospital in Boston. Er war nicht nur Kinderarzt, sondern auch Endokrinologe und Stoffwechselexperte. Sandra nahm an, dieser Arzt könnte Randalls letzte Chance sein.

Leibel war ganz zufällig zum Forschungsgebiet Adipositas im Kindesalter gekommen. Er hatte an der Colgate University Medizin und Literaturwissenschaften belegt und sich anschließend am Albert Einstein Medical College eingeschrieben, wo er zufällig etwas darüber las, wie das Gehirn die Nahrungsaufnahme reguliert. Im Rückblick sagt er: »Ich habe früher gern Teile von Lehrbüchern für Physiologie und Neurophysiologie gelesen, die nichts mit dem Energiestoffwechsel zu tun hatten. Das waren für uns nebensächliche Zusatzinformationen, die wir nicht lernen und verstehen mussten.« Er wusste damals nicht, dass diese zusätzlich gelesenen Seiten zum Fundament seiner zukünftigen Karriere werden würden.

Leibel promovierte 1967 und absolvierte dann eine Ausbildung in pädiatrischer Endokrinologie am Massachusetts General Hospital. Er erinnert sich, dass der Abteilungsleiter am Massachusetts General »mir die erste *ob*-Maus meines Lebens gezeigt hat und dabei zu mir gesagt hat, dass keiner wüsste, warum diese Tiere so fettleibig wurden.« Leibel erwärmte sich besonders für diese Mäuse, sie weckten in ihm das gleiche Interesse, wie das, was er am College quasi nebenbei gelesen hatte.

Als Leibel allmählich am Massachusetts General aufstieg, wurde er in die Fakultät der Harvard Medical School berufen. Dort bat ihn ein Medizinstudent im vierten Jahr, seine Doktorarbeit über die Regulierung von Körpergewicht zu betreuen. Sobald Leibel sich damit beschäftigte, beschloss er, so erinnert er sich, »dass dieses Gebiet genau das war, was mich interessierte. Irgendwie verbreitete sich die Nachricht, und man begann, mir junge Patienten mit Adipositas zu schicken, weil keiner so genau wusste, was er mit diesen Kindern machen sollte. Jeder dachte, sie könnten eine primäre endokrine Störung wie Schilddrüsenunterfunktion oder eine übermäßige Glukokortikoidaktivität haben, und natürlich traf das auf die meisten nicht zu. Ich bekam wirklich eine Menge adipöser Kinder zu sehen«.

An einem Abend 1977 zerrte Sandra ihren Sohn aus seinem gemütlichen Zuhause und machte sich auf den Weg durch das eisige Boston ins Massachusetts General, in der Hoffnung, dass Rudy Leibel ihr endlich erklären könnte, was mit Randall los war. Sie wartete, während Leibel ihren Sohn auf Störungen hin untersuchte, die Grund für eine Gewichtszunahme sein könnten. Leibel erstellte die Anamnese für den Jungen. Adipöse Kinder wurden im Allgemeinen auf Schilddrüsenunterfunktion und auf Morbus Cushing getestet, deren Ursache eine Überproduktion von Glukokortikoid ist. Leibel erinnert sich: »Dieser Junge hatte eindeutig nichts davon. Er war sehr fettleibig aus Gründen, die weder ich noch sonst jemand verstand.« Soweit Leibel wusste, aß der Junge weder riesige Portionen noch hockte er den ganzen Tag auf der Couch. Nichts, was er tat, schien ein Auslöser für Fettleibigkeit zu sein. Leibel fasst zusammen: »Ich wusste nicht, warum dieses Kind so fettleibig war, aber ich glaubte auch nicht, dass es seine Schuld war. Ich wusste nur nicht, wo das Problem lag.«

Nach kurzem Schweigen wandte er sich an Sandra und sagte: »Das ist mir ein Rätsel.« Wieder Schweigen. Leibel brach die peinliche Stille und erzählte ihr dann so etwas wie, sie solle auf Randalls Ernährung achten und dafür sorgen, dass er Sport treibt, zudem betonte er die Bedeutung von richtigem Essen

Der Arzt war überzeugt, dass er bei der Diagnose sein Bestes gegeben hatte, und erwartete, dass die Mutter seine Ausführungen respektvoll aufnehmen würde. Stattdessen griff sich Sandra wütend ihren Sohn und sagte: »Randall, lass uns von hier verschwinden. Dieser Arzt weiß einen Scheißdreck!«

Leibel erinnert sich an sein darauffolgendes Wechselbad der Gefühle. Zuerst war er fassungslos, dann beleidigt und schließlich peinlich berührt, als Sandra Randall am Arm packte und aus seinem Büro stürmte. Als er jedoch später über die Begegnung nachdachte, wurde ihm klar, dass Sandra recht hatte. »Ich erkannte genau in diesem Moment, dass das, was Randalls Mutter gerade zu mir gesagt hatte, recht drastisch meinen damaligen Wissensstand über Adipositas zusammenfasste«, sagte er. »Ich fühlte mich allerdings nicht ganz schuldig, denn ich wusste genauso viel wie alle anderen auch.« Niemand begriff damals wirklich, was bei Adipositas im Körper passierte, doch für Leibel war diese Begegnung wegweisend: »Ich beschloss, dass ich eine Laborausbildung machen würde. Bis dahin hatte ich noch nie so richtig praktisch am Tisch gearbeitet. Trotzdem entschied ich, einen Schritt zurückzugehen und mich wirklich in die Grundlagenforschung zu vertiefen.«

Nach diesem ziemlich verkorksten Anfang sollte Leibel Dinge herausfinden, die unser Verständnis von Fett völlig verändern und das Dogma kippen würden, dass hartnäckige Fettleibigkeit einfach auf Fressgier zurückzuführen ist. Aber das brauchte seine Zeit.

Rudy Leibel wusste schon, wo er mit seiner Forschung ansetzen würde. Vor einigen Jahren hatte er auf einem Kongress für Pädiatrie Jules Hirsch getroffen, der die Adipositasforschung an der Rockefeller University in New York City leitete. Dabei handelte es sich um eines der führenden Adipositas-Forschungszentren der Welt, und Hirsch war ein erfahrener Wissenschaftler, der zu der Zeit Veränderungen an Fettzellen nach Gewichtsverlust erforschte. Hirsch hatte Leibels starkes Interesse an Adipositas bemerkt, und als der Bostoner Arzt beschloss, in die Forschung zu wechseln, lud Hirsch ihn ein, in sein Team zu kommen.

Die Rockefeller University ist eine äußerst angesehene Institution, und eine Stelle dort zu erhalten gilt als eine bedeutende Anerkennung für jeden Wissenschaftler. Die meisten, die der Fakultät beitreten, verfügen über eine umfangreiche akademische Ausbildung und haben gerade ihre Promotion hinter sich; in der Regel bedeutet es für sie einen gleitenden Übergang. Für Leibel war es nicht so leicht, sich den Bedingungen der Forschungswelt anzupassen. Als Fakultätsmitglied der Harvard Medical School und Arzt am Massachusetts General Hospital verfügte er über ein üppiges Gehalt und genoss einen angenehmen Lebensstil in einem großen viktorianischen Haus im angesagten Teil von Brooklyn. Sein Neuanfang in der Forschung bedeutete große finanzielle Einbußen. Er musste mit seiner Frau und den beiden Kindern dieses schöne Haus verlassen, den größten Teil ihrer Habe verkaufen und in eine 110 Quadratmeter große Wohnung im Haus der Fakultät ziehen. Leibel meint im Rückblick: »Als ich von Boston an die Rockefeller University wechselte, hatte ich eigentlich nur eine Doktorandenstelle. Es handelte sich also um einen deutlichen Rückschritt in meiner Karriere. Aber ich habe das getan, damit ich Zugang zu einem Labor bekam und die Zeit hatte, mich für die Forschung weiterzubilden.« Glücklicherweise für Leibel reagierte seine Frau verständnisvoll. »Sie sagte: ›Wenn es das ist, was du wirklich machen willst, bin ich dabei.‹… Sie hat mir nie vorgeworfen, ich hätte einen Knall … Sie hat mich enorm unterstützt.«

Obwohl das damals noch niemand wissen konnte, war sein Entschluss, dem Team von Hirsch und den anderen Wissenschaftlern an der Rockefeller University 1978 beizutreten, der erste Schritt in eine bemerkenswerte Karriere. Mit dem Beispiel Randall vor Augen begann Leibel mit den grundlegenden molekularen Aspekten von Adipositas und untersuchte, auf welche Weise Nebenprodukte des Fettstoffwechsels Hunger und Gewichtsabnahme beeinflussen. Er untersuchte genetische und hormonelle Faktoren bei Adipositas und stellte fest, dass einige Hormone, wie Adrenalin, den Fettabbau erleichtern, während andere, wie Insulin, ihn hemmen. Leibel untersuchte auch das *ob*-Gen und seine Wirkung auf Fett.

Mit jeder weiteren Entdeckung bemerkte Leibel jedoch etwas Ungewöhnliches. Anscheinend hatte Fett die unheimliche, hinterhältige Fähigkeit, sein eigenes Schicksal zu bestimmen. Den ersten Hinweis auf sein heimtückisches Wesen fand Leibel 1983. Er stellte fest, dass Fett über ein ganzes Waffenarsenal verfügte, um sich zu verteidigen, wenn jemand es wagte, den Kampf dagegen aufzunehmen.

Leibel und Hirsch hatten die Akten von Patienten untersucht, die zwischen 1965 und 1979 an Adipositasstudien am Rockefeller University Hospital teilgenommen hatten. Sie verglichen die Nahrungsaufnahme von 26 adipösen Patienten, bevor und nachdem sie durchschnittlich 50 Kilo verloren hatten. Obwohl dies eine bemerkenswerte Gewichtsabnahme war, waren diese Patienten immer noch übergewichtig – man bezeichnete sie als »mäßig adipös«. Diese Gruppe benötigte 28 Prozent weniger Kalorien, um ihr vermindertes Gewicht zu halten, was durchaus verständlich ist: Wenn Menschen abnehmen, brauchen sie weniger Kalorien. Aber die Wissenschaftler machten eine interessante Beobachtung, als sie die Nahrungsaufnahme der mäßig Adipösen mit der von Kontrollpersonen verglichen, die nie fettleibig gewesen waren. Die mäßig Adipösen nahmen etwas weniger Kalorien zu sich als diejenigen, die nie fettleibig gewesen waren, aber ihr Gewicht lag immer noch 60 Prozent höher. Auf irgendeine Weise gelang es dem restlichen Körperfett der mäßig Adipösen, mit weniger Kalorien als zuvor zu überleben.

Leibel war fasziniert. Wie war es möglich, dass Adipöse entschieden weniger aßen als Menschen mit Normalgewicht und trotzdem ihren überdurchschnittlich hohen Körperfettanteil behielten? 1985 holte er Dr. Michael Rosenbaum mit ins Boot. Rosenbaum hatte gerade ein Forschungsstipendium im Bereich pädiatrische Endokrinologie am benachbarten New York Presbyterian Hospital erhalten. Er teilte Leibels Liebe zur Literatur, und während sie mal über Emily Dickinson, mal über die Ursachen von Fettleibigkeit diskutierten, legten sie den Grundstein für eine enge Zusammenarbeit. Rosenbaum, 1,90 Meter groß, langes, gewelltes Haar, erinnert sich: »Rudy und Jules besaßen alle Qualitäten großer Wissenschaftler und Dozenten. Sie präsentierten ihre Forschung klar und verständlich und noch dazu auf eine so mitreißende, spannende Art, dass man einfach dazugehören wollte.« Rosenbaum ging 1988 an die Rockefeller University und erforschte gemeinsam mit Leibel Unterschiede im Stoffwechsel bei dünnen und fettleibigen Menschen. Diese Forschung sollte zu einigen der wichtigsten Erkenntnisse über Adipositas führen.

Die beiden Wissenschaftler schalteten Anzeigen, um Probanden für ihre Studie zu finden. Zu den Anforderungen für die Teilnahme an der Studie gehörte, dass sie mindestens während der letzten sechs Monate das höchste Gewicht in ihrem Leben hatten und sich bereit erklärten, zehn Prozent davon im Rahmen der Studie abzunehmen. Außerdem mussten sie einwilligen, dass man die Reaktionen ihres Körpers auf den Gewichtsverlust untersuchen durfte. Zur Kontrolle nahmen die Forscher auch schlanke Probanden auf, die die gleiche Behandlung erfahren sollten. Alle Teilnehmer stimmten zu, sich für mindestens sechs Monate in einem Krankenhaus aufzuhalten, wo sowohl Ernährung als auch sportliche Aktivitäten streng kontrolliert wurden. Trotz dieser enormen Auflagen waren viele bereit, sich auf die Aussicht hin,

Gewicht zu verlieren, untersuchen zu lassen. Im Lauf der Studie haben mehr als 150 Personen daran teilgenommen.

Die Probanden ernährten sich ausschließlich von Shakes, mit einer akribisch ausgeklügelten, ausgewogenen Zusammenstellung von Kohlenhydraten, Fetten und Proteinen. Nicht gerade das leckerste Essen, aber die Teilnehmer hielten sich an die Vereinbarungen, die sie eingegangen waren. Nach einer ersten Testphase und einer Stabilisierung des Gewichts wurde der Nährwert ihrer Shakes auf 800 Kalorien pro Tag reduziert, bis sie zehn Prozent ihres Körpergewichts verloren hatten, was in der Regel 35 bis 60 Tage dauerte. Während der gesamten Studie betätigten sich die Probanden sportlich, um ihr gewohntes Fitnesslevel zu halten. Für alle war es eine intensive, manchmal schwierige Erfahrung wegen des Hungers und der Eintönigkeit, aber sie verloren Gewicht.

Nachdem die Probanden sich auf ihrem reduzierten Gewicht eingepegelt hatten, konnten Leibel und Rosenbaum endlich darangehen zu erforschen, was sich in ihrem Stoffwechsel verändert hatte. Sie fanden heraus, dass sowohl schlanke als auch adipöse Menschen nach dem Verlust von zehn Prozent ihres Körpergewichts etwa 22 Prozent weniger Kalorien benötigen, um ihr reduziertes Gewicht zu halten, verglichen mit jemandem, für den das das »natürliche« Gewicht war. Dies bedeutete, dass die meisten Menschen, die nur zehn Prozent ihres Gewichts verloren hatten, etwa 250 bis 400 Kalorien weniger pro Tag essen oder entsprechend mehr trainieren mussten, wenn sie nicht wieder zunehmen wollten, verglichen mit jemandem, der ohne Diät so viel wog. Man bekam quasi eine kalorienmäßige »Strafe« aufgebrummt, wenn man zunahm und dann an Gewicht verlor.

Wie schaffte es das Fett, sich trotz weniger Kalorien so hartnäckig zu halten? Um dies zu verstehen, untersuchten die Forscher, wie sich der Energieverbrauch im Körper veränderte, nachdem er Fett verloren hatte. Durch komplizierte Berechnungen spaltete das Team den gesamten Energieverbrauch des Körpers in seine einzelnen Bestandteile auf, zu denen sowohl die im Ruhezustand verbrauchte Energie als auch die im Aktivzustand, zum Beispiel beim Training, verbrannte Energie gehören.

Leibel und Rosenbaum stellten fest, dass nach einem Gewichtsverlust von zehn Prozent die im Ruhezustand verbrauchte Energie um etwa 15 Prozent abnahm. Der Energieverbrauch bei körperlicher Aktivität ging sogar noch weiter zurück – um 25 Prozent. Sobald wir also abnehmen, arbeitet unser Körper effizienter, spart Energie im Ruhezustand ein, und noch mehr bei sportlicher Bewegung. Mit anderen Worten: Ein Mensch, der abgenommen hat, muss fünf Kilometer laufen, jemand mit dem gleichen natürlichen Gewicht nur vier, um dieselbe Anzahl Kalorien zu verbrennen. Das heißt, wenn der Abnehmwillige, der sein Gewicht reduziert hat, wie der andere bei gleichem natürlichen Gewicht isst und trainiert, dann nimmt er zu. Das ist unfair. Nachdem wir hart daran gearbeitet haben, Fett abzubauen, müssen wir härter arbeiten als diejenigen, die noch nie eine Diät gemacht haben, und sind für immer einem höheren Risiko ausgesetzt, wieder zuzulegen. So kann schon eine vorübergehende Gewichtszunahme lebenslange Folgen haben.

Warum benötigen Körper mit gleichem Fettanteil und gleicher Masse unterschiedliche Kalorienmengen, je nachdem, ob man eine Diät gemacht hat oder nicht, um sein angestrebtes Gewicht zu erreichen? Leibel und Rosenbaum gingen davon aus, dass Veränderungen im Hormonhaushalt dafür verantwortlich waren. Sie verfolgten diese Annahme, indem sie Studienteilnehmern vor und nach der Gewichtsreduzierung Blutproben entnahmen, und fanden dabei heraus, dass bei ihnen der Leptin-Spiegel nach der Gewichtsabnahme signifikant sank. Dies kam nicht überraschend, wenn man bedenkt, dass Fett Leptin ausschüttet und diese Menschen nun weniger Fett im Körper hatten. Aber außer dem Wert des Leptins sanken auch die Werte der Schilddrüsenhormone deutlich. Schilddrüsenhormone regulieren den Stoffwechsel – wenn ihr Wert zurückgeht, verlangsamt sich auch unser Stoffwechsel. Leibel und Rosenbaum überprüften auch die Werte von Adrenalin und Noradrenalin, Hormone, die den Grundumsatz erhöhen. Wenn die Teilnehmer abnahmen, sanken auch diese Werte, wodurch der Stoffwechsel sich ebenfalls verlangsamte. Nach der Gewichtsabnahme unternahm der Körper also koordinierte Anstrengungen, um das bekannte Ausgangswohlfühlgewicht wiederzuerlangen, indem er die Kalorienverbrennung reduzierte.

Leibel erklärt das so: »Jeder, der durch eine Diät oder andere Methoden an Gewicht verloren hat, neigt dazu, dieses mit ziemlicher Genauigkeit wieder zu erreichen. Die Menschen werden im Allgemeinen zu dem Gewicht zurückkehren, bei dem sie mit der Diät begonnen haben, nicht weit darunter oder weit darüber, als würde der Körper irgendwie spüren, wo sein normaler Körperfettanteil liegt.«

Die sinkenden Hormonwerte lieferten die Erklärung, warum sich der Stoffwechsel verlangsamt hat und wir nach der Gewichtsabnahme weniger Energie verbrauchen als zuvor. Aber die Frage blieb: Warum hat Fettabbau Einfluss auf diese Hormone und verändert den Stoffwechsel? Viele Forschungslabors hatten sich genau mit dieser Frage beschäftigt und festgestellt, dass Fett mittels des von ihm ausgeschütteten Leptins in der Lage ist, die Aktivität unserer Hormone und unseres Nervensystems zu verändern. Das in den Blutkreislauf freigesetzte Leptin erreicht schließlich unser Gehirn und unsere Hormondrüsen. Es erhöht die Ausschüttung wichtiger Schilddrüsenhormone, ebenso von Noradrenalin und Adrenalin, die alle unseren Stoffwechsel anregen. Wenn Leptin auf einem normalen Level ist, gilt das auch für diese Hormone und unseren Stoffwechsel. Wenn wir jedoch Fett verlieren und unser Leptin-Spiegel sinkt, verlangsamt sich auch die Ausschüttung dieser Hormone, ebenso wie unser Stoffwechsel.

Außerdem reagieren die Skelettmuskeln bei Leptin-Mangel effizienter und verbrauchen weniger Energie. Dies geschieht durch eine Reihe von Faktoren, unter anderem dem Rückgang der Schilddrüsenhormonwerte. Und auch dies führt wiederum dazu, dass der Stoffwechsel sich verlangsamt und die kalorienverbrennenden Effekte von sportlicher Betätigung aufgehoben werden. Diese Reaktion tritt übrigens immer ein, egal, ob man durch weniger Kalorien oder mehr Bewegung Fett verliert. So übt das Fett durch Leptin einen starken Einfluss auf den Körper aus und kann über sein eigenes Schicksal bestimmen, indem es den Kalorienverbrauch herabsetzt.

Rosenbaum sagt: »In unserer Gesellschaft herrscht ein großes Vorurteil. Die Leute denken, dass jemand, der von Natur aus schlank ist, aber ein paar Pfunde mehr nicht loswerden kann, einfach einen langsamen Stoffwechsel hat, aber jemand, der fettleibig ist und einen starken Gewichtsverlust nicht lange aufrechterhalten kann, faul und gefräßig ist. Doch es gibt viele Gründe, warum Fett sich so hartnäckig hält. Im Idealfall sollte man also etwas tun, bevor Adipositas sich überhaupt entwickelt.«

Leibel und Rosenbaum entdeckten die Usachen, warum unser Stoffwechsel sowohl während als auch nach der Gewichtsabnahme langsamer wird. Das hat viel mit der Reduzierung von Fett und Leptin zu tun. Aber es galt, noch mehr Geheimnisse zu lüften. Wenn der Körper nach der Gewichtsabnahme weniger Energie verbrauchte, dann sollten die Menschen logischerweise auch weniger Hunger haben, oder?

Leider ist dem nicht so. Die mäßig Adipösen gierten nach Nahrung wie nie zuvor. Leibel und Rosenbaum taten sich mit Joy Hirsch, Leiterin des Programms für Bildgebung und Kognitionswissenschaften an der Columbia University, zusammen. Hirsch ist Expertin für fMRT (funktionelle Magnetresonanztomografie), eine Methode, mit der man die Gehirnaktivität überwachen kann, während Menschen verschiedene Aufgaben erledigen. Das Team untersuchte fMRT-Hirnscans bei den mäßig Adipösen, während diese Bilder von Lebensmitteln betrachteten. Menschen, die zehn Prozent ihres Körpergewichts verloren hatten, zeigten viel stärkere Reaktionen auf die Bilder als diejenigen, die noch nie Gewicht verloren hatten. Als Ersteren Bilder von Essen gezeigt wurden, leuchtete der Teil des Gehirns, der für emotionale oder sensorische Reize zuständig ist, hell auf, viel stärker als bei der zweiten Gruppe. Gleichzeitig waren bei dem Teil des Gehirns, der die Nahrungsaufnahme kontrolliert, die Reaktionen deutlich vermindert. Abnehmen macht uns also empfänglicher für Essen und schwächt unser Kontrollvermögen über die Nahrungsaufnahme – eine Killer-Kombination.

Die fMRT-Beobachtungen haben sich so auch in der Praxis bewiesen. Wenn sich die adipösen Teilnehmer der Studie, die eine Gewichtsabnahme hatten, zum Essen setzten, schätzten sie sich zu Beginn hungriger und am Ende weniger gesättigt ein als zu der Zeit vor ihrer Diät. Und zwar unabhängig davon, ob die Menge an Nahrung gleichgeblieben oder höher war als vor dem Abnehmen.

Leibel sagt: »Wir haben Patienten fünf oder sechs Jahre nach ihrer Gewichtsabnahme untersucht, und da wiesen sie genau die gleiche Senkung des Energieverbrauchs und den erhöhten Antrieb zur Nahrungsaufnahme auf. Wir glauben nicht, dass sich das je ändern wird.« Also schlechte Nachrichten für Abnehmwillige. Und es zeigt sich erneut, wie wichtig es ist, übermäßigen Fettaufbau gleich schon im Vorfeld zu verhindern.

Jahre nach dieser schicksalhaften Begegnung mit Randall und seiner Mutter fand Rudy Leibel viele mögliche Antworten auf das Gewichtsproblem des Jungen. Durch Leptin, seinen stärksten Botenstoff, kann Fett unseren Appetit beeinflussen. Es kann unsere Muskeln dazu bewegen, ihren Energieverbrauch zu reduzieren. Außerdem kann es unser sympathisches Nervensystem und die Ausschüttung von Hormonen zum Beispiel aus der Schilddrüse oder Adrenalin und Nordadrenalin beeinflussen. Vor allem kann es unser Denken beeinflussen und stärkere Reaktionen auf Nahrung hervorrufen, unsere Hemmung Essen gegenüber verringern und uns veranlassen, falsch einzuschätzen, wie viel wir bereits gegessen haben. Fett ist doch tatsächlich in der Lage, unsere Gedanken zu kontrollieren!

Obwohl er nie die Möglichkeit hatte, sich zu einem späteren Zeitpunkt mit Randall zu beschäftigen, sah Leibel seinen Fall als Wendepunkt in seiner Karriere an. Er lieferte ihm die Frage, die ihm unter den Nägeln brannte, eben jenen Anlass, den Forscher brauchen, um ihr Leben der Wissenschaft zu widmen, und das Ergebnis hat sich sowohl für Leibel als auch für die Adipositasforschung gelohnt.

Viele von Leibels neuesten Studien beweisen, dass sich die konzertierte Aktion des Körpers, um wieder zuzunehmen, bei Patienten, die einmal Gewicht verloren haben, durch die zusätzliche Gabe von Leptin umkehren lässt. Sein Ansatz ist, Patienten, die abgenommen haben, wie Menschen mit Leptin-Mangel zu behandeln, eben wie zum Beispiel Layla Malik (siehe Kapitel 2, Seite 46). Die Injektion von Leptin zeigt bei Menschen mit einem normalen Hormonspiegel keinerlei Wirkung, bei Menschen mit ungewöhnlich niedrigen Werten – ganz gleich, ob aufgrund von Gewichtsabnahme oder genetischen Ursachen – jedoch schon. Leibel hatte in den ersten Studien gute Ergebnisse erzielt. Wenn Studienteilnehmer, die zehn Prozent ihres Gewichts verloren hatten, täglich Leptin-Injektionen erhielten, hatten sie ihr Hungergefühl besser unter Kontrolle, ihr Stoffwechsel beschleunigte sich, und es fiel ihnen leichter, ihr reduziertes Gewicht zu halten. Der Einsatz von Leptin ist noch in der Studienphase und wurde noch nicht für eine breitere Verwendung zugelassen. Leibel forscht aber auch nach weiteren Behandlungsansätzen. Eigentlich, so meint er, sucht er immer noch nach Möglichkeiten, um Randall zu helfen.

Bestätigung aus Melbourne

Leibel und Rosenbaum haben große Fortschritte in Sachen Fett und für das Verständnis erreicht, welch große Macht es über uns hat. Parallel zu ihnen führte 16 000 Kilometer entfernt in Melbourne, Australien, Dr. Joseph Proietto damals seine eigenen Untersuchungen zu der Fähigkeit von Fett durch, sich so hartnäckig zu halten. Proietto, ein ausgebildeter Endokrinologe, untersucht und behandelt seit Jahrzehnten Menschen mit Gewichtsproblemen. Er ist der Gründer der Adipositasklinik am Austin Hospital in Melbourne. Im Lauf der Jahre hat er miterlebt, wie seine Patienten erst Fett verloren und es danach wieder zurückbekamen. Dieser ewige Kreislauf zehrt an Leib und Seele aller Beteiligten. Proietto meint dazu: »Sie können sich nicht vorstellen, wie frustrierend die Behandlung von Adipositas ist. Da waren all diese Menschen, die mit dem klaren Ziel, Gewicht zu verlieren, zu mir in die Klinik kamen. Und sie waren richtig motiviert. Erst nahmen sie erfolgreich ab, doch dann legten sie allmählich wieder zu. Und ich dachte mir, das kann doch nicht nur daran liegen, dass all diese Menschen willensschwach sind. Es muss mehr dahinterstecken.« Proiettos Enttäuschung über die Situation brachte ihn dazu, die Untersuchungen auf zusätzliche hormonelle Reaktionen auf eine Gewichtsabnahme auszudehnen, in der Hoffnung, seinen Patienten später dabei helfen zu können, ihr reduziertes Gewicht, für das sie so hart gearbeitet hatten, zu halten.

2009 versammelte Proietto 50 adipöse Patienten in einer Studie. Der Plan war, dass sie, wie in den Experimenten von Leibel und Rosenbaum, zehn Prozent ihres Körpergewichts verlieren sollten, danach wollte er untersuchen, inwieweit sich ihr Hormonhaushalt verändert hatte. Anders als in den Studien seiner Kollegen untersuchte Proietto auch eine Reihe von Hormonen, die in den Verdauungsorganen produziert werden. Darunter Ghrelin, das den Appetit anregt, und die Peptide YY (manchmal auch PYY), GLP-1 und Cholecystokinin (CCK), die allesamt Hunger und damit die Nahrungsaufnahme hemmen.

Die Teilnehmer an Proiettos Studie ernährten sich extrem kalorienarm und ersetzten die Mahlzeiten durch Optifast-Shakes und gering stärkehaltiges Gemüse. Acht Wochen lang aßen sie nur 500 bis 550 Kalorien pro Tag. In der neunten und zehnten Woche begannen

Teilnehmer, die zehn Prozent ihres Körpergewichts verloren hatten, sich allmählich wieder normal zu ernähren. Sie wurden von einem Diätetiker beraten und erhielten einen Ernährungs- und Trainingsplan, um den hart erkämpften Gewichtsverlust über das nächste Jahr aufrechtzuerhalten. Proietto empfahl ihnen, Kohlenhydrate mit einem niedrigen glykämischen Index wie Gemüse und Vollkornkost zu essen (der glykämische Index ist eine Möglichkeit, Lebensmittel auf einer Skala von 1 bis 100 einzustufen, da er den Blutzuckerspiegel beeinflussen kann) sowie Fett zu reduzieren und 30 Minuten pro Tag Bewegung einzuplanen. Die Teilnehmer wurden ein Jahr lang alle zwei Monate persönlich und dazwischen öfter telefonisch beraten.

Die meisten Probanden begannen bei etwa 100 Kilo und verloren durchschnittlich 12 bis 15 Kilo in zehn Wochen. Sich lange Zeit nur von Shakes zu ernähren war eine echte Herausforderung, aber alle freuten sich über den Gewichtsverlust und die Möglichkeit, eventuell noch schlanker zu werden. Doch schon wenige Monate nach der harten Diät ging ihr Gewicht schleichend nach oben. Bis zum Ende des Jahres hatten die Teilnehmer durchschnittlich 30 bis 40 Prozent ihres Gewichts wieder zugenommen. Ein typischer Effekt, den man bei allen Abnehmwilligen beobachten konnte.

Während der Studie hatten Proietto und sein Team fleißig Blutproben genommen und den Hormonspiegel der Teilnehmer in Reaktion auf ihr verändertes Gewicht untersucht. Zu Beginn der Diät wurden die Körpermaße, der Appetit und der Hormonspiegel der Patienten aufgenommen und überprüft, um eine Basis festzulegen, dann wieder nach zehn Wochen direkt im Anschluss an die Diät und schließlich ein Jahr danach.

Proietto setzte die Gewichtsveränderungen der Patienten zu ihren Hormonwerten an den entsprechenden Zeitpunkten in Beziehung. Dabei fiel ihm etwas ebenso Faszinierendes wie Ernüchterndes auf: Der Hormonhaushalt seiner Patienten schien nach einer erfolgreichen Diät dauerhaft so verändert, dass er tatsächlich eine Gewichtszunahme begünstigte. Die Hormone programmierten die Körper der Teilnehmer darauf, mehr Appetit zu entwickeln, nachdem sie abgenommen hatten, und trieben sie dazu, wieder Fett anzusetzen.

Leptin, das Sättigungshormon des Körpers, hatte direkt nach Beendigung der Diät den niedrigsten Wert, was bedeutet, dass die Menschen mehr Hunger hatten als vor der Gewichtsabnahme. Und ein Jahr später waren die Leptin-Werte immer noch deutlich niedriger als vor Beginn der Diät. Der Wert von Ghrelin, dem Hormon, das uns Hunger empfinden lässt, lag sogar um etwa 20 Prozent höher. Der Wert von Peptid YY, das Hunger unterdrückt, war viel niedriger als vor der Diät. Die Werte von GLP-1 und Cholecystokinin hatten sich ebenfalls dahingehend verändert, dass die Menschen hungriger waren als zuvor, und dieser Zustand blieb sogar so, nachdem die Probanden viel von dem ursprünglich verlorenen Gewicht wieder zugenommen hatten.

Proietto erkannte die entmutigende Wahrheit: Eine Kombination aus Veränderungen in den Hormonwerten weckte in Menschen, die erfolgreich abgenommen hatten, ein viel stärkeres Hungergefühl als vorher, was sie dazu veranlasste, verlorene Pfunde wieder zuzulegen. »Im Körper entsteht ein koordinierter Verteidigungsmechanismus aus mehreren Komponenten, die uns alle dazu bewegen wollen, Gewicht zuzunehmen«, sagte Proietto. »Deshalb ist das Halten eines einmal erzielten Gewichtsverlusts ein ewiger Kampf, und so viele Adipositasbehandlungen scheitern.«

Proiettos Arbeit bestätigte Leibels Studienergebnisse und zeigte, wie hartnäckig Fett ist. Unser Körper wird stets Hormone und neuronale Systeme einsetzen, um das aktuelle Gewicht zu halten. Ein niedrigeres Gewicht zu halten ist eine gewaltige Herausforderung.

Fett ist im Blut

Rudy Leibel, Michael Rosenbaum und Joseph Proietto zeigten die vielfältigen Möglichkeiten auf, wie Fett für die eigene Erhaltung sorgt. Mittels Leptin kann es den Hormonspiegel erhöhen oder senken, die Skelettmuskeln und das Nervensystem beeinflussen, das Gehirn so stimulieren, dass es nach mehr Nahrung verlangt, und das alles in aufeinander abgestimmten Prozessen mit dem Ziel, den Energieverbrauch zu reduzieren und die Aufnahme deutlich zu erhöhen. Andere Forscher entdeckten noch ein weiteres seltsames Phänomen. Fett, so schien es, kann sich eine Blutversorgung verschaffen, um das eigene Wachstum zu fördern.

Das Konzept der Angiogenese, das heißt der Bildung neuer Blutgefäße, wurde (wie in Kapitel 3, Seite 69, beschrieben) vom Harvard-Professor Judah Folkman entdeckt. Seine Arbeit zeigte, wie Tumore wachsen und sich ausbreiten, indem sie chemische Signale an benachbarte Blutgefäße senden, was diese veranlasst, neue, röhrenförmige Strukturen auszubilden, die in Richtung des Tumors wachsen. Diese neuen Gefäße speisen den Tumor mit Blut, sodass er wachsen kann. Aufgrund dieser Entdeckung konnte man wirkungsvolle Medikamente entwickeln, die den Prozess der Angiogenese hemmen, damit Tumorwachstum verhindern und letztlich die Lebensdauer vieler Krebspatienten verlängern.

Vor Kurzem haben Forscher herausgefunden, dass Fettgewebe genauso reagiert wie Tumore. Wenn sich Fett infolge übermäßiger Nahrungsaufnahme vermehrt, setzt es als Reaktion darauf die gleichen chemischen Signale frei, die daraufhin zu den benachbarten Blutgefäßen gelangen, sodass diese in Richtung des Fetts »austreiben«. Dadurch entsteht ein zusätzliches Gefäßsystem, das das Fett mit Nährstoffen und Sauerstoff versorgt, es hat den besten Nährboden und kann schließlich weitere Fettzellen produzieren. Diese neu gebildeten Blutgefäße schaffen außerdem zusätzliche Wege für im Blut zirkulierende Triglyzeride, die sich im Fettgewebe einlagern. Fett erzeugt also tatsächlich Fett.

Dr. Jian-Wei Gu von der Krebsforschungsabteilung des University of Mississippi Medical Center testete Angiogenesehemmer, die zur Krebsbekämpfung eingesetzt werden. Er wollte sehen, ob sie ebenfalls die Bildung von Blutgefäßen verhindern würden, die das Fettwachstum erst ermöglicht. Gu und sein Team verabreichten adipösen Mäusen einen Angiogenesehemmer, woraufhin diese stattliche 70 Prozent ihrer Fettmasse verloren. Ihre fettfreie Körpermasse, wie Muskeln, blieb davon unberührt. Neben dem Fettabbau bewirkten die Medikamente auch, dass sich der Appetit der Tiere verringerte. Gu äußert die Hoffnung: »Dies könnte eine sehr gute Strategie zur Behandlung von Fettleibigkeit sein, zumindest für eine begrenzte Zeit.« Natürlich müssten Effizienz und Nebenwirkungen eines derartigen Einsatzes von Krebsmedikamenten gegeneinander abgewogen werden, aber Gus Forschung belegt wieder einmal, über welch mächtige Werkzeuge Fett verfügt.

Das Märchen von der Fettabsaugung

Fettabsaugung wurde als todsichere Methode angesehen, Fett nachhaltig loszuwerden. Wenn Sie es nicht über Diäten geschafft haben, oder wenn in einer bestimmten Körperzone dieses starrköpfige Fett einfach nicht weichen will, dann lassen Sie es doch absaugen und Sie haben nie wieder Probleme damit. Richtig, oder? Nein!

Neuere Studien beweisen, dass Fett nach der Absaugung sofort wieder nachwachsen kann, und das nicht unbedingt an derselben Stelle wie vorher. Die Ärzte Teri Hernandez und Robert Eckel von der University of Colorado untersuchten die Wirkung von Liposuktion bei 32 Frauen. Sie teilten die Frauen in zwei Gruppen auf: eine, deren Teilnehmerinnen Fett an den Hüften, Oberschenkeln und im Unterleibsbereich abgesaugt wurde, und eine Kontrollgruppe, die überhaupt keine Behandlung erhielt. Beide Gruppen waren einverstanden, für die Dauer eines Jahres, in dem verschiedene Tests an ihnen vollzogen wurden, keine Änderungen im Lebensstil vorzunehmen.

Nach sechs Wochen sank der Gesamtfettanteil in der Liposuktionsgruppe um rund zwei Prozent und in der Kontrollgruppe faktisch nicht. Doch nach sechs Monaten verringerte sich der Abstand zwischen den Gruppen, und nach einem Jahr gab es überhaupt keinen signifikanten Unterschied mehr. Bei den Frauen in der Gruppe, an denen eine Fettabsaugung vorgenommen worden war, stieg der Fettanteil wieder auf die gleichen Werte wie zuvor, obwohl sie keine Änderungen im Lebensstil vorgenommen hatten. Aber das Fett kehrte nicht einfach nur an die Stellen zurück, wo es vorher gewesen war. Es setzte sich woanders fest. Ein Teil des subkutanen Fetts, das aus Hüften, Oberschenkeln und Unterleib abgesaugt worden war, siedelte sich im gefährlicheren Viszeralbereich an, rund um die inneren Organe. Am Ende hatten die Frauen mit Liposuktion genauso viel Fett wie vorher, aber einen geringeren Anteil von gesundem Fett.

Selbst wenn wir also den gröbsten Hammer herausholen, um die Macht von Fett zu zerschlagen – indem wir es einfach chirurgisch entfernen lassen –, findet Fett immer einen Weg, uns zu überlisten und in noch gefährlicheren Formen zurückzukehren. Was also kann man tun, um ein solches Phänomen in den Griff zu bekommen?

Die Ärzte Fabiana Benatti und Antonio Lancha von der Universität São Paulo in Brasilien haben die Auswirkungen von körperlicher Bewegung bei Frauen nach einer Liposuktion untersucht. In ihrer Studie führten sie bei 36 Frauen eine Liposuktion durch und entfernten dabei subkutanes Fett am Unterleib. Nach der Fettabsaugung teilten sie die Frauen in zwei Gruppen auf. Eine nahm ihren gewohnten Lebensstil wieder auf, die zweite erhielt einen festen Trainingsplan, der aus fünfminütigem Aufwärmen bestand, gefolgt von 30 Minuten Krafttraining und 30 bis 40 Minuten Ausdauertraining auf dem Laufband – dreimal pro Woche über einen Zeitraum von vier Monaten.

Dann wurden die Ergebnisse interessant. Beide Gruppen bekamen kein subkutanes Bauchfett zurück. Aber die Gruppe, die nicht trainierte, hatte dieselbe Menge Fett innerhalb von sechs Monaten im viszeralen Bereich angesammelt (also in der Bauchhöhle), genau wie es auch in der Studie der University of Colorado beobachtet wurde. Außerdem verlangsamte sich der Stoffwechsel dieser Gruppe, und sie verbrauchte weniger Energie. Wie schon Leibel und Rosenbaum gezeigt hatten, kommt Fett zurück, selbst wenn man es durch eine Operation vermindert – schlicht, indem der Körper den Energieverbrauch senkt.

Die Gruppe dagegen, die tapfer trainierte, konnte den Fettverlust noch nach sechs Monaten halten, und überdies blieb ihr Energieverbrauch konstant. Auch ihre fettfreie Körpermasse (das heißt Muskeln und Knochen) nahm zu, was vermutlich dazu beitrug, ihren Energieverbrauch auf dem gleichen Niveau zu halten, da fettfreies Gewebe einen höheren Grundumsatz hat als Fett.

Der Unterschied zwischen beiden Gruppen ließ sich nicht auf die Ernährung zurückführen, da alle Teilnehmerinnen nach der Liposuktion die gleichen Essgewohnheiten beibehielten wie davor. Anscheinend machte die körperliche Bewegung allein den Unterschied aus, sie erhielt den Fettverlust. Da stellt sich die Frage: Hätten die Frauen von Anfang an trainiert, wäre überhaupt eine Liposuktion nötig gewesen?

Vom Fett ausgetrickst?

Überlebensstrategien. Gedankenkontrolle. Neuprogrammierung. Jason Bourne? Nein, wir reden von Ihrem Fett. Fett kann unglaublich gut um sein Überleben kämpfen. Wenn irgendeine Armee dieser Welt über derartig tolle Kräfte verfügte, müsste man sich vor ihr in Acht nehmen. Das Gleiche gilt für Fett. Jeder, der schon versucht hat, zusätzliche Pfunde loszuwerden, weiß genau, wie schwer das ist. Was an Fett einmal zugelegt wurde, kämpft darum, dort zu bleiben, wo es ist, und das vielleicht ein Leben lang.

Es ist nicht unmöglich, gegen Fett anzugehen, aber es erfordert große Anstrengung. Anhaltende Unzufriedenheit ist eines der Gefühle, die wir nicht jeden Tag ertragen. Und weil diese Gefühle so mächtig sind, kann sich Fett wieder anschleichen – wir geben schließlich nach.

Und dennoch gibt es ein paar Methoden, das hinterhältige Fett in den Griff zu bekommen. Eine davon ist, ausreichend zu essen, wenn man Hunger hat, und genug zu schlafen. Die Folge von Schlafmangel sind ein niedriger Leptin- und ein hoher Ghrelinspiegel, eine Kombination, die das Hungergefühl verstärkt, das Sättigungsgefühl reduziert und zu Adipositas führt. Untersuchungen zeigen, dass ungefähr sieben Stunden Schlaf pro Nacht ausgleichend auf unseren Hormonspiegel wirken und für den ganzen Tag Leptin-Werte hoch und Ghrelinwerte niedrig halten.

Wenn Sie nach einer ausreichenden Nachtruhe essen, nehmen Sie viel Wasser und kalorienarme Ballaststoffe zu sich, wie sie beispielsweise in grünen Blattsalaten zur Verfügung stehen. Das Nahrungsvolumen dehnt den Magen, was ein Signal für den Körper ist, weniger Ghrelin freizusetzen und das Hungergefühl zu verringern. Forschungsstudien beweisen außerdem, dass der Verzehr löslicher Fasern (wie sie in Zwiebeln, Knoblauch, Porree, Bananen, Gerste, Roggen und Hülsenfrüchten enthalten sind) den Ghrelinspiegel in unserem Kreislauf senken. Fügen Sie Ihrem Salat einige Proteine und Fette hinzu, von denen man weiß, dass sie CCK und PYY freisetzen – das sind zwei Hormone aus dem Verdauungssystem, die das Sättigungsgefühl erhöhen. Durch gezielte Kraftübungen kann man die Muskelleistung erhöhen und die Verlangsamung des Stoffwechsels, die nach dem Verlust von Fett auftritt, kompensieren, da die zusätzlichen Muskeln mehr Kalorien verbrennen.

Doch am wichtigsten für eine langfristige Gewichtsabnahme ist Durchhaltevermögen. Sobald Sie zugenommen haben und die Pfunde wieder loswerden müssen, ist das eine deutlich größere Herausforderung als für jemanden, der nur sein natürliches Gewicht hält. Da Fett so gerissen und hartnäckig ist, benötigen Sie die gleichen Eigenschaften, um es zu bekämpfen. Und mit den richtigen Anreizen lässt sich eine langfristige Gewichtsabnahme erreichen (mehr dazu in Kapitel 10, Seite 206). Schließlich muss sogar Jason Bourne manchmal Rückschläge einstecken.

Teil 2

Es liegt nicht nur am Essen, wenn wir dick werden

Kapitel 6

Bakterien und Viren – mikroskopisch klein, riesig in der Wirkung

Randy ist 62 Jahre alt und beachtliche 1,85 Meter groß. Er wuchs in den 1950er-Jahren auf einer Farm in Glasford, Illinois, auf, einem ruhigen, friedlichen Ort mit sehr heißen Sommern, schönen, frischen Herbsttagen und den für den Mittleren Westen typischen beißend kalten Wintern. Von klein auf kannte Randy nur die strenge Disziplin eines Farmerlebens. Bereits mit fünf Jahren stand er im Morgengrauen auf und schlüpfte noch vor dem Frühstück in Jeans und Stiefel, um die Kühe zu melken, Heu herbeizuschaffen und die Hühnerställe zu säubern. Tag für Tag, bei jedem Wetter und egal, wie es ihm ging, Randy erledigte seine körperlich schweren Aufgaben. Erst wenn er mit seiner Arbeit fertig war, kam er zum Frühstück in die Küche.

Das Ausmisten der Hühnerställe war kein leichter Job – denn dazu musste man erst in den Stall gehen, die Vögel aus ihren schmutzigen Käfigen herausholen und sie in ein Gehege scheuchen. Randy graute immer ein wenig davor, denn die Tiere konnten ziemlich angriffslustig sein, nachdem sie die ganze Nacht eingesperrt waren. Als Randy elf Jahre alt war, holte einmal ein besonders großer Hahn wütend mit seiner Kralle aus und fügte ihm einen tiefen Kratzer am Bein zu. Randy merkte, wie seine Haut aufgerissen wurde, und schrie laut vor Schmerzen. Er sagte, es hätte sich angefühlt, als würde er auf einen dicken Angelhaken aufgespießt. Der Hahn hatte ihm eine lange Wunde verpasst, und das Blut strömte nur so über Randys Bein bis auf den Knöchel. Er rannte zurück zum Haus, um die Wunde zu reinigen, da Hühner ziemlich schmutzig sind, wenn sie die Nacht im Käfig verbracht haben.

Einige Tage später bemerkte Randy, dass sich sein Appetit veränderte. Er war ständig hungrig. Essen zog ihn magisch an, und er konnte an nichts anderes denken. Er fing an, auch zwischen den Mahlzeiten zu essen, und wenn er sich schließlich an den Abendbrottisch setzte, stopfte er Unmengen in sich hinein. Randy war bis dahin immer dünn gewesen, aber im Lauf des folgenden Jahres nahm er etwa fünf Kilo zu. Seine Eltern dachten, das läge wohl an der Pubertät, obwohl es ein wenig früh dafür schien. Dass er so zugelegt hatte, war auch deswegen ungewöhnlich, weil alle anderen in der Familie dünn waren. Randy war Disziplin gewohnt, und so zwang er sich, weniger zu essen, ging zu kalorienarmen Lebensmitteln über und trieb mehr Sport. Aber als Teenager hatte er dann schließlich ständig zwischen 15 und 20 Kilo Übergewicht. Er erzählt: »Ich nahm so viel zu, obwohl diese Jahre zu meinen arbeitsreichsten auf der Farm gehören.«

Randy gelang es immer wieder, für besondere Anlässe abzunehmen, wie zum Beispiel eine wichtige Schülerratssitzung oder den Abschlussball, aber er traute sich nie, sein T-Shirt zum Schwimmen oder zum Sportunterricht auszuziehen. »Mit 14 Jahren beschäftigte mich nur die Frage, wie ich abnehmen konnte. Ich tat alles, nur um nicht zu essen. Mein Leben bestand aus nichts anderem mehr.« Er haderte mit sich, weil sein Oberkörper – obwohl er stark genug war, um jede körperlich schwere Aufgabe zu erfüllen – niemals die für Männer klassische V-Form annehmen würde.

Randys Familie unterstützte ihn bei seinen Bemühungen, sein Gewicht in den Griff zu bekommen. Es gab kalorienreduziertes Essen, man ließ ihm Freizeit für Sport, und keiner drängte ihn, etwas zu essen, das er nicht wollte. Doch auch auf dem College kämpfte er mit seinem Gewicht. Er erzählt: »Mit Anfang 20 lag es zwischen 90 und 105 Kilo, es war ein einziger Kampf.« Randy dachte immer wieder an den Moment zurück, in dem sich alles verändert hatte. Als Kind war er der

Dünnste unter seinen Freunden gewesen – bis zu dem Tag, als er von diesem Hahn gekratzt wurde.

Der seltsame Fall mit den indischen Hühnern

In Mumbai (Indien) trat Nikhil Dhurandhar in die Fußstapfen seines Vaters Vinod und spezialisierte sich wie dieser auf die Behandlung von Fettleibigkeit. Für Dr. Dhurandhar senior war die Behandlung von adipösen Menschen eine Lebensaufgabe gewesen. Vinod war selbst einmal übergewichtig gewesen, aber durch Einschränkungen beim Essen, gut geplante Mahlzeiten und Tennisspielen hatte er knapp 30 Kilo abgenommen, bis er bei gut 63 Kilo lag. Und er dachte, wenn er das geschafft hatte, könnte er bestimmt auch anderen helfen. Er eröffnete eine auf die Behandlung von Adipositas spezialisierte Arztpraxis, die schnell immer größer wurde. Das Vorbild seines Vaters bestimmte Nikhils Berufswahl, und er träumte davon, eines Tages in seine Praxis einzutreten. Nikhil erzählt: »Durch die Gespräche bei uns am Esstisch erfuhr ich als Heranwachsender viel über Adipositas und über adipöse Menschen, wie sie von Quacksalbern ausgenommen werden und wie sehr sie leiden. Das machte mich neugierig.« Dhurandhar junior studierte also Medizin und arbeitete danach in der väterlichen Praxis mit, ehe er sich selbstständig machte. Schließlich gründete er insgesamt drei Kliniken und behandelte mehr als 10 000 Patienten.

Aber Nikhil stieß auf die gleichen Schwierigkeiten, die Fachärzte für Adipositas auf der ganzen Welt beschäftigten. »Das Problem war, dass ich einfach nichts für Patienten tun konnte, was zu einer signifikanten und vor allem dauerhaften Gewichtsabnahme führen würde. Die Patienten kamen immer wieder zurück ... Es ist, wie Albert Stunkard von der University of Pennsylvania einmal sagte: ›Die meisten adipösen Menschen werden die Behandlung irgendwann abbrechen, viele werden gar nicht abnehmen, und von denen, die abnehmen, werden die meisten wieder zunehmen.‹ Leider erwies sich das als wahr.«

Viele Ärzte hätten sich wohl mit dieser Maxime abgefunden, aber nicht Nikhil Dhurandhar. Er ist ein wissbegieriger und nachdenklicher Mensch, der nach Antworten sucht, und so erklärt er, dass eine Kombination aus Neugier und Unwissenheit (oder mangelndes Bewusstsein gegenüber tief verwurzelten wissenschaftlichen Überzeugungen) ihn dort Fragen stellen lässt, wo andere es nicht tun.

Diese gegensätzlichen Charakterzüge zeigten sich bei ihm bereits als Kind. In der dritten Klasse beobachtete Dhurandhar einmal eine Ameisenstraße, in der die Insekten Krümel trugen, die größer waren als sie selbst. Er fragte sich, warum die Ameisen die Krümel nicht einfach auffraßen, anstatt sie zu tragen. Die winzigen Ameisen wanderten von einem Ende des Raums zum anderen und brachen fast unter ihrer Last zusammen, aber keine einzige hielt an, um sie zu fressen. Fressen Ameisen denn überhaupt, oder tragen sie nur Nahrung von einem Ort zum anderen?, fragte er sich damals. Der kleine Nikhil stellte daraufhin sein erstes Experiment an: Er nahm eine Handvoll Ameisen, setzte sie in eine Kiste mit etwas Reis, vergrub diese dann in der festen Absicht, sie nach ein paar Tagen auszugraben, um zu sehen, ob sie etwas von dem Reis gefressen hatten. Leider starben die Ameisen, aber Nikhils Neugier, besonders in Bezug auf Nahrung, blieb bestehen.

Nun, da er sich als Arzt mit Fettleibigkeit auseinandersetzte, stellte sich Dhurandhar immer mehr Fragen über Adipositas und die Art und Weise, wie sie behandelt wurde. Er beschloss, in die USA zu gehen, um dort noch einmal die Uni zu besuchen und sich in Sachen Ernährung weiterzubilden. Er sagt: »Wenn ich meine Karriere der Fettleibigkeit widmen wollte, musste ich besser gerüstet sein. Also verließ ich meine Praxis, ging in die Vereinigten Staaten, beendete meinen Master hier schnell innerhalb von elf Monaten und kam zurück nach Mumbai, um an einem Doktorandenprogramm in Biochemie teilzunehmen. In der Zeit habe ich meine Patienten weiterbetreut und gleichzeitig geforscht.«

Dhurandhar führt aus, dass es von da an immer wieder schicksalhafte Wendungen in seinem Leben gegeben hat, als ob ihn jemand bei seiner Suche nach Antworten auf Adipositas führen würde. Dabei spielt die Zahl Drei eine große Rolle. Denn so oft hat das Schicksal eingegriffen, um sein Leben zu verändern, und genauso viele verbreitete wissenschaftliche Prinzipien musste er im Lauf seiner Karriere über Bord werfen.

Das erste Mal griff das Schicksal in Dhurandhars Leben ein, als er einmal seinen Vater und einen Freund der Familie, S. M. Ajinkya, einen

Tierpathologen, zum Tee traf. Ajinkya beschrieb eine Epidemie, die damals in der indischen Geflügelindustrie wütete und Tausende von Hühnern tötete. Er hatte den Virus identifiziert und ihn nach seinen eigenen Initialen SMAM-1 benannt. Bei der Nekropsie der Hühner, erklärte Ajinkya, hatte sich gezeigt, dass deren Thymusdrüse geschrumpft, Nieren und Leber dagegen vergrößert waren. Zudem wurden Fettablagerungen im Bauchraum gefunden. Dhurandhar hielt dies für ungewöhnlich, da Viren normalerweise eine Gewichtsabnahme und keine Zunahme bewirken. Ajinkya wollte schon weiterreden, aber Dhurandhar unterbrach ihn: »Sie haben gerade etwas gesagt, das mir merkwürdig vorkommt. Sie haben gesagt, dass die Hühner viel Fett im Bauch hatten. Ist es möglich, dass der Virus sie fett gemacht hat?«

Ajinkya hätte Dhurandhars und die gesamte in dieser Frage implizierte These einer »Adipositas durch Infektion« abtun können, indem er einfach sagte: »Nein, das ist nicht möglich, durch Viren nimmt man nicht zu.« Es wäre die Antwort gewesen, die man erwartet hätte, da die Wissenschaftler von Natur aus skeptisch sind und es keine Beweise für solche Überlegungen gab. Aber als aufgeschlossener Mensch antwortete Ajinkya ganz ehrlich: »Ich habe keine Ahnung«, und forderte Dhurandhar auf, der Frage nachzugehen. Dieses schicksalhafte Gespräch brachte Dhurandhar auf die Idee, im Rahmen seines Doktorandenprojekts zu untersuchen, ob ein Virus nicht doch Fett verursachen könnte.

Er machte sich sofort an die Arbeit und legte Versuchsreihen an, um zu untersuchen, ob das SMAM-1-Virus Hühner fett werden ließ. Als er den Kollegen von seinem Plan erzählte, stieß er jedoch auf überwältigende Skepsis. Dhurandhar erinnert sich: »Man fragte mich: ›Warum analysieren Sie das? Noch nie hat jemand bewiesen, dass Viren zu Fett führen.‹ Das machte mich richtig wütend. Ich erwiderte dann: ›Ist das nicht gerade der Grund, warum man es untersuchen sollte?‹«

Dhurandhar preschte also vor und legte eine Versuchsreihe mit 20 gesunden Hühnern an. Er infizierte die Hälfte von ihnen mit SMAM-1, die andere Hälfte wurde nicht infiziert. Während des Experiments bekamen beide Gruppen von Hühnern die gleiche Menge an Nahrung. Am Ende des Versuchs waren jedoch nur die mit dem SMAM-1-Virus infizierten Hühner fettleibig geworden. Doch obwohl die infizierten Tiere dicker waren, hatten sie einen niedrigeren Cholesterin- und Triglyceridspiegel als die nicht infizierten Hühner. »Es war ziemlich paradox«, erinnert sich Dhurandhar, »denn bei einem fettleibigeren Huhn würde man erwarten, dass es einen höheren Cholesterinspiegel und zirkulierende Triglyzeride im Blut hat, stattdessen gingen diese Werte in die falsche Richtung. Und so haben wir Hühner, die mit dem Virus infiziert und die fetter sind, während der Cholesterinspiegel und die Triglyzeridwerte niedriger liegen.«

Zur Bestätigung dieser Ergebnisse wiederholte er den Versuch, aber diesmal mit 100 Hühnern. Wieder wurden nur die Hühner mit dem SMAM-1-Virus im Blut fett. Dhurandhar war fasziniert. Anscheinend verursachte ein Virus Fettleibigkeit. Wenn das stimmte, war Fett dann möglicherweise ansteckend? Dhurandhar überlegte, wie er das herausfinden sollte. Er teilte Hühner in drei Gruppen auf, die er in getrennten Käfigen unterbrachte: eine Gruppe, die nicht infiziert war, eine zweite Gruppe, die mit dem Virus infiziert war, und eine dritte Gruppe, bei der infizierte und nicht infizierte Hühner zusammen im Käfig gehalten wurden. Innerhalb von drei Wochen hatten sich die nicht infizierten Hühner, die sich einen Käfig mit infizierten Tieren teilten, mit dem Virus angesteckt und deutlich mehr Körperfett zugelegt im Vergleich zu den nicht infizierten Vögeln, die getrennt gehalten wurden. Dhurandhar meint im Rückblick: »Wir haben diese Hühner nicht infiziert. Es war eine horizontale Übertragung innerhalb derselben Spezies. Die Hühner haben mehr als doppelt so viel Fett entwickelt, aber ihr Cholesterinspiegel und ihre Triglyzeridwerte sind gesunken.« Fett, so schien es, konnte tatsächlich ansteckend sein.

Nun ist Dhurandhar ein Mann der Wissenschaft – er ist rational und ruhig. Aber selbst er musste zugeben, dass die Vorstellung, Fett könnte infektiös sein, ihn erschreckte. Bedeutete das etwa, dass man, wenn man jemanden anniest, ihn so mit Adipositas anstecken konnte? Da dies nun bei Tieren möglich schien, wie sah es dann bei Menschen aus? Das Virus Menschen zu spritzen wäre unethisch, aber Dhurandhar sah eine andere Möglichkeit, Patienten zu untersuchen, um zu sehen, ob sie sich in der Vergangenheit mit dem Virus infiziert hatten.

Dhurandhar sagt: »Damals hatte ich ja meine Adipositasklinik und untersuchte im Rahmen der Behandlung meiner Patienten deren Blut. Ich dachte, ich könnte genauso gut ein wenig davon abzwacken und auf Antikörper gegen SMAM-1 testen. Antikörper würden anzeigen, ob sich der Patient in der Vergangenheit mit SMAM-1 infiziert hatte. Eigentlich ist ein gängiges Dogma, dass ein Adenovirus* für Hühner nicht auf Menschen übertragen werden kann, aber ich beschloss, es trotzdem zu überprüfen. Es stellte sich heraus, dass 20 Prozent der von uns getesteten Personen positiv auf Antikörper gegen SMAM-1 reagierten. Und diese 20 Prozent wogen mehr, hatten einen höheren Body-Mass-Index und einen niedrigeren Cholesterinspiegel und niedrigere Triglyzeridwerte im Vergleich zu den Menschen, bei denen die Antikörpertests negativ waren, genau wie bei den Hühnern.« Dhurandhar beobachtete, dass Menschen, die mit SMAM-1 infiziert waren, im Durchschnitt 33 Pfund, also rund 15 Kilo, schwerer waren als die Nichtinfizierten.

Außer der 33 war die Zahl Drei auch auf andere Weise präsent. Dhurandhars Ergebnisse verstießen gegen drei gängige Wissenschaftsmeinungen: 1. Viren können keine Gewichtszunahme verursachen, 2. höhere Fettwerte verursachen einen Anstieg des Cholesterinspiegels und der Triglyzeridwerte, und 3. ein Hühner-Adenovirus kann nicht auf Menschen übertragen werden. Er meint: »Zu diesem Zeitpunkt hatten wir so oft gegen die herkömmliche Meinung verstoßen, dass ich inzwischen auf sie pfeife.«

Die Pfunde kommen immer wieder

Während Nikhil Dhurandhar in Indien seiner Neugier gegenüber Fett nachging, suchte Randy für sich nach Lösungen. Nach einem kurzen Zwischenspiel als Lehrer zog er 1977 zurück zu seiner Familie, weil er die Landwirtschaft liebte. Mit Ende 20 brachte er stattliche 127 Kilo auf die Waage. »Ich arbeitete körperlich härter als je zuvor in meinem Leben, nachdem ich auf die Farm zurückgekehrt war, und hier begann

*Viren, die ursprünglich im adenoiden Gewebe entdeckt wurden, einer Weichteilmasse, die sich hinter der Nasenhöhle befindet; SMAM-1 wird zu diesen Viren gerechnet.

meine Achterbahnfahrt zwischen 127 und 136 Kilo, es war ein ständiges Auf und Ab«, erzählt er. »Manchmal kam ich für ein paar Tage runter auf 113 Kilo, dann sah ich richtig schlank aus, aber es dauerte nur ein paar Wochen, und die Waage zeigte wieder 127 Kilo an. Eigentlich hätte ein kleiner Löffel Dessert nicht alles verderben sollen. Aber es war tatsächlich so. Die kleinste Schwäche ließ mich Pfunde ansetzen.«

Randy heiratete und bekam vier Kinder. Bei Familienessen und anderen größeren Feiern aß er zusammen mit allen am Tisch, versuchte aber, weniger zu sich zu nehmen als der Rest. Dennoch nahm er stetig zu. Mit Ende 30 hatte er 300 amerikanische Pfund, also 136 Kilo, erreicht. Er erinnert sich, dass er die ganze Zeit über Hunger hatte, aber selbst wenn er sich zurückhielt mit Essen, half ihm das nicht abzunehmen. »Es gab gute Wochen, in denen ich längere Zeit hintereinander streng nach Plan aß, weit weniger als alle anderen um mich herum, aber wenn ich auch nur für eine Mahlzeit auf die Diät verzichtete – peng, waren die Kilos wieder da.«

Randy hatte eindeutig eine biologische Veranlagung zur Fettansammlung, aber ihm war klar, dass auch sein soziales Umfeld ein Problem darstellte. »Die Leute wollen, dass du so bist wie sie«, sagt er. »Sie wollen, dass du isst wie sie, dich so benimmst wie sie. Ich versuchte, mich nicht auszuschließen, aber ich wusste, dass mein Körper einfach schneller Fett ansetzte als der von anderen. Wenn man nicht zusammen mit jemandem essen will, denken die Leute, dass man sie nicht mag. Dazu kam, dass ich die meiste Zeit einfach mehr Hunger hatte als andere Menschen. Wenn ich irgendwo in der Nähe von Essen war und gezwungen war, in Gesellschaft mit anderen zu essen, dann hätte ich mir eigentlich auch gleich die Kugel geben können. Ich kann nicht so essen wie andere Menschen und dabei schlank bleiben. Mein Körper ist einfach anders.« Und selbst wenn es Randy schaffte, sich beim Essen zurückzuhalten, war er dabei sehr unglücklich: »Ich kann Ihnen gar nicht sagen, wie es ist, die ganze Zeit Hunger zu haben. Das ist Dauerstress pur. Versuchen Sie es mal. Die meisten Leute, die einem Ratschläge geben, müssen das ja nicht durchmachen.«

Auf nach Amerika

Dhurandhar war überzeugt, mit seinen Erkenntnissen, dass das SMAM-1-Virus beim Menschen zu Fett führen könnte, richtig zu liegen, daher schickte er seine Forschungsarbeit zur Veröffentlichung an die einschlägigen wissenschaftlichen Zeitschriften. Doch viele lehnten sie ab, weil die Redakteure nicht glauben konnten, was sie da lasen. Ein Virus, das Fettleibigkeit verursachen kann, war einfach zu abwegig. Außerdem wusste Dhurandhar nicht genau, wie das Virus zu Adipositas führte, nur dass es da einen Zusammenhang gab. Die tief verwurzelte Überzeugung, dass Viren nichts mit Fett zu tun haben, ließ viele die nackten Tatsachen schlicht leugnen. Einige von Dhurandhars Studien wurden über Jahre abgelehnt, bevor sich endlich eine Zeitschrift fand, die sie veröffentlichte.

Dhurandhar promovierte 1992 an der University of Bombay und behandelte danach in Indien wieder Adipositaspatienten. Sein Denken hatte sich jedoch nachhaltig verändert. Die Behandlung von Fettleibigkeit war in den Hintergrund gerückt, denn ihn drängte es jetzt, den Zusammenhang zwischen Viren und Adipositas zu erforschen. Dhurandhar hatte von einer Online-Datenbank namens Medline gehört, in der Wissenschaftler in den Publikationen ihrer Kollegen suchen konnten. (Medline, jetzt PubMed, ist die wichtigste Onlinequelle für Fachliteratur, die von jedem Wissenschaftler zu Recherchezwecken genutzt werden kann.) In den frühen 1990er-Jahren gab es in Indien jedoch noch nicht flächendeckend Internet, weshalb Dhurandhar einen Brief an die National Library of Medicine in den Vereinigten Staaten schrieb, in dem er bat, nach entsprechenden Dokumenten zu suchen. Heute würde eine solche Suche höchstens ein paar Minuten dauern. Damals musste er mehrere Wochen auf die Ergebnisse warten.

Dhurandhar fand heraus, dass schon andere über das Thema geforscht hatten. 1982 wurde ein Aufsatz über das Staupevirus, das Fettleibigkeit bei Mäusen verursacht, in *Science* veröffentlicht. Eine zweite Studie konzentrierte sich auf das Rous-assoziierte Virus (RAV), das ebenfalls Übergewicht bei Hühnern verursacht. Dhurandhar fühlte sich sowohl erleichtert als auch besorgt. War ihm etwa jemand bei seiner Forschung zuvorgekommen? »Das war eine gute, aber auch eine schlechte Nachricht«, sagt er. »Schlecht insofern, als jemand bereits entdeckt hatte, dass ein Virus Adipositas verursachen kann. Die gute Nachricht war, dass ich nicht der einzige Narr war. Aber wenigstens der Einzige, der an Adenoviren arbeitete, und das freute mich richtig.«

Es kam sogar noch besser, denn bislang hatte niemand untersucht, ob Viren auch beim Menschen Fettleibigkeit verursachen können. Diese spannende Frage ging Dhurandhar nicht mehr aus dem Kopf. Sie beschäftigte ihn in jeder freien Minute. Schließlich entschied er sich, seine erfolgreiche Arztpraxis aufzugeben, um sich dem Thema voll und ganz zu widmen. Und er wusste, wenn er seine Forschung wirklich weiterverfolgen wollte, musste er Indien verlassen und in die USA gehen.

Dhurandhar schrieb also diverse Leute dort an und telefonierte wegen einer Postdoktorandenstelle, doch es kam anders, erzählt er: »Damals konnte ich die Rückmeldungen, die ich aus den USA erhielt, nicht begreifen. Der Grundtenor war, ›hier nicht‹, um es höflich auszudrücken. Im Nachhinein kann ich es verstehen. Nicht nur, dass Ihnen da irgendein unbekannter Kerl aus irgendeinem seltsamen Land wegen eines völlig absurden Themas schreibt, nämlich dass ein Virus Fettleibigkeit verursacht, sondern er möchte dann auch noch Ihr Labor benutzen und mit Ihrem Geld seine Forschungen weiterführen. Normalerweise bringen Postdoktoranden keine eigenen Projekte mit, wenn sie eine Stelle im Labor antreten, sondern arbeiten an Projekten, die ihnen zugeteilt werden. Aber ich wollte etwas anderes.«

Dhurandhar hatte also zunächst kein Glück. Aber das Thema lag ihm weiterhin sehr am Herzen. Da entschied er sich für einen anderen Weg. Er erzählt: »Ich beschloss also, dass ich in die USA gehen und jede Postdoktorandenstelle annehmen würde, die mir unterkommen würde. Einmal in den USA, wäre ich zumindest im Land. Und dann konnte ich versuchen, Leute zu kontaktieren und sie vor Ort zu überzeugen.«

So wagten Dhurandhar und seine Frau zusammen mit ihrem siebenjährigen Sohn den Sprung ins kalte Wasser. Sie packten ihr Leben in drei Koffer und gingen in die USA. Dhurandhar fand schließlich eine Stelle in North Dakota, wo er Sonnenblumen für ein Projekt zur Untersuchung von Pektin schnitt. Er sagt: »Damals haben wir uns zwei Jahre Zeit gegeben, um eine Postdoktorandenstelle zu finden, bei der ich an Viren und Adipositas arbeiten könnte. Falls das nicht klappen sollte, wollten wir nach Indien zurückkehren und ich würde wieder in meiner Praxis arbeiten.«

In den USA nahm Dhurandhar Kontakt zu jedem Labor auf, das an seiner Arbeit interessiert sein könnte. Er machte unzählige Anrufe, versuchte es über Beziehungen von Freunden und schrieb Briefe – 30 oder 40 Stück auf einmal –, die seine Frau zur Post brachte. Aber zwei Jahre später war immer noch niemand an ihm interessiert. Erschöpft und enttäuscht beschlossen Dhurandhar und seine Frau, nach Indien zurückzukehren. Sie meldeten ihren Sohn an einer indischen Schule an und bereiteten sich auf ihre Rückkehr in die Heimat vor. Dhurandhar sagt dazu: »Ich wollte nicht mehr in den USA leben, wenn ich dort nicht an Viren und Adipositas forschen konnte.«

Aber das Schicksal griff ein zweites Mal in Dhurandhars berufliche Laufbahn ein. Richard Atkinson an der University of Wisconsin Medical School war zu der Zeit ein allgemein anerkannter Adipositasforscher. Er hatte Dhurandhars Abhandlung gelesen, die veröffentlicht worden war, als dieser noch in Indien lebte. Atkinson interessierte sich seit 1982 für Virologie und Fettleibigkeit, nachdem er erfahren hatte, dass das Staupevirus bei Mäusen Fett verursachte (übrigens aus derselben Abhandlung, die Dhurandhar von der National Library of Medicine erhalten hatte). Er wollte wissen, ob Masern, die in ihrer Struktur dem Staupevirus ähnlich sind, bei Kindern die gleiche Wirkung auslösen. Als er jedoch finanzielle Unterstützung bei den Centers for Disease Control beantragte, um das zu untersuchen, wurde diese abgelehnt.

Atkinson war enttäuscht, aber immer noch genauso fasziniert. Er blieb an dem Thema dran. Dann meldete sich eines Tages aus heiterem Himmel Dhurandhar bei ihm. Atkinson war als bekannter Forscher und vormaliger Leiter der North American Association for the Study of Obesity (heute The Obesity Society) gewohnt, Anrufe von arbeitssuchenden Postdoktoranden zu erhalten. Atkinson sagt jedoch: »Normalerweise wird Doktoranden das Forschungsthema von ihrem Studienleiter vorgegeben, aber als ich mit Nikhil sprach, stellte sich heraus, dass er trotz der zahlreichen Autoren, die er in seinen Veröffentlichungen zitierte, während seines Doktorandenstudiums seine eigene Forschung über Adipositas durchgeführt hatte.« Atkinson war auch tief beeindruckt von Dhurandhars Opferbereitschaft. Atkinson erinnert sich:

»Dhurandhar hatte drei Adipositaskliniken in Indien eröffnet, er hatte eine erfolgreiche Arztpraxis geführt. Doch er hatte alles aufgegeben. Er nahm eine 95-prozentige Gehaltskürzung in Kauf, um als Postdoktorand in die USA zu kommen und dort Adipositasforschung zu betreiben. Er ist ein echter Wissenschaftler.«

Nur wenige Wochen vor Dhurandhars geplanter Rückkehr nach Indien bot ihm Atkinson einen Job an der University of Wisconsin, Madison, an. 1994 zog Dhurandhar als Postdoktorand dorthin.

Ein Gewichtsprogramm für Diabetiker

Im Herbst 1989 beantragte Randy einen Schwertransporter-Führerschein. Dafür war eine eingehende ärztliche Untersuchung im Krankenhaus erforderlich. Nach dem Urintest fragte die Krankenschwester Randy, ob es ihm gut gehe. »Ganz normal«, antwortete er. Da teilte die Krankenschwester Randy mit, dass sie noch eine Blutprobe benötigte, weil sie der Meinung war, das Labor hätte aus Versehen seine Urinprobe mit Glukoselösung verunreinigt. Die Blutuntersuchung zeigte, dass Randys Glukosespiegel bei etwa 500 mg/dl lag (ein normaler Messwert liegt bei 100 mg/dl). Das Labor hatte demnach bei der Urinprobe keinen Fehler gemacht; Randys Zahlen waren einfach astronomisch hoch. Beunruhigt darüber, informierte die Krankenschwester Randys Arzt, der daraufhin dessen Blutzuckerwerte in nüchternem Zustand testete. Die Ergebnisse zeigten, dass Randy Insulinresistenz und schweren Diabetes hatte.

Randy war nun 40 Jahre alt, knapp 160 Kilo schwer und in echten Schwierigkeiten. Er hatte ständig Hunger und nahm weiterhin zu. Wenn er das nicht bald in den Griff bekam, würden sich durch den Diabetes ernsthafte Komplikationen ergeben, einschließlich Herz-Kreislauf-Erkrankungen und Nervenschäden.

Nachdem er mehrere Diäten ausprobiert und wieder abgebrochen hatte, entschieden Randy und sein Arzt, dass seine beste Chance ein Klinikaufenthalt in einem Programm für schwere Fälle von Diabetes lag. Dort wurde Randys Blut häufig untersucht, um die optimale Dosis und den idealen Zeitpunkt für die Insulininjektionen zur Regulierung seines Blutzuckers zu bestimmen. Randy erfuhr auch alles über die Austauschdiät für Diabetiker, die den Patienten eine bestimmte Anzahl von Portionen an Fleisch, Kohlenhydraten, Gemüse und Fett vorschreibt. Er verzichtete auf alle raffinierten Kohlenhydrate, einschließlich Brot. Randy erzählt: »Ich habe seit Jahren kein Stück Brot oder Pizza mehr gegessen.«

Würde dieses Programm ausreichen? Randy hatte immer Probleme damit gehabt, sein Gewicht zu kontrollieren, obwohl er wirklich alles versuchte. Seit seiner Kindheit kämpfte er gegen das Fett, indem er seine Portionsgrößen einschränkte, Sport trieb und es vermied, zusammen mit anderen zu essen. Doch seine eiserne Disziplin genügte nicht, das Fett dauerhaft in den Griff zu bekommen. Die Krankenhausumgebung half Randy nun, und endlich fing er an, Gewicht zu verlieren. Doch obwohl er die Diät strikt befolgte, schwanden nur wenige Pfunde.

Das Virus bei den Amerikanern

Nachdem er seine Postdoktorandenstelle in Madison angetreten hatte, freute sich Dhurandhar, nun endlich die Freiheit zu haben, das zu untersuchen, was ihm am Herzen lag. Viren interessierten ihn ungemein, und er wollte unbedingt Antworten finden. Als er jedoch versuchte, Proben des SMAM-1-Virus zu erhalten, mit dem er in Indien gearbeitet hatte, weigerte sich das Landwirtschaftsministerium der USA, ihm eine Importlizenz dafür zu erteilen. Zwei Jahre hatte Dhurandhar gebraucht, um endlich diese Stelle zu finden, und jetzt kam er nicht an das Virus heran, das er brauchte. Er war zutiefst enttäuscht, aber das Schicksal sollte ihm ein drittes Mal zu Hilfe eilen.

Weil Dhurandhar kein SMAM-1 bekommen konnte, wandte er sich an ein Unternehmen, das Viren für die Forschung verkaufte. In deren Katalog waren etwa 50 menschliche Adenoviren aufgelistet. Dhurandhar schildert: »Ich wollte das menschliche Adenovirus bestellen, aber das Adenovirus gab es nicht – sondern 50 verschiedene! Also steckte ich wieder fest. Was sollte ich jetzt tun? Sollten wir bei Nummer eins, Nummer zwei, Nummer drei beginnen oder bei Nummer 50, 49, 48? Mit ein wenig Rätselraten und vor allem Glück entschieden wir, mit der Nummer 36 zu arbeiten. Wir mochten die Nummer 36, weil sie antigenisch einzigartig war, das heißt, sie zeigte keine Kreuzreaktion mit anderen Viren in der Gruppe, und Antikörper gegen andere Viren würden sie nicht neutralisieren.«

Das war eine glückliche Entscheidung, denn es stellte sich heraus, dass Ad-36 ähnliche Eigenschaften wie SMAM-1 bei Hühnern hatte. Atkinson überlegte, dass Ad-36 durchaus eine mutierte Form von SMAM-1 sein könnte. Als Dhurandhar Hühner mit Ad-36 infizierte, wurden sie fetter, während ihr Cholesterinspiegel und ihre Triglyzeridwerte sanken, genau wie bei SMAM-1. Weil Dhurandhar sichergehen wollte, dass er kein falsches positives Ergebnis bekam, injizierte er einer weiteren Gruppe von Hühnern ein Virus namens CELO, um sich zu vergewissern, dass nicht auch andere Viren bei Hühnern Fett verursachten. Außerdem hielt er noch eine Gruppe von Hühnern, denen nichts injiziert worden war. Als er die drei Gruppen verglich – eine Gruppe infiziert mit Ad-36, eine Gruppe infiziert mit CELO und eine Gruppe überhaupt nicht infiziert –, stellte er fest, dass nur die Ad-36-Gruppe dicker wurde. Dhurandhar dehnte die Experimente auf Mäuse und Pinseläffchen aus. Durch Ad-36 wurden alle Tiere dicker. Infizierte Pinseläffchen nahmen etwa dreimal so viel Gewicht zu wie die nicht infizierten Tiere, ihr Körperfettanteil stieg um fast 60 Prozent!

Nun stellte sich die große Frage: Würde Ad-36 sich auch irgendwie beim Menschen auswirken ? Dhurandhar und Atkinson untersuchten über 500 Probanden auf Antikörper gegen das Ad-36-Virus, womit man einen Anhaltspunkt hatte, dass sie irgendwann in ihrem Leben damit infiziert worden waren. Sein Forschungsteam fand heraus, dass bei 30 Prozent der Probanden, die adipös waren, der Ad-36-Test positiv ausfiel, aber nur bei elf Prozent der nicht adipösen – was einem Verhältnis von drei zu eins entspricht. Darüber hinaus waren die nicht adipösen Menschen, die positiv auf Ad-36 getestet wurden, deutlich schwerer als diejenigen, die nie mit dem Virus infiziert gewesen waren. Wieder einmal wurde eine Beziehung zwischen dem Virus und Fett festgestellt.

Als Nächstes entwickelte Dhurandhar ein noch eingegrenzteres Experiment. Er untersuchte Zwillingspaare auf das Vorhandensein von Ad-36. Er sagt: »Unsere Hypothese war, dass Zwillinge ein ähnliches Gewicht haben. Aber wenn wir uns auf Zwillingspaare konzentrierten, von denen der eine positiv auf Virusantikörper getestet und der andere negativ ist, haben wir diskordante Zwillinge. Und wenn das Virus Auswirkungen auf Adipositas beim Menschen hat, wird der Antikörperpositive Co-Zwilling schwerer sein als sein Antikörper-negatives Gegenstück. Also untersuchten wir ihr Blut, und ehe wir uns versahen, hatten wir 28 Zwillingspaare, die diskordant auf eine virale Infektion waren, also 56 Menschen. Des Weiteren stellte sich heraus, dass die Ad-36-positiven Co-Zwillinge im Vergleich zu ihren Ad-36-negativen Gegenstücken signifikant dicker waren.«

Natürlich ist es unethisch, menschliche Probanden für die Forschung mit Viren zu infizieren, daher kann die Studie nicht mit absoluter Sicherheit bestätigt werden. Dhurandhar meint jedoch: »So kommt man der Möglichkeit am nächsten zu beweisen, welche Rolle das Virus beim Menschen hat, ohne jemanden zu infizieren.«

Ein neuer Weg für den Umgang mit Fett – keine Schuldzuweisungen mehr!

Randys Arzt hatte ihn seit Jahren behandelt und wusste, dass der Kampf seines Patienten gegen das Fett schwierig war und nie aufhörte. Seit seinem Klinikaufenthalt hatte Randy sein Gewicht zwar besser im Griff, aber er benötigte fachärztliche Behandlung, um langfristig erfolgreich zu sein. Der Arzt überwies Randy an einen Endokrinologen – Richard Atkinson an der University of Wisconsin in Madison –, der bei schwierigen Adipositasfällen große Erfolge erzielt hatte.

Randy suchte Dr. Atkinson auf in dem Wissen, dass sein Fett ihn umbringen würde, wenn er es nicht unter Kontrolle bekam. Das Erste, was Randy an Atkinson auffiel, war, dass der Arzt freundlich war. Er vermittelte Randy nicht das Gefühl, an seinem Gewicht selbst schuld zu sein. »Woanders gibt man dir die Schuld«, sagt Randy. »Man wühlt in deiner Vergangenheit und forscht nach, was du wohl getan hast, um so weit zu kommen. Man fühlt sich dabei vorverurteilt. Atkinson tat nichts dergleichen. Er sagte, okay, das ist der Zustand, was können wir dagegen tun? Er blickte nur nach vorn.«

Atkinson hatte ein langfristiges Programm zur Behandlung von Adipositas entwickelt. Er erklärte seinen Patienten, dass Fettleibigkeit eine chronische Krankheit sei und sie sich von nun an »für immer« in Behandlung befinden würden. In den ersten drei Monaten des Programms kamen die Patienten mehrmals pro Woche zusammen, um in Vorträgen etwas über Adipositas und die Ursachen von Fett zu lernen. Später mussten sie nicht mehr so oft kommen, erst alle ein bis zwei Wochen, dann alle ein bis zwei Monate. Diejenigen, die wieder an Gewicht zulegten, wurden aufgefordert, häufiger zu kommen. Vor der Teilnahme mussten sich die Patienten verpflichten, das gesamte Programm zu absolvieren. Die Vorstellung, endlich wissenschaftliche Erkenntnisse über Fett kennenzulernen, fand Randy spannend. Er erzählt darüber: »Sobald ich das von diesen Vorträgen hörte und dass ich dort etwas über meinen Zustand erfahren würde, sagte ich sofort: ›Schreibt mich ein!‹ Ich musste zwar den ganzen Weg von Illinois nach Madison, Wisconsin, fahren, und das nur für diesen einen Vortrag, aber das war es wert.«

In den Vorträgen erläuterte Atkinson die wissenschaftliche Forschung zu Adipositas – was man mit Sicherheit wusste und was nicht. Er erklärte die Sollwerttheorie – die Bemühungen des Körpers, ein konstantes Gewicht zu halten, und die extreme Anstrengung, die es einen kostet, wenn man daran etwas ändern möchte. Er beschrieb bahnbrechende Experimente, bei denen schlanke Probanden, die durchschnittlich 25 Prozent Körpermasse zugenommen hatten, deutlich mehr essen mussten, um dieses Gewicht zu halten, als adipöse. Er erklärte die Ad-36-Forschung und wie ein Virus mit Adipositas in Beziehung gesetzt werden kann. Die wissenschaftliche Sichtweise half Randy, die diversen Abwehrmechanismen von Fett und die Strategien zu verstehen, die er anwenden müsste, um es zu überlisten.

Atkinson stellte Randy auch seinem neuen wissenschaftlichen Assistenten vor, einem jungen Forscher aus Indien, Dr. Nikhil Dhurandhar. Dhurandhar untersuchte Randy und seine Blutproben. Randy wurde positiv auf Antikörper gegen Ad-36 getestet, was bedeutete, dass er wahrscheinlich irgendwann in der Vergangenheit mit dem Virus infiziert worden war. Er erinnerte sich, dass er als Kind von diesem Hahn gekratzt worden war und dass danach sein Appetit explosionsartig zugenommen und er rasant an Gewicht zugelegt hatte. Seine Probleme mit Essen und die schnelle Fettansammlung – all das verstand er jetzt. Wenn er wie die Hühner, die Pinseläffchen, die Zwillinge und die anderen Teilnehmer der Studie reagierte, dann brachte seine Infektion mit Ad-36 seinen Körper dazu, Fett anzusammeln. Er sagt: »Was Atkinson und Dhurandhar für mich getan haben, hat mein Leben verändert. Sie gaben allem einen Sinn. Das war sehr befreiend und sehr ermutigend.«

Wie führt ein Virus zu Fett?

Wie kann ein Virus wie Ad-36 Fett verursachen? Atkinson erklärt: »Unserer Meinung nach gibt es drei Wege, wie Ad-36 die Menschen fetter macht: 1. Es erhöht die Aufnahme von Glukose aus dem Blut und wandelt sie in Fett um. 2. Es erhöht oder verstärkt die Bildung von Fettmolekülen durch Fettsäuresynthase, ein Enzym, das Fett produziert. 3. Es ermöglicht die Entstehung von mehr Fettzellen, um all das Fett aufzunehmen, indem es Stammzellen, die sich entweder in Knochen oder Fett verwandeln können, in Fett umwandelt. In der Folge dehnen sich die vorhandenen Fettzellen aus, und der Körper produziert mehr davon.«

Die beiden Forscher räumen ein, dass die Kratzwunde des Hahns der Beginn von Randys Infektion gewesen sein könnte. Aber sie sind vorsichtig – die Übertragbarkeit von Ad-36 von Hühnern auf Menschen wurde noch nie direkt nachgewiesen.

Obwohl Dhurandhar die University of Wisconsin verlassen und inzwischen die Leitung der Ernährungswissenschaftlichen Abteilung an der Texas Tech University übernommen hat und Atkinson nach Virginia gezogen ist, stehen beide immer noch in engem Kontakt. Dhurandhar hat inzwischen 1500 Probanden über einen Zeitraum von zehn Jahren begleitet, sie dabei zu Beginn der Studie auf Antikörper gegen Ad-36 getestet und jährlich untersucht. Er sagt: »Dabei stellte sich heraus, dass Antikörper-positive Menschen, die bereits zu Anfang positiv waren, über zehn Jahre hinweg deutlich mehr Körpermasse zugelegt haben.« Atkinson führte eine ähnliche Studie durch, indem er das Blutserum von Angehörigen der U.S. Air Force zum Zeitpunkt ihres Eintritts in die Luftwaffe von 1995 bis 2012 untersuchte. Diejenigen, die bei Dienstantritt nicht adipös, aber mit dem Ad-36-Virus infiziert waren, hatten am Ende der Studie ein fast vierfach höheres Risiko, übergewichtig zu werden.

Obwohl Dhurandhar und Atkinson mehrere fokussierte Studien durchgeführt haben, die den Anteil von Ad-36 an Adipositas belegen, herrscht in der Wissenschaft weiterhin Skepsis vor. Atkinson sagt: »Ich erinnere mich, dass ich bei einem Vortrag auf einer Konferenz 15 verschiedene Studien vorgestellt habe, in denen Ad-36 entweder Fett verursacht oder mit Adipositas korreliert war. Am Ende sagte ein guter Freund zu mir: ›Ich glaube das trotzdem nicht.‹ Er gab keinen bestimmten Grund an, er konnte es nur nicht glauben. Leute sind wirklich auf Ernährung und Bewegung fixiert, wenn es ums Übergewicht geht. Aber es steckt mehr dahinter.«

Dhurandhar hat ähnliche Erfahrungen gemacht und fügt hinzu: »Es gibt einen Unterschied zwischen Wissenschaft und Glauben. Was man glaubt, gehört eben zum Glauben und hat nichts mit Wissenschaft zu tun. In der Wissenschaft muss man sich an Fakten halten. Ich habe Menschen getroffen, die skeptisch sind, aber wenn ich sie frage, warum, können sie keinen bestimmten Grund nennen. In der Wissenschaft geht es aber nicht um Glauben, sondern um Fakten. Es gibt ein treffendes Sprichwort: ›Gott vertrauen wir, alle anderen müssen Fakten liefern.‹«

Manchmal ist Wissenschaft schwer zu schlucken

Ideen, die einen Paradigmenwechsel beeinhalten, werden von der Welt der Wissenschaft häufig mit Skepsis aufgenommen. Auch der australische Forscher Barry Marshall traf mit seiner Hypothese, dass das Bakterium *Helicobacter pylori* und nicht etwa Stress die Ursache von Magengeschwüren sei, auf Unglauben. Pharmaunternehmen profitierten im Milliardenbereich von der vorherrschenden Meinung, dass durch emotionalen Stress übermäßig viel Magensäure freigesetzt wurde, was nur mit Medikamenten wie Tagamet und Zantac – absoluten Umsatzrennern – bekämpft werden konnte. Sobald die Patienten aufhörten, diese Säureblocker zu nehmen, kamen die Geschwüre zurück – unabhängig von Stress. Schlimmer noch, daraus entwickelten sich manchmal Magentumore.

Marshalls Kollege Robin Warren, Pathologe am Royal Perth Hospital, entdeckte unter seinem Mikroskop, dass bei Magengeschwüren stets eine Fülle an spiralförmig gewundenen *Helicobacter pylori*-Bakterien zu beobachten war. Fast schon missionarisch versuchte Marshall, den Ärzten der Welt diese neue Botschaft zu vermitteln. Aber in der Forschungswelt stieß seine These auf Unglauben, und so erhielt er letztendlich keine finanzielle Unterstützung zur weiteren Erforschung dieses Bakteriums. Da er keine Patienten für eine klinische Studie rekrutieren konnte, testete er schließlich den einzigen Menschen, der zu einer Versuchsteilnahme bereit war – sich selbst. Er trank einen Cocktail aus *H. pylori,* um seine Annahme zu beweisen, und kurz darauf musste er sich erbrechen und entwickelte Vorstufen von Magengeschwüren. Marshall hatte vorher nach Antibiotika geforscht, die in der Lage waren, diese Bakterien abzutöten. Also nahm er schnell diese Medikamente und kurierte damit seine Magengeschwüre.

Selbst als Marshall seine Geschichte veröffentlichte, traf er in seiner Heimat Australien damit kaum auf Resonanz. In der amerikanischen Presse allerdings, die eine Vorliebe für Sensationstiteln hat, setzte sich seine Geschichte allmählich durch. Die ihm geschenkte Aufmerksamkeit war nicht unbedingt von der Art, nach der sich ein Wissenschaftler sehnt – Schlagzeilen wie »Doktor als Versuchskaninchen: Arzt wagt Selbstversuch und heilt sich selbst« las man in Boulevardzeitungen wie dem *National Enquirer,* aber durch diese Öffentlichkeit wurde die U.S. Food and Drug Administration (»Lebensmittelüberwachungs- und Arzneimittelbehörde«) auf ihn aufmerksam, die daraufhin eine umfassende klinische Studie zur Behandlung von Magengeschwüren mit Antibiotika in Auftrag gab. Auch dieser Versuch war erfolgreich, und so wurde schließlich bewiesen, dass Marshall und Warren recht gehabt hatten. 2005 erhielten beide den Nobelpreis für ihre Entdeckung, eine süße Genugtuung nach Jahren der beruflichen Ächtung.

Dhurandhar hofft nun, dass neue Studien die Zweifel überwinden werden, dass Adipositas durch Infektion übertragen werden kann, genau wie bei *H. pylori*. Vielleicht wird die Skepsis abflauen, wenn Wissenschaftler mehr Einblick in das Innenleben des Virus erhalten und seinen molekularen Mechanismus genauer bestimmen können. Gegenwärtig steht die Vorstellung, dass Fett durch Bakterien und Viren verursacht wird, im starken Widerspruch zu der seit Jahrhunderten herrschenden Meinung, dass Fettleibigkeit ausschließlich auf übermäßiges Essen und Trägheit zurückzuführen ist. Die Skepsis hält sich, auch wenn man heute weiß, dass das Staupevirus des Hundes, das Rous-Sarkoma-Virus Typ 7 (RAV-7) und das Borna-Virus bei Tieren Fettleibigkeit verursachen. Dhurandhar erklärt: »Es gab bislang 18 bis 20 Studien von verschiedenen Laboren, die eine signifikante Verbindung zwischen AD-36 und Adipositas beim Menschen bewiesen, unabhängig von der Rasse.«

Richard Atkinson denkt sogar noch weiter und glaubt, dass irgendwann ein Impfstoff gegen AD-36 entwickelt werden wird. Seiner Meinung nach sind 30 Prozent der adipösen Menschen von diesem Virus betroffen und wiegen nur deshalb überdurchschnittlich viel. Und er würde es gern erleben, dass Kinder eines Tages gegen AD-36 geimpft werden so wie heute gegen Windpocken und Masern. Aber im Moment gibt es keine gezielte Behandlung gegen AD-36. Atkinson sagt: »Selbst wenn Sie das Virus gehabt haben und somit für Adipositas prädisponiert sind, bestimmen Sie immer noch selbst, was Sie essen und wie viel Sie trainieren. Sie müssen vielleicht nur härter an sich arbeiten.«

Randy arbeitet sicherlich härter an sich als die meisten anderen Menschen. Er schaffte es, sein Gewicht von rund 160 Kilo fast zu halbieren. Aber das war nicht einfach. Er beschränkte seine Nahrungsaufnahme auf 1200 bis 1500 Kalorien pro Tag, ungefähr die Hälfte von dem, was ein erwachsener Mann normalerweise isst. Seine Hauptmahlzeit besteht aus einem grünen Salat, und über den Tag verteilt isst er immer wieder kleine Portionen Obst und Nüsse. Atkinson sagt über Randy: »Er ist ein bemerkenswerter Mensch, disziplinierter als jeder andere, dem ich je begegnet bin.«

Randy teilt die Menschen in die »Welt der Esser« und die »Welt der Nichtesser«. Er sagt: »Ich kann eben nicht essen wie andere. Ich muss meiner Familie und meinen Freunden sagen: Wenn du willst, dass ich am Leben bleibe, dann erwarte nicht, dass ich mit dir zusammen esse. Meine Familie hat mich sehr unterstützt, und das ist das Allerwichtigste. Wenn wir ausgehen, essen alle anderen, was sie wollen, aber ich werde mich an meine Früchte und Nüsse halten oder gekochte Eier mitbringen. Man muss sich wirklich bewusst machen, dass man nicht Teil der ›Welt der Esser‹ ist.«

Randy ist jetzt so glücklich wie seit vielen Jahren nicht mehr. Er hat viel über sich selbst gelernt und kämpft jeden Tag, um sein Gewicht in Schach zu halten. Er hat sogar einen Kredit auf sein Haus aufgenommen, um sich eine Magenbypass-Operation leisten zu können, weil er sichergehen wollte, dass seine Pfunde nicht zurückkommen. Die Versicherung weigerte sich, die OP zu übernehmen, weil er zu dem Zeitpunkt nur rund 100 Kilogramm wog und damit nicht schwer genug für die Kostenübernahme war. Er sagt: »Manche Leute nehmen extra zu, damit man ihnen die Operation bewilligt, doch dadurch haben sie ihre Ernährungsgewohnheiten so verdorben, dass sie nach der OP ihr Gewicht nicht mehr halten können. Wenn Sie keine guten Ernährungsgewohnheiten haben, wird das Ergebnis der Operation nicht von Dauer sein. Ich sehe jetzt besser aus als vor langer Zeit. Tatsächlich sind Freunde, die früher dünner waren als ich, jetzt dicker im Vergleich zu mir.« Randy hatte sich zum Ziel gesetzt, seinen Bauch so weit einziehen zu können, dass von seinem Übergewicht nichts mehr zu sehen war. Jetzt sagt er: »Ich bin ein begeisterter Jogger von 62 Jahren, der vielleicht zum ersten Mal in seinem Leben den Mut haben könnte, in der Umkleidekabine sein T-Shirt auszuziehen. Mein Ziel ist es jetzt, auf 72 Kilo zu kommen und dann eine knackig geschnittene Badehose anzuziehen!«

Nicht nur Viren, auch Bakterien können Fett verursachen

Randys Verhältnis zu Nahrung ist ungewöhnlich, aber er ist kaum allein mit dem Gefühl, dass er fast nichts isst und trotzdem an Gewicht zulegt. Vielen Menschen geht es so – während ihre Freunde ein Drei-Gänge-Menü essen, beschränken sie sich auf eine halbe Portion, und doch sind sie irgendwann dicker als die anderen. Ihre Freunde sind vielleicht nicht größer oder muskulöser, einige treiben nicht einmal Sport, aber sie nehmen einfach nicht zu. Für diese Leute mit Gewichtsproblemen ist es, als ob ein nach Fett gierender Außerirdischer von ihnen Besitz ergriffen hätte, und das ist vielleicht gar nicht so weit von der Wahrheit entfernt. Doch es handelt sich nicht nur um einen einzelnen Außerirdischen, sondern es sind Billionen. Heute beschäftigt sich die Medizin intensiv mit den Mikroben, die in unserem Organismus vorhanden sind, wie Bakterien und Viren, die wir im Lauf der Zeit aufnehmen und die unser körperliches Wohlbefinden auf vielfältige Weise beeinflussen, einschließlich der Menge an Fett, die wir speichern.

Ein ziemlich beunruhigender Gedanke: Wenn es um Fett geht, sind wir nicht allein.

Antoni van Leeuwenhoek war einer der Ersten, der Mikroben im menschlichen Körper erforschte. 1683 schabte er Beläge von seinen Zähnen, untersuchte die Substanz unter dem Mikroskop und beobachtete Hunderte von winzigen »Animacula« (Tierchen), die unter seinen Linsen herumzappelten. Es erschien ihm seltsam, dass sie abgestorben waren, nachdem er heißen Kaffee getrunken hatte.

In den letzten Jahrzehnten ist unser Wissen über Bakterien enorm gewachsen. Wir wissen heute, dass diese einzelligen Organismen überall sind. Von unserer Geburt an beginnen sie, unsere Nasengänge, Achseln, Haut, Lunge, unseren Mund und Verdauungstrakt zu besiedeln – fast alle Körperteile, die der Außenwelt ausgesetzt sind. Bakterien leben mit uns zusammen, hausen in Symbiose mit uns in unserem Körper, bedienen sich freizügig und helfen uns oft.

Schon das Durchlaufen des mit Mikroben übersäten Geburtskanals überzieht ein Neugeborenes mit Bakterien. Selbst bei einer Kaiserschnittgeburt werden sich die Bakterien von der Haut der Mutter am Baby festsetzen. Die Art, wie im ersten Säuglingsalter Nahrung verabreicht wird – Stillen oder Fläschchen – hat auch Einfluss darauf, welche Bakterien wir dann aufnehmen. In beiden Fällen werden die Bakterien eines Kindes sehr wahrscheinlich mit denen der Eltern verwandt sein, besonders im Verdauungstrakt. Je mehr wir in den ersten Lebensjahren der Umwelt ausgesetzt sind, desto mehr erhöht sich die Art und Anzahl der Bakterien, die wir in uns tragen, und wenn wir erwachsen sind, werden sich in unseren Eingeweiden etwa 100 Billionen Mikroben tummeln. Letztendlich haben wir Menschen in unserem Körper zehnmal mehr einzellige Mikroben als eigene Körperzellen, was bedeutet, dass wir tatsächlich mehr mikrobiell sind als menschlich.

Die größte Bakterienpopulation in unserem Körper lebt in der unteren Hälfte unseres Darms und unterstützt Energiestoffwechsel, Vitaminsynthese und Verdauung. Wundert es einen da, dass Bakterien auch Einfluss auf unser Fett und unser Gewicht haben? Je nach Art und

Menge der Bakterien in unserem Körper können wir mehr oder weniger Kalorien aus der Nahrung aufnehmen als unsere Mitmenschen, und die Folge davon sind ein höheres oder niedrigeres Körpergewicht.

Dr. Jeffrey Gordon von der Washington University in St. Louis, Missouri, ist einer der bekanntesten Wissenschaftler in der Erforschung von Darmbakterien. Der Mann, groß, lockiges braunes Haar und Metallbrille, spricht engagiert in längeren Satzgefügen, wenn er seine Forschungen beschreibt. Während seiner Untersuchungen bezüglich der Rolle von Bakterien im Stoffwechsel beobachtete er ein seltsames Phänomen. In Zusammenarbeit mit Fredrik Bäckhed züchtete sein Team zwei Gruppen von Mäusen: eine unter sterilen Bedingungen, also ohne Bakterienwachstum im Körper, die andere konventionell im Freien, sodass diese Tiere die typische Bakterienmischung in ihrem Darm hatten. Beide Gruppen wurden mit der gleichen Nahrungsmenge und -zusammensetzung gefüttert. Mittels Röntgenabsorptionsmessung* untersuchte man dann genau, wie viel Fett die Mäuse im Alter von acht bis zehn Wochen hatten. Die Ergebnisse waren verblüffend. Die Mäuse, die konventionell aufgezogen wurden, mit dem vollen Spektrum an Darmbakterien, hatten 42 Prozent mehr Fettanteil im Körper als die unter sterilen Bedingungen gehaltenen, also bakterienfreien Mäuse, obwohl sie fast ein Drittel weniger ihrer Nahrungsration verzehrten als diese Gruppe. Etwas in den Bakterien in den Mäusen erhöhte die Fettspeicherung.

Gordon und sein Team dachten zunächst, dass die bakterienfreien Mäuse einen erhöhten Stoffwechsel hätten. Aber sie fanden zu ihrer Überraschung heraus, dass diese einen um 27 Prozent niedrigeren Stoffwechsel hatten als die konventionell gezüchteten Mäuse. Die Mäuse mit dem vollen Spektrum an Darmbakterien fraßen weniger und hatten einen höheren Stoffwechsel, waren aber deutlich dicker als die bakterienfreien.

Die Forscher fragten sich, was wohl passieren würde, wenn man Bakterien aus den konventionell gezüchteten Mäusen auf die bakterienfreien übertrug. Deshalb setzen sie Mikroben aus dem Darm dieser

* Röntgenabsorptionsmessung ist ein Verfahren, in dem man Dichte oder Masse eines Stoffs durch den Vergleich der Absorption von Röntgenstrahlen misst.

Mäuse im Darm einiger bakterienfreien Mäuse ein. Innerhalb von 14 Tagen nahmen diese bisher bakterienfreien Mäuse um 57 Prozent an Körperfett zu! Noch seltsamer war, dass diese neu infizierten Mäuse 27 Prozent weniger fraßen als die bakterienfreien Mäuse. Auch hier fraßen Mäuse mit Darmbakterien über ein Viertel weniger, waren aber mehr als 50 Prozent dicker als ihre bakterienfreien Kollegen.

Diese Wirkung war nicht auf Mäuse beschränkt. Einige Jahre später entwickelte ein weiteres Mitglied von Gordons Team, Vanessa Ridaura, einen Test, um zu sehen, ob Bakterien auch beim Menschen eine Gewichtszunahme bewirken können. Das Team fand vier Zwillingspaare, bei denen einer adipös und der andere schlank war. Gordon übertrug Bakterien aus dem Kot jedes Zwillings in eine schlanke, bakterienfreie Maus. Jede Empfängermaus wurde nach der Übertragung isoliert, sodass sie die neu transplantierten Bakterien nicht auf eine andere Maus übertragen konnte. Alle Mäuse erhielten während des Tests die gleiche Menge und Art von Futter.

Erstaunlicherweise nahm jede Maus die Merkmale ihres menschlichen »Kotspenders« an. Die Maus, die Bakterien von einem adipösen Zwilling erhalten hatte, legte deutlich mehr Fett zu als die Maus, der Mikroben von dem schlanken Geschwisterteil implantiert wurden. Die Kotmenge der Mäuse, denen man Bakterien von den schlanken Zwillingen übertragen hatte, war höher als die der Mäuse mit den Bakterien der adipösen, was darauf hindeutete, dass die mageren Tiere mehr Nahrung als Abfall ausschieden, obwohl beide Mäusegruppen die gleiche Menge fraßen.

Anscheinend bezogen die Bakterien bei den schlanken Mäusen weniger Energie aus der Nahrung und schieden mehr davon als Abfall aus als die Bakterien bei den fettleibigen. Gordon erklärt dazu: »Wir haben Beweise von den Tierversuchen, dass es da einen kausalen Zusammenhang geben könnte, weil wir mikrobielle Gemeinschaften von adipösen Menschen übertragen haben. Und wir haben gezeigt, dass sie einen erhöhten Adipositasphänotyp [Erscheinungsbild] sowie Stoffwechselstörungen, insbesondere für Fettleibigkeit, übertragen können.«

Wie beziehen Bakterien Energie und bewirken, dass Fett gespeichert wird? Darmmikroben enthalten Enzyme, die der Mensch von Natur aus nicht hat. Dadurch können sie Pflanzenteile verdauen, die unser eigenes

Verdauungssystem nicht verarbeiten kann. Diese Enzyme ermöglichen es den Bakterien, Polysaccharide (Vielfachzucker und Stärken, die unser Körper als unverdaulich empfinden würde) abzubauen und in einfache Zucker aufzuspalten, die wir leicht aufnehmen können. Auf diese Weise beziehen wir mithilfe von Bakterien mehr Kalorien aus der Nahrung, als wir dies ohne sie könnten. Darüber hinaus vermehren Bakterien die Anzahl der Kapillargefäße im Dünndarm, was eine erhöhte Nahrungsaufnahme aus dem Darm ermöglicht. Bakterien verändern unsere Verdauung also in zweierlei Hinsicht – erstens durch die Verbesserung der Nahrungsaufnahme durch den Darm und zweitens durch die Erhöhung der Zuckermenge, die aus der Nahrung gewonnen wird.

Der Einfluss von Bakterien geht jedoch über die Verdauung hinaus. Bakterien bewirken auch eine Reduzierung eines Wachstumsproteins namens ANGPTL4, das die Speicherung von Fett unterdrückt. Dadurch erhöht sich der Fettanteil im Körper. Diese Faktoren zusammengenommen – eine erhöhte Darmabsorption, höhere Kalorienaufnahme aus der Nahrung, niedrigere ANGPTL4-Werte – erklären, warum Mäuse mit normaler Darmflora mehr Fett hatten als die bakterienfreien Tiere.

Aber dabei gilt es zu beachten, dass Bakterie nicht gleich Bakterie ist. Einige begünstigen Fettleibigkeit, andere nicht. Die Adipositasforschung unterliegt einem ständigen Wandel, und neue Erkenntnisse geben Aufschluss über die Eigenschaften unseres Mikrobioms (der Sammelbegriff für die Gesamtheit der Mikroorganismen, die unseren Körper besiedeln). Einige Studien haben gezeigt, dass Adipöse eine höhere Menge Darmbakterien namens Firmicutes und eine geringere Menge an Bacteroidetes haben, während bei schlanken Menschen genau das Gegenteil der Fall ist. Bestimmte Arten von Firmicutes gelten als effizienter beim Abbau von Stärke, wodurch mehr Energie aus der Nahrung gewonnen und weniger davon als Abfall ausgeschieden wird. Vom evolutionären Standpunkt aus gesehen ist es potenziell ein Vorteil, dass so wenige Kalorien wie möglich ungenutzt ausgeschieden werden. Aber heute ist genau das eher ein potenzieller Nachteil! Neuere Studien haben gezeigt, dass die Vielfalt unserer Darmflora etwas mit Dicksein zu tun haben muss, wobei sehr schlanke Menschen eine größere Vielfalt haben als Adipöse. Auf jeden Fall wird immer offensichtlicher, dass unser Mikrobiom und Körperfett in einem Zusammenhang stehen.

Jeffrey Gordon erklärt die Vielfalt unserer Verdauungsprozesse an einer Schüssel mit Cerealien. Getreide ist reich an Polysacchariden. Die Menge an Kalorien, die wir aus dieser Schale aufnehmen, hängt von unserem Bakterienprofil ab. Einige Bakterien können Nahrung besser in Kalorien umsetzen als andere. Selbst wenn also bei den Nährwertangaben auf der Verpackung 110 Kalorien pro Portion steht, werden Sie tatsächlich abhängig von Ihren Mikroben mehr oder weniger Kalorien daraus beziehen. Gordon meint dazu: »Die Frage ist doch, ob der Nährwert einer Schale mit Cerealien für alle Menschen gleich ist. Wir meinen, dass es Unterschiede gibt, und tatsächlich muss dies in Humanstudien noch sorgfältig untersucht werden.«

Die gute Nachricht ist, dass sich unser Bakterienverhältnis verändern kann. Untersuchungen zeigen, dass bei Adipösen, wenn sie Gewicht verlieren, indem sie entweder die Aufnahme von Kohlenhydraten oder Fetten reduzieren, der Anteil der Firmicutes abnimmt und sich dafür der der Bacteroidetes erhöht. Außerdem erhöht sich auch die bakterielle Diversität. Auf diese Weise erzeugt Fett wieder einmal Fett – eine energiereichere Ernährung begünstigt das Wachstum von Bakterien, durch die dann noch mehr Energie aus der Nahrung aufgenommen wird. Das funktioniert auch umgekehrt: Fettverlust erzeugt noch mehr Fettverlust, energiearme Nahrung führt zu einer Gewichtsabnahme und begünstigt sie weiter, indem sie das Verhältnis der Bakterien untereinander verändert. Die Folge sind eine geringere Energieaufnahme aus Nahrung und mehr ausgeschiedener Abfall. Tatsächlich beeinflusst das, was wir essen, also unser Gewicht und bewirkt, dass es sich nach oben oder unten bewegt, und zwar aus mehr Gründen, als wir vielleicht denken.

Arbeiten Sie an Ihrem Mikrobiom

Die Mikrobiomforschung ist ein Gebiet im Entwicklungsstadium, sodass die meisten Studien und Schlussfolgerungen als vorläufig angesehen werden sollten. Wenn Sie jedoch neugierig sind, wie es in Ihrem Mikrobiom aussieht, können Sie das herausfinden. Das American-Gut-Projekt in den USA baut eine Datenbank zu Bakterien auf, die sich in der

Darmflora der daran teilnehmenden Menschen befinden. Gegen eine Gebühr erhalten Sie ein Set und eine Anleitung, wie Sie Bakterienabstriche von Ihrem Körper nehmen und zur Analyse einsenden können. Dann erhalten Sie die Ergebnisse, die aufzeigen, wie sich Ihr Mikrobiom im Vergleich zu anderen verhält. So erfahren Sie, ob Sie mehr oder weniger Firmicutes in Ihrem Darm haben sowie andere schädliche und nützliche Bakterien. Wenn Sie nun feststellen, dass Sie ein Mikrobiom haben, das möglicherweise in Richtung Gewichtszunahme tendiert, was können Sie tun, um das zu verändern?

Erstens können Sie Ihre Ernährung umstellen, mehr Pflanzenfasern aufnehmen, die eine Herausforderung für Ihr Verdauungssystem darstellen – Obst und Gemüse –, und weniger gesättigte Fette. Damit vermindern Sie nicht nur die Kalorien, sondern stellen mit der Ernährung gleich die Bakterien um. In Experimenten weisen Mäuse, die acht Wochen lang eine kalorienreichere »westliche Ernährung« erhalten, danach einen höheren Gehalt an Firmicutes auf. Eine Ernährung mit einer gesunden Menge Obst und Gemüse und einem niedrigen Anteil an gesättigten Fettsäuren jedoch begünstigt das Wachstum verschiedener Bakterien, die man mit einer Gewichtsabnahme verbindet.

Dr. Patrice Cani von der Université Catholique de Louvain in Belgien untersucht die Wirkung von Präbiotika und Probiotika auf das Mikrobiom. (Präbiotika sind nicht verdauliche pflanzliche Kohlenhydrate, die die wichtigen Bakterien in unserem Darm ernähren. Probiotika sind Bakterien, die etwas Gutes für unsere Gesundheit bewirken.) Cani erklärt: »Präbiotika reduzieren bei gesunden Probanden die Nahrungsaufnahme und erhöhen das Sättigungsgefühl. Sie verändern die Zusammensetzung oder Aktivität einiger Mikroben und wirken sich positiv auf den Gesundheitszustand aus.«

Canis Studien zeigen, dass eine tägliche Aufnahme von mindestens 16 Gramm Präbiotika, die beispielsweise in Lebensmitteln wie Bananen, Artischocken und Hülsenfrüchten enthalten sind, über zwei Wochen das Sättigungsgefühl stärkt und man weniger isst. Oligofructose, die in Zwiebeln, Hafer und Porree enthalten ist, führt erwiesenermaßen auch zu einer moderaten Abnahme der viszeralen Fettmasse und reduziert den Hunger. Diese präbiotischen Lebensmittel vermindern nicht nur den Appetit, es wird auch mehr Kalzium aufgenommen, und sie erzeugen eine größere Bakteriendiversität im Darm, was für eine Gewichtsabnahme von Vorteil ist. Präbiotika führen zu einer Überzahl von Bacteroidetes im Darm sowie zu einem hundertfach erhöhten Wert eines anderen nützlichen Bakteriums namens *Akkermansia muciniphila*.

Cani hat bewiesen, dass *A. muciniphila* dazu beiträgt, die Dickdarmschleimhaut wiederherzustellen, die durch eine fettreiche Ernährung gestört werden kann. Eine gesunde Schleimhaut in unserem Darm schafft eine Schutzbarriere, fördert ein gesundes Bakterienwachstum, erhöht die angeborene Immunität und reduziert die Menge der vom Körper aufgenommenen Toxine. Letztendlich kurbelt dies alles den Stoffwechsel an, vermindert Anfälligkeiten für Entzündungen und Insulinresistenz. Außerdem hilft es dabei, Fettzuwachs wieder umzukehren. Cani sagt dazu: »Fettreiche Diäten verändern die Zusammensetzung der intestinalen Mikrobiotika. Und diese Veränderungen der Darmflora wirken sich auf die Darmfunktion aus.«

Das Mikrobiom ist in der Tat ein spannendes neues Forschungsgebiet. Eines Tages, wenn wir den »Ekel«-Faktor überwinden können, sollten wir vielleicht sogar Stuhlübertragungen in Betracht ziehen, um nützliche Bakterien zu importieren. Es ist nicht allzu weit hergeholt – solche Transplantate wurden schon zur Behandlung von Verdauungsstörungen wie Infektionen durch das Bakterium *Clostridium difficile* eingesetzt. In diesen Experimenten wird der Stuhl eines gesunden Spenders über einen Einlauf oder ein Endoskop auf den Kranken übertragen, um die gesunden Bakterien des Patienten im Darm wieder aufzufüllen und das Gleichgewicht in der Darmflora wiederherzustellen. Nach der Transplantation hat sich gezeigt, dass sich die Darmflora des Patienten der des Spenders annähert und die Symptome der Infektion zurückgehen, sogar mit noch besseren Ergebnissen als bei der herkömmlichen Behandlung mit Antibiotika. Wer weiß? Kot-Transplantationen zur Gewichtskontrolle können eines Tages in einer Klinik in Ihrer Nähe die Zukunft sein.

Kapitel 7

Meine Eltern sind schuld – Gene und Adipositas

Wir haben inzwischen alle eingesehen, dass unsere Gene jedes Detail an uns bestimmen, von der Farbe unserer Augen über die Regelmäßigkeit unserer Zähne bis hin zu unserer Größe, unseren Begabungen, ja sogar unseren Stimmungen. Aber seltsamerweise neigen wir dazu, die Wirkung von Genen zu unterschätzen, wenn es um Fett geht. Meistens wird Dicksein als persönliches Versagen betrachtet – als Strafe für mangelnde Willenskraft, dafür, dass wir übermäßig essen und dass wir zu faul sind, um Sport zu treiben und die Kalorien zu verbrennen. Wir neigen allerdings dazu, die genetische Veranlagung dafür heranzuziehen, wo im Körper sich überall Fett ansammelt.

»Nun, sie hat die Beine ihrer Mutter.« Wenn wir zufällig dünn sind, schreiben wir das gern den Genen der Eltern zu. Wenn wir jedoch übergewichtig sind, nimmt man in der Regel an, dass wir selbst dafür verantwortlich sind.

Glücklicherweise hat sich die Wissenschaft zu unserer Fürsprecherin gemacht, indem sie die vielen Möglichkeiten aufgezeigt hat, wie Gene Fett beeinflussen. Dieser Forschungsansatz ist noch neu, da wir erst vor

Kurzem begonnen haben, die Geheimnisse des menschlichen Genoms zu entschlüsseln. Doch jedes Jahr kommen neue Studien hinzu.

Ein gutes Beispiel dafür, wie unsere Gene zur Fettleibigkeit beitragen können, ist die Geschichte der Pima-Indianer, die vor etwa 30 000 Jahren die Beringstraße von Nordasien aus überquerten und sich in Amerika niederließen. Eine Population des Volksstamms siedelte sich in der Nähe des Gila River in Phoenix, Arizona, an, eine andere wanderte immer weiter nach Süden und ließ sich in Maycoba, Mexiko, nieder. Die Pima ernährten sich durch den Anbau von Kürbis, Mais, Bohnen und Baumwolle sowie durch die Jagd. Dieser Lebensstil lieferte ihnen eine natürliche, ausgewogene Ernährung und war mit viel Bewegung verbunden.

Die Pima hatten jedoch einen Feind: Dürre, die mehrmals pro Jahrhundert über sie hereinbrach, ihre Pflanzen vernichtete und die Tierbestände reduzierte. Die Folge waren Hungersnöte, die nur diejenigen überstanden, die lange Fastenzeiten ertragen konnten. Die Pima lebten Jahrtausende unter diesen Bedingungen, und Genetiker glauben, dass ihre Körper im Lauf der Zeit einen »sparsamen Genotyp« entwickelten – einen Gensatz, der es ihnen ermöglichte, von einer drastisch begrenzten Kalorienzufuhr zu leben, indem die Effizienz ihres Stoffwechsels erhöht und so viel Energie wie möglich als Fett gespeichert wurde. Jahrhundertelang trug diese genetische Anpassung dazu bei, die Bevölkerung am Leben zu erhalten. Bis Mitte des 19. Jahrhunderts die beiden Pima-Populationen sich auf einmal voneinander abweichend entwickelten.

Die Arizona-Pima stießen 1850 auf europäischstämmige Einwanderer, die auf dem Weg nach Kalifornien waren, um dort nach Gold zu suchen. Sie halfen den erschöpften Reisenden, boten ihnen Nahrung und Schutz. Die Fremden, die sich willkommen fühlten, steckten Claims entlang des Gila River ab, mit dessen Wasser die Pima ihre Felder bewässerten. Der anhaltende Goldrausch in Kalifornien zog mehr und mehr Siedler an, und diese neuen Bauern und Viehzüchter nahmen den Pima Wasser und Land weg.

Die Lage wurde immer angespannter, was schließlich dazu führte, dass die US-Regierung die Indianer in ein Reservat umsiedelte, obwohl das neue Land der Pima weder über Jagdgebiete noch Wasserrechte am

Gila River verfügte. Ohne ausreichendes Wasser für ihre Farmen standen die Pima vor dem Verhungern.

Ab den 1930er-Jahren bot die Regierung ihnen Unterstützung durch Nahrungsmittel an. Dazu gehörten »westliche« Lebensmittel wie Milch, Speck, Käse, Fleischkonserven, getrocknetes Getreide sowie Mehl und Schmalz, aus denen die Pima frittiertes Brot herstellten. Nun hing ihr Leben nicht mehr von der Landwirtschaft oder der Jagd ab, und ihre körperliche Aktivität ließ nach. Einige Pima nahmen Arbeit in nahe gelegenen Fabriken an, andere gingen zur Armee. Zunehmend passten sich die Arizona-Pima dem amerikanischen Lebensstil an, was dazu führte, dass sie begannen, Gewicht zuzulegen – und das nicht zu knapp.

1963 stellte das National Institute of Diabetes and Digestive and Kidney Diseases (NIDDK) während einer Gebietsuntersuchung eine überproportionale Fettleibigkeit bei den Pima fest. Adipositas und Diabetes waren so weit verbreitet, dass das Institut spezielle, auf den Stamm fokussierte Forschungsprogramme einrichtete, um die Ursachen ausfindig zu machen.

Von da an untersuchte das Institut alle zwei Jahre den Gesundheitszustand der Arizona-Pima. Seit 1965 unterziehen sich die Stammesangehörigen freiwillig körperlichen Tests, die Gewicht, Größe, BMI und Faktoren für Diabetes messen. Der Prozentsatz der Übergewichtigen unter den Pima lag mehr als dreimal so hoch wie im Landesdurchschnitt. Die Pima hatten auch dramatisch höhere Diabetesraten. Die in der unmittelbaren Umgebung lebenden Nachkommen der europäischen Einwanderer führten einen ähnlichen Lebensstil, litten jedoch nicht an diesen Krankheiten.

Die NIDDK-Forscher richteten ihr Augenmerk auch auf die Pima, die in Maycoba, Mexiko, lebten. Da sie eine starke genetische Verwandtschaft zu den Pima in Arizona aufwiesen, wollten die Forscher untersuchen, ob beide Gruppen die gleichen Gesundheitsprobleme hatten.

Dr. Eric Ravussin vom Pennington Biomedical Research Center mit Sitz in Baton Rouge, Louisiana, war einer der ersten Wissenschaftler, der die Reise nach Maycoba hoch in den Bergen der Sierra Madre wagte. Dr. Ravussin erinnert sich: »Dort gab es keine befestigten Straßen. Eigentlich gab es gar nichts – keinen Strom, kein fließendes Wasser, nichts. Niemand hatte ein Auto.« Die Forscher brauchten acht bis zehn Stunden, um mit einem Jeep durch das felsige Gelände ins Dorf zu gelangen. Die Maycoba-Pima bewirtschafteten überwiegend ihr Land und benutzten Fahrräder anstatt Autos. Sie hatten sich größtenteils die bäuerliche Lebensweise ihrer Vorfahren bewahrt.

Diese Gruppe war bei Weitem gesünder als ihre Verwandten aus Arizona. Bei den Männern der Arizona-Pima lag die Adipositasrate zehnmal höher und bei den Frauen dreimal höher; die Diabetesrate war bei ihnen fünfeinhalbmal höher als bei ihren Verwandten in Maycoba. Offensichtlich hatte die moderne westliche Lebensweise bei den Arizona-Pima ihren Tribut gefordert.

Die Geschichte der beiden Indianerstämme veranschaulicht, welchen Einfluss die Gene auf unser Fett haben. Die Pima hätten die häufigen Hungersnöte im Lauf der Jahrhunderte nicht überlebt, wenn sie nicht ihren genügsamen Genotyp entwickelt hätten. Aber in Zeiten von Nahrungsüberfluss sind diese Gene eine Belastung, was zu vergleichsweise hohen Adipositas- und Diabetesraten führt.

Eric Ravussin sagt: »Ich glaube, niemand bezweifelt, dass die Pima einer stark erhöhten Belastung ausgesetzt sind, wenn es um die Auswirkungen von veränderten Umweltbedingungen auf ihr Gewicht, ihren Körperfettanteil und ihren Glukosestoffwechsel geht. Wir sprechen von der Interaktion zwischen ihren Genen und ihrer Umgebung.«

DNA-Analysen bei den Pima legten schließlich nahe, dass sie Veränderungen an bestimmten Chromosomen aufwiesen, die mit Adipositas in Zusammenhang stehen. Dank ihrer genetischen Veranlagung speichern die Körper der Pima Kalorien in der Erwartung einer Hungersnot, die nie eintritt.

Wir können unsere Gene nicht verändern, aber die Wissenschaft lehrt, dass wir beeinflussen können, wie sie sich auf unsere Gesundheit auswirken. Und wie man bei den Pima sieht, gibt es möglicherweise zusätzliche Maßnahmen, die wir ergreifen müssen, um unseren genetischen Besonderheiten in Bezug auf Fett Rechnung zu tragen. Selbst wenn wir nicht alle zusätzlichen Pfunde verlieren können, die wir gespeichert haben, können wir zumindest einen Teil der damit verbundenen Schuld von uns weisen.

Beim Fett sind wir eben nicht alle gleich

Dr. Claude Bouchard vom Pennington Biomedical Research Center führte einige der ersten Studien durch, in denen bewiesen wurde, dass Gene einen Einfluss auf Fett haben. Nachdem er 1977 an der University of Texas in Austin in Populationsgenetik und Kulturanthropologie promoviert hatte, kehrte Bouchard in seine Heimat Quebec zurück und richtete an der Laval University ein Labor ein, wo er und seine Mitarbeiter sich mit der Erforschung von Adipositas beschäftigten. Bouchard, ein freundlich blickender Mensch mit zurückweichendem, gewelltem Haar und Brille, sagt: »Es gab übergewichtige und fettleibige Menschen in unserem Umfeld, und ihr Anteil schien immer größer zu werden. Wir haben deswegen ganze Familien für unsere Studien gesucht. Einige von denen, die sich freiwillig gemeldet haben, waren ziemlich schwer.« Diese Beobachtung befeuerte Bouchards Interesse, und er erweiterte sein Labor um zusätzliche Mitarbeiter, die seine wachsende Neugierde über diese Neigung zur Adipositas teilten. Er erinnert sich: »Schon bald hatten wir bis zu 15 Leute im Labor, die im Bereich Adipositas und Sportbiologie arbeiteten.«

Bouchard und sein Team führten zwischen 1986 und 1990 zwei grundlegende Studien durch, die das Verständnis von Genetik und Gewicht vollkommen umkrempelten, bevor das Humangenomprojekt insgesamt abgeschlossen war. Die erste Studie zeigte, dass unsere Neigung, Fett zuzulegen, und wo der Körper es speichert, von unseren Genen beeinflusst wird. Bouchard erzählt mit seinem frankokanadischen Akzent: »Ich suchte nach einem Versuchsmodell, bei dem wir das Körpergewicht verändern und anschließend zweifelsfrei testen konnten, ob es eine genetische Komponente gab, die festlegt, wie unterschiedlich wir darauf reagieren. Schließlich habe ich mir ein Modell ausgedacht, das auf eineiigen Zwillingspaaren basiert. Diese Konstellation ermöglichte es uns, die Reaktion auf eine bestimmte Ernährung oder Sport von Probanden, die genetisch identisch waren, mit denen zu vergleichen, die genetisch nicht miteinander verwandt waren.«

Bouchard unterzog zwölf männliche eineiige Zwillingspaare für 84 Tage einer Diät mit 1000 Kalorien über ihrem normalen Essverhalten. Wie er erwartet hatte, legten die jungen Männer eine beträchtliche Menge an Gewicht zu – die durchschnittliche Zunahme betrug 13 Prozent. Bouchard beobachtete dabei, dass Zwillinge mit einer dreimal höheren Wahrscheinlichkeit die gleiche Menge an Gesamtkörpergewicht, Fettanteil und subkutanem Fett zunahmen als nicht miteinander verwandte Probanden. Viszeralfett war besonders von den Genen bestimmt – es variierte sechsmal mehr unter nicht miteinander verwandten Probanden als unter den Zwillingen. Mit anderen Worten, wenn ein Zwilling Viszeralfett zulegte, dann bestand bei dem anderen die sechsmal höhere Wahrscheinlichkeit, dass er die gleiche Menge Bauchfett zunahm, als bei einem Nichtverwandten.

Für ein weiteres Experiment, diesmal zur Gewichtsabnahme, untersuchte Bouchard erneut ausschließlich männliche eineiige Zwillingspaare für vier Monate in einer Forschungsgruppe. Zunächst stellte er fest, wie viele Kalorien die Zwillinge benötigten, um ihr Gewicht stabil zu halten. Anschließend führte er eine standardisierte Trainingseinheit von zwei Stunden pro Tag ein, die letztendlich ein Kaloriendefizit von 53 000 pro Teilnehmer über die Dauer der Studie bewirken sollte.

Während die Zwillinge durch die sportliche Betätigung abnahmen, untersuchte Bouchard Körpergewicht, fettfreie Masse und Fettverteilung und stellte fest, dass die Menge der während des Trainings verbrannten Energie auch von den Genen beeinflusst wurde. Wenn ein Zwilling während des Workouts nur 80 Kalorien verbrannte, verglichen mit 100 Kalorien in einer Kontrollgruppe, dann würde der andere Zwilling vermutlich den gleichen verminderten Stoffwechsel aufweisen. Bouchard erinnert sich: »Die Ergebnisse waren erneut eindeutig: Etwa 50 Prozent der Unterschiede in der Fähigkeit der Menschen, durch Bewegung erfolgreich abzunehmen, wenn die Kalorienzufuhr auf dem gleichen Ausgangsniveau beibehalten wird, scheint auf genetische Variation zurückzuführen zu sein«.

Dieses Muster hielt sich über eine Vielzahl von Kennzahlen hinweg. Bouchard fand heraus, dass unsere Gene Ruheumsatz, Fettmasse und den prozentualen Anteil an Fett und Viszeralfett, Plasmatriglyzerid- und Cholesterinspiegel beeinflussen.

Bouchard und sein Kollege Angelo Tremblay entdeckten jedoch eine wichtige Ausnahme von diesem Muster, die für alle, die ihr Gewicht kontrollieren wollen, sehr wichtig ist. Sie fanden heraus, dass die Genetik an Bedeutung verlor, wenn die Probanden intensiv trainierten. Bouchards Definition von »intensiv« galt für jede Übung, bei der sich der Stoffwechsel um das Sechsfache oder mehr im Vergleich zum Ruhezustand erhöhte (was man mit Laufen bei etwa 6,5 bis 10 Kilometer pro Stunde oder Radfahren bei circa 20 bis 25 Kilometer pro Stunde oder anderen Aktivitäten erreicht, die innerhalb weniger Minuten schnelle Atmung und Schwitzen auslösen). Die Lehre daraus ist eindeutig: Sobald wir mit unserem Training in einen gewissen Bereich von Anstrengung kommen, startet der Körper durch, um Fett zu verlieren, unabhängig davon, was unsere Gene wollen.

Bouchards bahnbrechende Forschung in den 1980er- und 1990er-Jahren, die die genetischen Aspekte von Fett untersucht, stützt sich auf die Beobachtung physischer Merkmale innerhalb von Familien, statistische Modellierung unter Berücksichtigung von Variablen wie Geschlecht, Alter, Energiezufuhr und -verbrauch sowie Humanstudien ausschließlich an eineiigen Zwillingspaaren. Technologische Fortschritte ermöglichen inzwischen eine gezieltere Erforschung unserer Gene. Zum Beispiel neigen Menschen mit Varianten in einem Gen namens FTO dazu, einen stärkeren Appetit auf kalorienreiche Lebensmittel zu entwickeln und dadurch einen höheren Körperfettanteil zu haben. Die FTO-Genvariante erhöht das Risiko für Adipositas fast um das Doppelte im Vergleich zu Menschen mit nicht variiertem FTO.

Eine Studie, die die Wirkung des FTO-Gens zeigt, wurde von Colin Palmer an der University of Dundee in Schottland durchgeführt. Er untersuchte fast 100 Schüler, um herauszufinden, ob sie die FTO-Genvariante oder das normale FTO-Gen hatten. Dann wertete er aus, was die Kinder aßen, indem er ihnen erlaubte, sich von einem Büfett zu bedienen, das eine Auswahl an Obst und Gemüse sowie kalorienreicheren Lebensmitteln wie Chips und Schokolade bereithielt. Als er analysierte, was sie zu sich genommen hatten, bemerkte er, dass Kinder mit der FTO-Genvariante mehr von den kalorien- und energiereichen Lebensmitteln gegessen hatten als Kinder mit dem normalen Gen. Palmer sagt dazu: »Sie aßen die gleiche Menge an Nahrung, nur eben die kalorienreicheren Lebensmittel.« Es überrascht daher kaum, dass Kinder mit der FTO-Genvariante etwa zwei Kilo mehr Körperfett hatten.

Man nimmt an, dass das FTO-Gen nicht nur im Gehirn exprimiert wird, wo es unseren Wunsch nach dick machenden Lebensmitteln verstärkt, sondern auch im Fettgewebe. Melina Claussnitzer, eine Wissenschaftlerin an der Harvard Medical School, und ihr Team entdeckten, dass sich durch eine einzige Mutation des FTO-Gens Fettzellen, die normalerweise beige wären, stattdessen in weiße verwandeln. Wie in Kapitel 1 (Seite 28) beschrieben, können beige Fettzellen sich bei Aktivierung mittels sportlicher Betätigung in energieverbrennende braune Fettzellen verwandeln. Bei Menschen mit der FTO-Genvariante modifizieren sich jedoch weniger Zellen in beige, sondern mehr in energiespeichernde weiße Zellen. Das Ergebnis der FTO-Mutationen ist also ein Drang, kalorienreichere Lebensmittel zu essen, gepaart mit weniger Kalorienverbrennung und mehr Kalorienspeicherung. Eine Kombination, die jeden Abnehmwilligen vor eine enorme Herausforderung stellt.

Obwohl Menschen mit Mutationen im FTO-Gen fast das doppelte Risiko für Adipositas haben als diejenigen, denen das Gen nicht vererbt wurde, erklärt Palmer: »Die FTO-Genvariante zu haben bedeutet nicht, dass man dazu verdammt ist, dick zu sein. Wir haben immer noch selbst die Kontrolle darüber, was wir uns in den Mund stecken, obwohl es für manche deutlich mühevoller ist als für andere.«

Doch nicht jedes genetisch bedingte Fett ist grundsätzlich schlecht. Etwas davon kann sogar tatsächlich schützen.

Ruth Loos ist Leiterin des Programms Genetics of Obesity and Related Metabolic Traits am Mount Sinai Hospital in New York. Eine schlanke Frau mit kurzen, blonden Haaren, die ihre markanten Gesichtszüge umrahmen. Sie war schon immer sportlich, und bei ihr erwachte früh das Interesse für Fitness. Als sie zum Studium nach Belgien ging, entschied sie sich logischerweise für die Schwerpunktfächer Kinesiologie und Bewegung.

Obwohl Loos ursprünglich vorhatte, Sportlehrerin zu werden, eröffnete ihr das kostenfreie Bildungssystem in Belgien andere Möglichkeiten. Sie erklärt: »Bildung ist in Belgien grundsätzlich kostenlos. Daher kann man sich auch länger an der Uni herumtreiben, ohne dass man sich gleich verschulden muss. Ich wollte promovieren, wusste aber nicht genau, in welchem Fach. Also sagte einer meiner Dozenten: ›Geh doch in die Genetik. Wir machen diese Zwillingsstudie und brauchen jemanden, der die Probanden vermisst – ihre Größe, ihr Gewicht, ihre motorischen Fähigkeiten.‹ Tja, und so wurde ich Anthropometrikerin und lernte, Menschen zu vermessen – und zwar jeden Aspekt ihres Körpers.«

Loos erwarb 1993 einen Masterabschluss und promovierte 2001 an der Universität Leuven in Belgien. Danach erhielt sie ein Stipendium, um ihre Forschung fortzusetzen. Doch das setzte voraus, dass sie in einem amerikanischen Labor forschte. Sie kannte Claude Bouchard, der damals am Pennington Biomedical Center war, weil er ein Lehrbuch über körperliche Bewegung und Wachstum geschrieben hatte, das sie im Rahmen ihres Masterstudiums verwendet hatte. Sie kontaktierte ihn und konnte bald darauf als Postdoktorandin in seinem Labor anfangen. Bei der Zusammenarbeit mit Bouchard entwickelte Loos eine besondere Faszination für die genetischen Aspekte von Fett und Stoffwechsel und richtete schließlich ihr eigenes Labor am Mount Sinai Hospital ein.

Als Loos ihr Forschungskonzept entwickelte, bemerkte sie, dass viele der identifizierten Gene mit einem hohen BMI verknüpft wurden, der eigentlich bloß das Gewicht eines Menschen im Verhältnis zu seiner Größe misst. Loos erkannte, dass der BMI nicht der beste Maßstab für Fettleibigkeit ist, da er nicht zwischen Fettmasse und fettfreiem Gewebe wie Muskeln unterscheidet. Mit anderen Worten, wenn Sie Bodybuilder sind und nur sieben Prozent Fett, aber dafür jede Menge Muskeln haben, wird Ihr BMI vielleicht genauso hoch sein wie bei jemandem, der fettleibig ist und weniger Muskelmasse hat. Loos wollte nun herausfinden, welche Abschnitte der DNA mit Fettleibigkeit und nicht nur mit Gewicht zu tun hatten. Deshalb analysierte ihr Team die genetischen Informationen von 36 626 Probanden, um herauszufinden, welche Gene mit Körperfett verbunden waren.

Durch diese Studie fand Loos heraus, dass eine maßgebliche Beziehung zwischen Variationen im FTO-Gen und im IRS1-Gen und Fettleibigkeit bestand. Man wusste bereits, dass Übergewicht mit Variationen im FTO-Gen zusammenhing, die Kinder zum Beispiel veranlassten, sich kalorienreichere Lebensmittel auszusuchen. Aber die Verbindung des IRS1-Gens zu Fett war neu. Loos, die mit Tuomas Kilpeläinen und anderen in ihrem Team an der Studie arbeitete, richtete ihr Augenmerk schnell auf IRS1. Als das Team die erhobenen Daten analysierte, stieß es auf etwas Merkwürdiges. Eine Variation des IRS1-Gens verursachte bei Männern einen geringeren Körperfettanteil. Zunächst sah es danach aus, als hätte man Glück gehabt, wenn man diese Variation besäße. Aber als Loos die Daten genauer analysierte, stellte sie fest, dass Männer mit dieser Genvariante zwar tatsächlich weniger Fett in Armen, Beinen und Rumpf hatten, aber auch erhöhte Triglyzeridwerte, weniger gutes Cholesterin im Blut und eine erhöhte Insulinresistenz – alles Anzeichen für einen schlechten Gesundheitszustand. Wie war denn so etwas möglich? Die Probanden waren dünner als Männer ohne die Genvariante, und eine schlanke Figur sollte doch eigentlich zu einem besseren und nicht zu einem schlechteren Gesundheitszustand führen. Noch rätselhafter war, dass diese Mutation bei Frauen nicht die gleiche Wirkung zu haben schien.

Loos und ihr Team suchten weiter. Möglicherweise hing das ungünstige Stoffwechselprofil ja mit der Verteilung des Fetts im Körper zusammen. Ihr Team überprüfte die Messungen von subkutanem Fett und viszeralem Fett. Dabei entdeckte man, dass Männer mit einer IRS1-Variante (nennen wir sie Variante A) einen niedrigeren Anteil an subkutanem Fett und einen höheren an viszeralem Fett hatten als Männer ohne die Variante. Anders gesagt, sie hatten zwar insgesamt weniger Körperfett, aber dies war ungünstig verteilt.

Männer mit einer anderen Variante von IRS1 (nennen wir sie Variante B) hatten einen höheren Anteil an subkutanem Fett, aber, wie Loos beschreibt, »diese Variante, die den Fettanteil erhöhte, war mit weniger Typ-2-Diabetes und Herz-Kreislauf-Erkrankungen, niedrigeren Triglyzeridwerten, niedrigerem LDL, höherem HDL und so weiter verbunden«. Die Männer mit Variante B waren zwar dicker, aber gesünder.

Warum sollte ein Gen, das mehr Fett produziert, vor Krankheiten schützen?, fragte sich Loos.

Nach und nach fanden sie und ihr Team eine Antwort auf diese Frage. IRS1 enthält den Code für ein Protein, das an der Vermittlung der Zellempfindlichkeit gegenüber Insulin beteiligt ist. Sie stellten fest, dass die IRS1-Variante A mit einer geringeren Expression dieses Proteins im subkutanen und viszeralen Fett einhergeht. Daher sprachen die Zellen in diesen Bereichen nicht so stark auf Insulin an und nahmen Glukose und Fette nicht auf. Bei Männern trat dies viel stärker auf als bei Frauen.

Darüber hinaus hemmte die IRS1-Variante A die Wirkung von Adiponectin, einem Gewebshormon, das die Ausdehnung von Fettgewebe ermöglicht. Da die Männer mit der Variante A einen niedrigeren Adiponectinspiegel als normal hatten, konnte ihr Körper keine neuen Fettzellen bilden und so ihren subkutanen Fettanteil erhöhen. Ihr Fett blieb im Blut und lagerte sich vermutlich in der Leber und der Bauchspeicheldrüse ab, was eine erhöhte Dyslipidämie (erhöhte Werte von Triglyzeriden und schlechtem Cholesterin sowie reduzierte Werte von gutem Cholesterin) verursachte und zu Insulinresistenz führte.

Die Männer mit der IRS1-Variante B hatten dagegen mehr IRS1-Protein und mehr Adiponectin. Mehr Adiponectin führt dazu, dass sich das Fettgewebe in der subkutanen Schicht leichter ausbreiten kann – das heißt, die Männer waren etwas dicker. Ihre Fettzellen nahmen Glukose und Fett auf und sorgten so dafür, dass der Körper gesund blieb. Die Männer hatten weniger im Blut zirkulierende Triglyzeride sowie niedrigere Cholesterin- und Insulinwerte.

Die Ergebnisse von Loos' Studien waren so bedeutsam, weil sie eine neue Art von Fettgenen beschrieben. Andere Genvarianten wie Mutationen in FTO oder dem Gen für Leptin verband man mit übermäßigem Essen oder einem Fettzellentyp. IRS1 dagegen war das erste Gen, das man speziell mit der Bildung von Fettzellen assoziierte. Wenn wir keine neuen Fettzellen bilden, um unsere im Blut zirkulierenden Fette aufzunehmen, werden wir anfälliger für Krankheiten. Haben wir weniger Fett, wirken wir vielleicht gesünder, sind aber möglicherweise gefährdet, Diabetes und andere Krankheiten zu bekommen.

Loos sagt: »Gene, die Ihre Anfälligkeit für Adipositas erhöhen, können Sie auch vor Typ-2-Diabetes und Herz-Kreislauf-Erkrankungen schützen und Ihnen zu einem optimalen Lipidprofil verhelfen. Wir nennen sie die gesunden Adipositasgene. Die Probanden mit der Genvariante, die den Fettanteil begünstigte, waren gute Fettspeicher. Sie lagerten es an den richtigen Stellen ein. Das schützt Leber und Muskeln und bewahrt vor Viszeralfett. Obendrein schützt dieses Fett auch vor Krankheiten. Es gibt sie also tatsächlich, diese ›guten‹ Gene.«

Gene sind mächtig, aber das letzte Wort haben sie nicht

Schon ein paar kleine Veränderungen in unserem DNA-Code können dazu führen, dass wir Fett anders verstoffwechseln und verteilen, außerdem können sie unser Verhalten in Bezug auf Nahrung beeinflussen. Bei den einen wird sich mehr Nahrung als Fett ablagern, bei den anderen bleibt etwas davon im Blut und lagert sich anderswo im Körper ab. Es wird Menschen geben wie die Pima, die leicht Gewicht zulegen, und andere, die eine Menge essen können und kaum zunehmen.

Sie können sich darauf untersuchen lassen, ob Sie irgendwelche bekannten Genvarianten haben, die mit Adipositas in Verbindung stehen. Doch wenn das feststeht, sind Sie dann zu einem Leben mit Schwabbelfett verdammt?

Die gute Nachricht ist, dass Ihre Gene nur einen Faktor unter anderen, die für Ihr Gewicht maßgeblich sind, darstellen – es sei denn, Sie haben eine der äußerst seltenen Genmutationen, die unbestreitbar Fettleibigkeit verursachen (wie die bei Layla Malik, siehe Kapitel 2, Seite 46). Letztendlich zählt mehr, wie wir uns im Alltag verhalten. Unsere Entscheidungen, wie viel wir essen, was wir essen und wie viel wir trainieren wollen, werden in den meisten Fällen die Wirkung unserer Gene übertreffen. Fettgene wie die FTO-Genvariante erschweren es jedoch, auf Kurs zu bleiben und das Gewicht niedrig zu halten.

Loos erklärt: »Sie sind vielleicht genetisch anfällig für Fettleibigkeit, aber entgegen der landläufigen Meinung bedeutet das nicht, dass Sie auch dazu verdammt sind, fettleibig zu werden. Viele meinen ja: ›Ich kann nichts tun, weil es in meinen Genen liegt.‹ Die Studien, die wir durchgeführt haben, zeigen, dass Sie die Gene zur Veranlagung für Fettleibigkeit tragen können, aber wenn Sie körperlich aktiv sind oder einen gesunden Lebensstil führen, können Sie diese genetische Veranlagung um 30 bis 40 Prozent reduzieren.«

Loos' Forschung zeigt, dass körperliche Bewegung der Schlüssel zur Bekämpfung unserer Fettgene ist. In einer Studie sammelte sie mit ihrem Team Daten von rund 218 000 Trägern des FTO-Gens und berechnete, dass diese eine um 23 Prozent höhere Wahrscheinlichkeit hatten, fettleibig zu werden, als diejenigen ohne die Genvariante. Manche dieser Probanden trieben jedoch regelmäßig Sport und verminderten dadurch das Adipositasrisiko deutlich. So reduzierten sie die Wirkung von FTO um 27 Prozent. Dann bleiben zwar immer noch etwa 70 Prozent der fettproduzierenden Wirkung des Gens bestehen, aber Bewegung hilft zumindest, Adipositas bei denen zu mildern, die zeitlebens mit ihren Pfunden zu kämpfen haben.

Laut Loos können 30 Minuten körperliche Aktivität an mindestens fünf Tagen pro Woche ausreichen, um die Wirkung des FTO-Gens abzuschwächen. Sie sagt: »Man muss nicht übermäßig intensiv trainieren, es reicht, wenn man ins Schwitzen kommt«, was bedeutet, dass sogar schon mäßig anstrengende Aktivitäten wie Gartenarbeit, Spaziergänge mit dem Hund oder moderates Fahrradfahren genügen können.

Wenn Sie eine genetische Veranlagung für das Ansetzen von Fett haben, wird die Natur gegen Sie arbeiten, und Sie werden es schwer haben, schlank zu bleiben. Sie sind nicht für Ihre Gene verantwortlich, und natürlich gibt man dann leicht auf, aber das müssen Sie nicht. Wenn Sie eine rekordverdächtige Selbstdisziplin dabei aufbringen können, die energiereichen Lebensmittel, zu denen es Sie hinzieht, durch kalorienärmere zu ersetzen, und sich täglich bewegen, haben Sie immer noch die Kontrolle über Ihr eigenes Schicksal. Es ist ganz klar, dass es Sie weit mehr Kraft kosten wird, Ihre Pfunde niedrig zu halten, als Menschen ohne diese Fettgene. Oder um es mit den Worten von Loos zu sagen: »Wenn man genetisch vorbelastet ist, wird es schwieriger sein, aber es macht es nicht unmöglich.«

Kapitel 8

Ich bin eine Frau, ich habe Fett

Martha Gray war 28 Jahre und Chemikerin, als sie Tom in dem Labor traf, in dem sie beide arbeiteten. Martha war ein bisschen ein Nerd und nahm kein Blatt vor den Mund, was in der Vergangenheit viele junge Männer abgeschreckt hatte. Aber Tom, der extrem in sich gekehrt war, schien mit ihrem Charakter ausgezeichnet klarzukommen, als ob sie eine Lücke gefüllt hätte mit etwas, das ihm immer gefehlt hatte. Nach gerade einmal einem halben Jahr als Arbeitskollegen stellten Martha und Tom fest, dass sie die perfekte Kombination aus »introvertiert trifft extrovertiert« waren. Sie verlobten sich, zogen zusammen und begannen mit den Hochzeitsvorbereitungen.

Martha konnte man nicht als schlank bezeichnen. Sie war 1,68 Meter groß, hatte kurze schwarze Haare und trug eine dunkel gerahmte Brille. Seit dem Ende der Pubertät hatte sie dauerhaft etwa elf Kilo Übergewicht mit sich herumgeschleppt. Weil sie sich ihres Aussehens mehr als bewusst war, beschloss sie, den großen Tag um ein Jahr zu verschieben, damit ihr genügend Zeit blieb, ein paar Pfunde abzunehmen. Natürlich wollte auch sie aussehen wie all die Bräute in den Zeitschriften.

Martha war als Einzelkind aufgewachsen, und ihre Eltern überschütteten sie mit typischen Mädchensachen – Rüschenbettwäsche, Puppenhäusern und niedlicher Kleidung. Sie war gut organisiert und stolz darauf, ihre wunderschönen Dinge in Ordnung zu halten. Als sie sich mit Tom in der neuen Wohnung einrichtete, bemerkte sie verwundert, wie anders dieser Mann in allem war. Tom warf seine Anziehsachen achtlos aufs Bett, ließ seine Socken überall in der Wohnung herumliegen und räumte seine Toilettenartikel einfach nicht vom Waschbecken weg. Er hatte einen festen Tagesrhythmus: Morgens checkte er E-Mails, arbeitete pünktlich ab acht Uhr, sah abends fern und las noch etwas im Bett. Er aß auch gern auf eine bestimmte Art und Weise – nämlich viel.

Tom aß ständig. Er war 30 Jahre alt, 1,83 Meter groß und schlank. Er startete mit zwei Schalen Cerealien in den Tag. Dann hatte er um zehn Uhr einen Snack, gefolgt vom Mittagessen mit Laborkollegen, bei dem er normalerweise ein 30 Zentimeter langes Sandwich bestellte. Gegen 15 Uhr legte er noch eine Kaffeepause ein und aß abends eine Riesenportion Pasta oder Fleisch mit Kartoffeln. Und kurz vor dem Schlafengehen gab es bei ihm noch eine große Schüssel Eiscreme. Tom ging ab und zu laufen, war aber kein fanatischer Jogger. Martha konnte in seinen sporadischen Sporteinheiten nicht den Grund dafür sehen, warum er so viel essen konnte, ohne ein Gramm zuzulegen.

Martha wiederum kontrollierte jeden Bissen, den sie aß, zählte jede Kalorie und arbeitete hart an sich, um ihren Traum vom Hochzeitskleid wahr werden zu lassen. Aber sie wollte nun viel Zeit mit ihrem Verlobten verbringen, also kochten sie regelmäßig gemeinsam üppige Abendessen. Und es machte so viel Spaß, nachts aus einer Schüssel Eis zu löffeln und über die Ereignisse des Tages zu sprechen.

Doch irgendwann war Schluss mit lustig, als Martha nach ein paar Monaten glücklicher Zweisamkeit bemerkte, dass sie nicht mehr in ihre Hose passte. Sie hatte mehr als sechs Kilo zugelegt. Wild schossen ihr die Gedanken durch den Kopf: »Aber ich hatte doch nur zusätzlich ein wenig Eiscreme … Er isst dreimal so viel wie ich … Er achtet nicht einmal auf sein Gewicht und ist genauso dünn wie in der Highschool … Das ist nicht fair.« Martha aß deutlich weniger als Tom, und doch hatte sie mehr Fett an Hintern und Beinen, als Tom je haben würde. Jetzt waren es bloß noch zehn Monate bis zur Hochzeit – ihr blieb nicht nur weniger Zeit zum Abspecken, sondern sie musste auch noch mehr Kilos loswerden als vorher!

Warum Frauen dicker werden als Männer

Es stimmt. Das Leben ist nicht fair. Und Fett auch nicht. Frauen jammern schon immer darüber, dass Männer mehr essen können als sie selbst und trotzdem nicht zunehmen. Ich denke, es gibt kaum eine Frau auf der Welt, die sich darüber nicht aufgeregt hat. Und plötzlich hat die Wissenschaft auch noch nachgewiesen, dass die Frauen recht haben. Wie immer! Auf allen Kontinenten der Welt, in jeder Ethnie und Kultur lagern Frauen mehr Fett ein als Männer. An der Nahrungsaufnahme allein kann dieser Unterschied in der Fettspeicherung nicht liegen. Beide Geschlechter verbrauchen etwa den gleichen Prozentsatz an Fett als Teil ihrer Ernährung – etwa ein Drittel aller Kalorien –, und Männer nehmen insgesamt mehr Kalorien zu sich als Frauen, egal welchen BMI sie haben. Aber Männer und Frauen verarbeiten Lebensmittel unterschiedlich, vor allem aufgrund von Genen, Hormonen und biochemischer Abläufe, die dafür sorgen, dass Lebensmittel in Fett umgewandelt werden (oder auch nicht).

Den Unterschied zwischen Männern und Frauen kann man bereits bei der Geburt beobachten. Forscher der Universität von Saragossa in Spanien stellten Fettmessungen an über 4500 Neugeborenen an. Sie verglichen ihre Hautfaltendicke sowie Länge und Gewicht und stellten fest, dass die Mädchen in jedem Fall eine höhere Hautfaltendicke (mehr Fett) hatten als die Jungen. Es machte keinen Unterschied, ob ein Baby größer oder kleiner, ein paar Tage jünger oder älter, leichter oder schwerer war, für das Fett ausschlaggebend war allein das Geschlecht. Ähnliche Untersuchungen an Tausenden Babys in Irland, Frankreich, Belgien und den USA kamen alle zum gleichen Ergebnis. Schon bei der Geburt und eventuell schon vorher sind Mädchen dicker als Jungs.

Ab dem zehnten Lebensjahr wird es dann noch extremer. Mit Beginn der Pubertät nimmt das subkutane Fett bei Mädchen im Vergleich zu Jungen deutlich zu. Mit 17 haben Mädchen überall zwischen 44 und 93 Prozent mehr Fett als Jungen. Während der Pubertät legen Mädchen etwa ein Kilogramm pro Jahr an Fett zu im Vergleich zu Jungen, die nur ein Fünftel dieser Menge zunehmen, obwohl diese insgesamt schwerer sind aufgrund der höheren Mengen an fettfreier Masse, nämlich Muskeln und Knochen.

Dr. Michael Jensen ist Arzt an der Mayo Clinic in Rochester, Minnesota, und untersucht seit Jahrzehnten die Unterschiede in der Fettspeicherung zwischen Männern und Frauen. Er sagt: »Wenn junge Mädchen und Jungen in der Pubertät sind, legen Mädchen tatsächlich an Fett zu, und sie speichern das Fett im Körper in der typisch weiblichen Fettverteilung. Männer verlieren viel von ihrem subkutanen Fettgewebe.« Was bedeutet, dass diese geschlechtsspezifischen Gewichtsveränderungen dazu führen, dass wir »männlicher« oder »weiblicher« aussehen.

Die National Health and Nutrition Examination Survey (NHANES), eine Studie, die von den Centers for Disease Control durchgeführt wird, sammelte Daten von 15 912 Probanden und belegte, dass Frauen aus sämtlichen Ethnien – westeuropäisch, mexikanisch-amerikanisch oder afroamerikanisch – Fett effektiver speichern als Männer. Sie zeigte, dass Männer insgesamt 51 Prozent mehr Kalorien zu sich nehmen als Frauen. Eine plausible Erklärung wäre zwar, dass Männer mehr fettfreie Körpermasse (Muskeln, Knochen usw.) haben als Frauen und daher mehr Kalorien benötigen, aber als die durchschnittliche fettfreie Masse bei Männern gemessen wurde, lag sie nur 33 Prozent über der von Frauen. Männer können also für jedes Pfund mehr essen als Frauen und nehmen nicht zu.

Warum ist es das Schicksal von Frauen, mehr Fett anzusammeln? Auch hier ist die Antwort in den Hormonen und der Biologie zu finden. Es gibt offensichtliche entwicklungsgeschichtliche Vorteile, wenn man mehr Fett hat. Fett sagt unserem Körper, dass alles in Ordnung ist in der Welt, es steht ausreichend Nahrung zur Verfügung, damit wir in die Pubertät kommen und später Kinder zur Welt bringen können. Wie wir in Kapitel 3 (Seite 69) gesehen haben, werden Menstruation und Schwangerschaft ausbleiben, wenn Frauen nicht genügend Körperfett haben.

Mit Eintritt der Menstruation schwankt der Fettgehalt sogar während jedes Zyklus, wobei ein Absacken des Östrogenspiegels und Höhen beim Progesteronwert Veränderungen im Appetit und in der Fettspeicherung verursachen. Frauen gelüstet es in der zweiten Hälfte des Menstruationszyklus nach Fetten und Kohlenhydraten, wenn der Östrogenspiegel sinkt. Daneben fördert der Spitzenwert an Progesteron die Fetteinlagerung, indem es dem Blut Triglyzeride entzieht und sie im Fettgewebe speichert. Heute nimmt man an, dass die Triglyzeridentnahme den Wunsch nach fetthaltigen Lebensmitteln weckt, da im Blut nun dieser Nährstoff fehlt. So geht es Monat für Monat – erst der Heißhunger, dann als Folge das Fett. Es ist ein Wunder, dass Frauen überhaupt noch mal ein Pfund verlieren können.

Wenn Frauen schwanger werden, lagert ihr Körper noch mehr Fett ein. Die Gewichtszunahme tritt auch bei unveränderter und manchmal verminderter Kalorienzufuhr ein. Frauen sammeln in der Schwangerschaft zwischen zwei und sechs Kilo Fett an, auch wenn sie unterernährt sind. Die Gewichtszunahme erfolgt nicht etwa durch eine Verlangsamung des Stoffwechsels – der gesamte Energieverbrauch steigt, wenn Frauen ein Kind austragen. Man kann dies wohl zum Teil auf Bakterien zurückführen, unsere kleinen Freunde im Darm.

Ruth Ley und ihr Team von der Cornell University in Ithaca, New York, die Mikrobiota von schwangeren Frauen auf keimfreie Mäuse übertrugen (siehe Kapitel 6, Seite 128), stellten fest, dass mit Bakterien von Frauen im dritten Trimester der Schwangerschaft infizierte Mäuse viel dicker wurden als die Tiere mit Bakterien von Frauen im ersten Trimester. Sie entdeckten, dass sich die Zusammensetzung der Mikrobiota während der Schwangerschaft stark verändert, was die Fettzunahme zum Teil erklären kann – Bakterien der Frauen erhöhen die Nahrungsverwertung während der Schwangerschaft.

Wie auch immer sich während der Schwangerschaft Fett einlagert, so wird zum Glück ein Teil davon in Milch umgewandelt, um das Neugeborene zu nähren. Tatsächlich ermöglicht das Stillen vielen eine schnelle Gewichtsabnahme nach der Schwangerschaft. Dass Frauen Körperfett für die Produktion von wichtiger Muttermilch verwenden, unterstreicht die biologische Notwendigkeit von Fett bei Frauen: Das Überleben der Menschheit hängt davon ab.

Ein weiterer Grund, warum Frauen mehr Fett speichern als Männer, ist ein Prozess namens Nährstoffverteilung, bei dem der Körper einen Teil der aufgenommenen Kalorien als Fett speichert und den Rest für andere Zwecke, etwa zur unmittelbaren Energiegewinnung oder zur Speicherung von Glykogen, verwendet (siehe Kapitel 1, Seite 28). Je nachdem, wie Ihr Körper tickt, werden Sie mehr oder weniger von Ihrer aufgenommenen Nahrung für die Fettspeicherung beiseitelegen.

Um die Bankenanalogie aus Kapitel 1 wieder aufzugreifen: Es ist, als würde man jede Woche 100 Euro Gehalt bekommen, und automatisch würden 20 davon in einem Sparplan angelegt. Wenn die übrigen 80 Euro nicht ausreichen, um Ihre Rechnungen zu bezahlen, müssen Sie sich noch eine weitere Einnahmequelle suchen, denn die 20 Euro gehen ja in den Sparplan, egal was passiert. Umgesetzt auf den Körper bedeutet das, wenn Sie nicht genügend Kalorien aufgenommen haben, um alle Speicher aufzufüllen, selbst nachdem einige davon als Fett abgeteilt und eingelagert wurden, werden Sie den Impuls verspüren, mehr zu essen. Die Wissenschaft hat noch keinen Weg gefunden, die Nährstoffverteilung signifikant zu verändern. Und das bedeutet, dass unsere biologischen Voraussetzungen unseren Appetit ankurbeln können, selbst wenn wir es schaffen, weniger zu essen.

Michael Jensen erklärt: »Bei der Aufnahme überschüssiger Energie reagieren Frauen und Männer sehr unterschiedlich. Anscheinend sind Frauen besser darin, im Blut zirkulierende Fettsäuren in subkutanes Fett abzutrennen als Männer.«

Männer lagern ebenfalls Kalorien als Fett an, allerdings in weit geringerem Umfang als Frauen. Der Unterschied kann sich im Lauf der Jahre bei Frauen in bis zu mehreren Pfunden zusätzliches Fett niederschlagen. Anthony O'Sullivan, Leiter der Abteilung für Endokrinologie an der St. George & Sutherland Clinical School der University of New South Wales in Australien, hat die Unterschiede in der Fettspeicherung zwischen Frauen und Männern untersucht. Er sagt: »Sie müssen die Effizienz Ihres Fettstoffwechsels wirklich nur um ein bis zwei Prozent verändern. Unser Körper verbraucht und verstoffwechselt so viel Fett, und wir verbrennen im Allgemeinen viel davon. Er muss also nur ein kleines bisschen effizienter sein, und schon legt man an Fett zu.« Anscheinend sind Frauen zu unserem Leidwesen in dieser Hinsicht, wie in so vielem anderen, effizienter als Männer!

Aber auch unter den Frauen gibt es Unterschiede. So haben Asiatinnen beispielsweise bei jedem BMI mehr Fett als europäische Frauen. Afroamerikanische Frauen neigen dazu, zwar weniger viszerales Fett, aber mehr subkutanes Fett zu haben als europäische Frauen. Möglicherweise ist das darauf zurückzuführen, dass diese, wie wissenschaftlich nachgewiesen wurde, nach dem Genuss einer fettreichen Mahlzeit ihren Stoffwechsel leichter auf Fettverbrennung umstellen können als afroamerikanische Frauen. So haben sowohl ethnischer Ursprung wie auch das Geschlecht Einfluss auf unser Fett.

Fasten und Bewegung – ein kurzfristiger Vorteil

Obwohl Frauen Fett leichter speichern als Männer, nutzen sie es auch in stärkerem Umfang, wenn Energie benötigt wird. Michael Jensen untersuchte freie Fettsäuren im Blut nach einem Übernacht-Fasten. Er stellte fest, dass Frauen 40 Prozent mehr Fettsäuren in ihren Blutkreislauf freisetzten als Männer, um den Energiebedarf des Körpers zu decken. Gleichzeitig konnten Frauen diese Fettsäuren aber auch viel schneller nach dem Aufwachen im Fettgewebe speichern. Tatsächlich lagerten sie zwei- bis dreimal mehr Fett pro Gewebeeinheit ein als Männer. Frauen verbrennen also leichter Fett, wenn Energie benötigt wird, doch ihr Körper ist auch sehr schnell in der Lage, Fett zu produzieren, indem er zirkulierende Fettsäuren speichert.

Frauen verbrauchen bei längerem Training mehr Fett als Männer. Anscheinend ist ihr Körper darauf ausgelegt, dass er sich während körperlicher Betätigung schneller seiner Fettreserven bedient, während Männer mehr Kohlenhydrate und Proteine verbrennen. Als Männern in Studien Östrogen verabreicht wurde, kehrte sich ihr Verbrauch um – sie verringerten ihren Kohlenhydrat- und Proteinstoffwechsel während der körperlichen Betätigung und erhöhten ihren Fettverbrauch.

Das sind doch gute Nachrichten, oder? Nicht ganz. Bevor jetzt alle Frauen die Fitnessstudios stürmen, sollten sie wissen, dass die Natur noch einen Trick in der Hinterhand hat, damit ihnen ihr Fett bleibt. Sie neigen nämlich dazu, nach dem Sport mehr zu essen als Männer. Jensen erklärt: »Männer und Frauen reagieren unterschiedlich auf körperliche Aktivitäten. Männer sind nicht sehr gut darin, zusätzliche Kalorien, die durch körperliche Aktivität verbrannt werden, auszugleichen, während Frauen das im Durchschnitt ausgezeichnet können. Wenn also Frauen ausreichend Nahrung zur Verfügung steht, werden sie besser kompensieren [sprich mehr essen] als Männer.« Er nennt dies eine »grundlegende, naturgegebene« Reaktion.

Es gibt natürlich eine biologische Erklärung für die Überkompensation von Kalorien. Forscher der University of Massachusetts in Amherst untersuchten eine Gruppe von übergewichtigen Männern und Frauen mit vorwiegend sitzender Lebensweise. Sie verordneten ihnen ein viertägiges Trainingsprogramm und testeten dann ihr Blut auf Veränderungen, vor allem bei Ghrelin, dem hungerauslösenden Hormon. Die Forscher fanden heraus, dass sich bei den Männern die Ghrelinwerte nach dem Training nicht wesentlich verändert hatten. Bei den Frauen waren die Werte um ein Drittel gestiegen. Und als die Forscher mehr Lebensmittel auf den Ernährungsplan der Frauen setzten, um die körperliche Betätigung zu kompensieren, blieb deren Ghrelinspiegel immer noch 25 Prozent höher als zu Beginn des Programms.

»Anscheinend essen Frauen mehr, wenn das Energieniveau der körperlichen Betätigung steigt, während Männer das nicht tun«, sagt Dr. Joseph Donnelly, der Adipositas und die Auswirkungen von Bewegung an der University of Kansas untersucht. »In unserem Experiment war es so, dass beide Geschlechter kaum mehr aßen, wenn sie 400 Kalorien verbrannten. Aber schon bei 600 Kalorien stellte sich heraus, dass die Frauen mehr konsumierten, die Männer aber nicht. Bei höherem Energieverbrauch kompensieren Frauen die verbrannten Kalorien.«

Donnellys Forschung führt zu einer widersinnigen Schlussfolgerung: Wenn Frauen beim Sport mehr als 400 Kalorien verbrennen, kann es sein, dass diese zusätzliche Anstrengung sich für sie weit weniger auszahlt als erwartet, weil sie danach womöglich ein stärkeres Verlangen nach Essen haben.

Frauen müssen noch ein weiteres Ungleichgewicht zu Männern in Bezug auf die Effektivität ihres Trainings akzeptieren. Anthony O'Sullivan erklärt: »Es ist gut dokumentiert, dass Frauen während des Trainings mehr Fett verbrennen als Männer. Folglich würde man erwarten, dass Frauen nach sportlicher Betätigung effizienter Körperfett verlieren als Männer, aber das tun sie nicht. Genau das Gegenteil ist der Fall. Wenn eine Frau und ein Mann eine Stunde am Tag trainieren, wird die Frau in der einen Stunde mehr Fett verbrennen als der Mann. Aber in den darauffolgenden 23 Stunden dieses Tages wird sie jedoch proportional weniger Fett verbrennen.« Jensen bestätigt, dass bei Männern die fettfreie Masse besser in der Lage ist, Kalorien zu verbrennen: »Eine normalgewichtige Frau hat im Durchschnitt etwa 30 Prozent Körperfett. Ein Mann von genau der gleichen Größe, dem gleichen Gewicht und Alter wird etwa 15 Prozent Körperfett haben. Was bedeutet, dass er mehr Kalorien verbrennt, wenn er einfach gar nichts tut.«

Frauen unterliegen also zwei Faktoren: Zum einen wird ihr Appetit stärker angeregt, und zum anderen wird Fett effizienter gespeichert. »Man darf nicht nur diese eine Stunde Sport betrachten«, sagt O'Sullivan. Frauen haben mehr Körperfett, und sie werden das verfügbare Fett tatsächlich verbrauchen, aber »sobald die körperliche Betätigung beendet ist, kehren sie sehr schnell zu effizienteren Methoden zurück, um Fett zu speichern«. Mit anderen Worten, Frauen neigen von Natur aus dazu, nach dem Training mehr zu essen, und das Gegessene wird schneller zu Fett. So bleibt unterm Strich für Frauen weniger Fettabbau durch Bewegung, als man erwarten könnte.

Ist das nicht zum Verrücktwerden?

Die effiziente Fettspeicherung für Frauen hat einen Vorteil. Jensen erklärt: »Das Gute an der Fettverteilung für Frauen ist, dass dadurch die Lipide im Blut niedrig gehalten werden. So ist das Risiko für kardiovaskuläre Erkrankungen aufgrund hoher Blutfettwerte bei Frauen nicht so hoch. Das ist besser für die Gesundheit. Jetzt müssen wir nur noch den Männern klarmachen: Sie sind vielleicht in jüngeren Jahren schlanker als ihre Frau, aber wenn sie mit dem Alter Gewicht zulegen, werden sie wesentlich schlechter in Form sein als ihre Angetraute, selbst wenn diese eventuell ebenso viel zugenommen hat, denn ihr Fettgewebe ist nicht so gefährlich wie das eines Mannes.«

Also, ihr Fett könnte Frauen tatsächlich länger am Leben halten. Endlich mal ein Vorteil!

Geschlechts- und Fettverteilung

Unser Geschlecht beeinflusst nicht nur, wie viel Fett wir haben, sondern auch, wie es im Körper verteilt ist. Testosteron und Östrogen zirkulieren in unserem Blutkreislauf und docken am Fettgewebe an. Da sich unser Hormonspiegel mit zunehmendem Alter, einer Schwangerschaft, mit sportlicher Bewegung oder anderen Ereignissen in unserem Leben ändert, passt sich Fett an das sich ändernde hormonelle Umfeld an und siedelt sich an entsprechend unterschiedlichen Körperstellen an.

Wie Frauen wohl schon erwarten, sorgt Östrogen bevorzugt dafür, dass Fett sich an Oberschenkeln und Gesäß ablagert, was zu der »hinternlastigen« Birnenform führt, die das Los vieler Frauen ist, während Testosteron es zum Bauch wandern lässt, was zu der typisch männlichen kugeligen Apfelform führt. Unsere Gene haben ebenfalls Einfluss darauf, wie unser Körper mit Hormonen interagiert und wo wir schließlich unser Fett speichern.

Die Wirkung von Sexualhormonen auf das Fett ist so stark, dass Männer bei einer Östrogentherapie, wie im Falle von Transsexuellen, überall Körperfett zulegen, obwohl ihre Kalorienzufuhr unverändert bleibt. Und darüber hinaus speichern sie nicht nur mehr Fett, sondern auch noch überproportional an den gleichen Stellen wie Frauen – den Oberschenkeln und dem Gesäß. Das Gleiche funktioniert auch in die andere Richtung: Transsexuelle Frauen, die für eine Geschlechtsumwandlung Androgene (männliche Hormone) einnehmen, verlieren Fett an Hüften, Gesäß und Oberschenkeln, setzen dafür aber überproportional viel Fett am Bauch an. Schon kleine Veränderungen in der Hormonverteilung können zu grundlegend unterschiedlichen Auswirkungen auf unser Fett führen.

Wieder einmal können Frauen dieser Facette des Hormonhaushalts etwas Tröstliches abgewinnen. Viszerales Fett, wie es bei Männern vorkommt, ist gesundheitsschädlicher als das subkutane Fett, das Frauen an Po und Oberschenkel speichern. Denn das Fett im Bauchraum kann sich um die Leber, den Verdauungstrakt und andere innere Organe legen und deren Funktion beeinträchtigen. Es ist auch anfälliger für Entzündungen. Weibliches Fett, das direkt unter der Haut gespeichert wird, macht uns dagegen einfach nur ... dick.

Mit zunehmendem Alter sinkt der Östrogenspiegel der Frauen, und da könnte man annehmen, dass sie nun eine Atempause nach dieser hormonbedingen Fettansammlung bekämen. Aber falsch gedacht! In der Menopause legen Frauen insgesamt mehr Fett zu und übernehmen dabei zusätzlich das »männliche Schema«. Ihre Bäuche werden größer und enthalten nun mehr ungesundes viszerales Fett. Ihre Figur verwandelt sich tatsächlich in eine Kombination aus birnen- und apfelförmig, was zunächst unmöglich klingt, es aber offensichtlich nicht ist. Eine Studie hat gezeigt, dass Frauen nach der Menopause durchschnittlich 49 Prozent mehr intraabdominales (viszerales) Fett haben als solche, die noch nicht in den Wechseljahren sind. Die weibliche Fettspeichermaschinerie arbeitet nach der Menopause sogar noch härter, was bedeutet, dass Frauen weniger Fett verbrauchen und es dafür einlagern. Ein Grund dafür ist, dass Fettgewebe Östrogen ausschüttet, was erklärt, warum der Körper nach der Menopause sich so an das Fett klammert. Mit zunehmendem Alter verändert sich die Fettverteilung auch bei Männern, wobei der Überschuss nicht nur in den Bauch, sondern auch in den unteren Rücken und Nacken wandert.

Ein Stiernacken! Zumindest ein klein wenig Gerechtigkeit.

Angesichts all dessen erstaunt es einen wohl kaum, dass Frauen Abnehmen schwerer fällt als Männern. Frauen essen zwar weniger, nehmen aber proportional mehr Fett zu als Männer. Und sie müssen die Kalorien mehr reduzieren als ein Mann, um die gleiche Menge an Gewicht zu verlieren. Was aber keine große Überraschung für Frauen ist, die seit Jahren mit ihrem Gewicht kämpfen, während die Männer in ihrem Umfeld beim Essen ordentlich zulangen.

Was muss man tun, um so schlank wie ein Mann zu sein?

Natürlich begnügt sich nicht jede Frau damit, ihr in Bezug auf Fett vorgegebenes Schicksal zu akzeptieren. Manche sind bereit, extreme Maßnahmen zu ergreifen, wie zum Beispiel Sherry Winslow. Sherry ist fit und attraktiv, mit markanten Gesichtszügen und schulterlangem blondem Haar. Zwischen ihrem 30. und 40. Lebensjahr nahm sie an Bodybuilding-Wettbewerben teil. Der durchschnittliche weibliche Körperfettanteil liegt zwischen 25 und 31 Prozent. Sherry hielt mit ihrem Trainingsgewicht einen Anteil von rund 15 Prozent. Wie hat sie das geschafft?

Auf dem Höhepunkt ihrer Karriere trainierte Sherry fast drei Stunden lang sechs Tage die Woche und zahlte einem Trainer wöchentlich 200 Dollar, um ihr anspruchsvolles Workout-Programm zu überwachen. Das Training begann montags, mittwochs und freitags um 5.30 Uhr, am Dienstag, Donnerstag und Samstag ging es in den Abendstunden weiter, damit sie tagsüber ihrem Beruf nachgehen konnte. Ihre täglichen Workouts bestanden aus einer Stunde knallhartem Cardio-Training und 90 Minuten intensivem Gewichtheben: Bauchmuskelübungen, Bizepscurls, Kniebeugen und Bank-, Schulter- und Beindrücken. Ihr Trainer nahm sie hart ran, und sie hielt mit, bis ihre Muskeln schlaff wurden. Nach jeder Trainingseinheit war sie schweißgebadet und völlig ausgepowert. Doch sie fand es toll, wie ihre Muskeln wuchsen und sich unter der Haut abzeichneten.

Sherry musste ihren Körperfettanteil auf ein sehr niedriges Level bringen, damit ihre Muskeln für die Wettbewerbsjury deutlich definiert waren. Gleichzeitig musste sie beträchtliche Muskelmasse aufbauen. Dazu brauchte es genügend Nahrung, um ihre wachsenden Muskeln zu füttern, aber nur so wenige Kalorien, dass sie noch Fett verbrennen konnte. Eigentlich war Sherry rund um die Uhr mit der Planung von Mahlzeiten und Essenszeiten beschäftigt.

Nach stundenlangem harten Training und ihrem Job verbrachte Sherry also die Nächte mit Einkaufen und Kochen. Normalerweise machte sie sich ein paar Fischfilets oder etwas mageres Fleisch, dazu Vollkornreis und gedünstetes Gemüse, die sie in fünf gleich große Einzelgefäße für ihre über den nächsten Tag verteilten Mahlzeiten abfüllte. Indem sie bei einer Mahlzeit gerade genug aß, um ihren Hunger zu stillen, verhinderte sie, dass überschüssige Kalorien in Fett verwandelt wurden. Und weil sie sich ihr Essen selbst zubereitete, konnte sie »clean« essen, was bedeutet, dass sie keine zusätzlichen Öle, schwere Saucen oder ungesunde Zutaten zu sich nahm, die normalerweise in Fertiggerichten enthalten sind. Zusätzlich nahm sie Nahrungsergänzungsmittel, Proteinshakes und Vitamine ein, um sicherzustellen, dass ihr Körper alles bekam, was er brauchte, um gesund zu bleiben. Diese spezielle Ernährung machte viel Arbeit, aber wenn sie dann spätabends nach Hause kam und vor dem Spiegel ihre neuen Muskeln spielen ließ, fühlte sich das gut an.

Nach einem Jahr intensiven Trainings war Sherry bei einem Körperfettanteil von 14 Prozent angelangt und bereit für die Wettbewerbe. Sie kaufte sich Bräunungsspray, einen Bikini aus Glanzstoff, Elf-Zentimeter-Highheels und Körperöl, um sich bestmöglich zu präsentieren.

Auf der Bühne fing sie vor Aufregung an zu zittern. Dass sie vor einem vollen Saal nur sehr spärlich bekleidet stand, war wenig hilfreich. Aber nachdem sie etwa die Hälfte ihres Posingprogramms hinter sich hatte, war sie ganz begeistert. »Ich habe gemerkt, dass es eigentlich Spaß macht, sich nach all der harten Arbeit auf der Bühne zu präsentieren«, sagt sie. »Dann musst du nur noch posen, lächeln, auch deine Persönlichkeit zeigen und die Richter ihr Urteil abgeben lassen.« Sherry gewann in ihrer Altersklasse und dann sogar den gesamten Wettbewerb. »Ich hatte ein riesiges Erfolgserlebnis«, erzählt sie. »Als hätte ich eine Mission erfüllt!«

Sherry nimmt inzwischen nicht mehr an Wettbewerben teil und arbeitet jetzt in San Diego als Personal Trainerin und Ernährungscoach. Sie empfiehlt ihren Kunden nicht generell ihr eigenes Trainingsprogramm, sondern erarbeitet mit ihnen gemeinsam einen individuellen Plan, wie sie die Gewichtskontrolle mit ihrem Leben und ihrem Körper vereinbaren können. »Sich ein realistisches Ziel zu setzen ist sehr wichtig«, sagt sie. »Fettabbau kann für einige Körpertypen einfacher sein als für andere. Sie sollten wissen, welcher Typ Sie sind, und Ihre Erwartungen und Ihr Fitnessprogramm dem Körpertyp anpassen.« Sherry gibt zu, dass ihr als Frau das Absenken des Körperfettanteils auf 14 Prozent alles abverlangt hat. Da blieb wenig Zeit für anderes im Leben. Glücklicherweise erwartet sie von ihren weiblichen Kunden nicht, dass sie dieses Ziel erreichen!

Er sagt – sie sagt

Die Natur hat Frauen so geschaffen, dass sie mehr Körperfett haben als Männer, aber bedeutet das auch, dass sie zwangsläufig übergewichtig sein müssen? Nein. Es bedeutet allerdings, dass Frauen sich nicht eins zu eins, ja nicht einmal 0,5 zu eins mit Männern gleichsetzen können, wenn es um Kalorienzufuhr geht. Selbst wenn eine Diät und Sport möglicherweise nicht die gleichen schnellen Ergebnisse bringen wie bei Männern, hilft es Frauen vielleicht, die Gründe für diese Unterschiede zu verstehen, damit sie ihr Programm durchhalten und sich nicht entmutigen lassen.

Neben den rein körperlichen Unterschieden zwischen Männern und Frauen spielen auch psychologische Divergenzen eine Rolle. Viele Diätcoaches beobachten eine sehr unterschiedliche Einstellung bei Männern und Frauen. Sherry Winslow berichtet: »Meine männlichen Kunden können wesentlich ehrgeiziger beim Abnehmen sein. Sie schließen oft Wetten mit ihren Freunden ab oder machen das Abnehmen zu ihrer persönlichen Challenge. Männer kommen eher zu mir, weil sie sich im Sport verbessern oder in irgendeiner Weise herausgefordert werden wollen. Frauen müssen sowieso jeden Tag mehr Aufgaben bewältigen. Viele meiner weiblichen Kunden sind die Managerinnen der Familien und stellen die eigenen Ansprüche hintan. Sie haben den ganzen Tag mit Essen zu tun, sie kochen, was ihren Kindern schmeckt, und setzen sich zum Essen zu ihnen, sie kaufen ein, was die Familie essen will. Frauen müssen sich ihren eigenen Freiraum erst schaffen, um sich ganz auf sich selbst zu konzentrieren.« Um in Form zu bleiben, muss man durchaus mal egoistisch sein.

Einen weiteren grundlegenden Unterschied zu Männern hat Winslow in der Unbarmherzigkeit ausgemacht, die Frauen sich selbst gegenüber an den Tag legen. Sie erklärt: »Wenn Frauen sich einmal einen Fehltritt erlauben und von ihrer Diät abweichen, werden sie sofort auch bei anderen Dingen schwach, und das wiederholt sich. Ein einziger Fehler lässt sie viel wahrscheinlicher aufgeben und die Diät komplett hinschmeißen. Meine männlichen Kunden trinken vielleicht mal ein Bier zum Feierabend und sagen sich dann: ›Na und, es war doch bloß ein Bier‹, und nehmen das Programm wieder auf.« Deshalb unterstützt Sherry ihre Kundinnen durch Ratschläge und führt aufmunternde Gespräche, um sie bei der Stange zu halten.

Tatsächlich zeigte eine Studie mit 54 Frauen, dass zu den stärksten Ursachen für das Scheitern langfristiger Gewichtsabnahme das dichotome Denken gehört – also dass es für einen nur Schwarz oder Weiß gibt und man keine kleinen Fortschritte wahrnimmt. Beispielsweise: »Wenn ich nicht die Bestnote bekomme, habe ich versagt.« Abnehmwillige mit dichotomem Denken stellen Überlegungen an wie: »Ich bin schwach geworden und habe Eis gegessen. Ich habe bei meiner Diät versagt und sehe nicht viel Sinn darin weiterzumachen«, anstatt: »Okay, ich hatte ein Eis, aber jetzt werde ich einfach mit meiner Diät fortfahren.«

In dichotomem Denken verhaftete Menschen sind in der Regel zunächst nicht sehr zufrieden mit sich selbst und glauben, dass sie nicht genug abnehmen. Diese negative Grundhaltung lässt Hindernisse größer wirken und führt zu einer vorzeitigen Aufgabe der Diät. Solche Einstellungen finden sich signifikant öfter bei Frauen, die nach einer anfänglichen Gewichtsabnahme in der Studie wieder zunahmen. Dieses Denken ist nicht nur schädlich für jemanden, der sein Gewicht kontrollieren will, es kann auch zu Depressionen und Essstörungen führen und zu fehlender Stressresistenz.

Michael Jensen meint: »In meiner klinischen Praxis beobachte ich bei der Beratung in Ernährungsfragen, dass dies für Frauen ein viel persönlicheres, emotionaleres Thema ist als für Männer. Wenn Männer zu viel essen, dann essen sie zu viel, Ende. Sie sagen: ›Es schmeckt einfach zu gut, also esse ich mehr, Doc.‹ Für Frauen spielt da Trost und Stressabbau mit hinein und all die anderen Dinge, die sie mit Essen verbinden, was Männer im Allgemeinen nicht tun.« Um an diesem Problem zu arbeiten, erhält Jensen Tipps von Verhaltensspezialisten, die kognitive Umstrukturierungen anbieten, um Frauen zu helfen, Trost und Entlastung in anderen Dingen als Nahrung zu finden. Jensen sagt: »Die Verhaltenstherapie ist sehr wichtig für eine erfolgreiche Behandlung von Frauen, während sie für Männer in der Regel nicht so nötig ist. Ich sage Frauen, dass ich da einen wirklich guten Verhaltensforscher kenne, an den ich sie jetzt überweisen werde und der mit ihnen daran arbeiten wird, dass sie ab sofort nicht mehr im Essen Trost suchen werden. Das führt ziemlich schnell zu Fortschritten in der Therapie.«

Sinnvolle Ziele zu haben kann auch ausschlaggebend für einen Diäterfolg bei abnehmwilligen Frauen sein. Es ist weder realistisch noch überhaupt nötig, dass Sie in denselben Bikini passen, den Sie in der Highschool getragen haben. Unser Körper verändert sich mit zunehmendem Alter, und sobald Sie Gewicht zugelegt haben, kann sich Ihr Fettstoffwechsel dauerhaft verändern, wie Studien von Leibel und Rosenbaum zeigen (siehe Kapitel 5, Seite 106). Sich kleinere Ziele setzen, die besser erreichbar sind, ist ein Weg, um langsame, aber stetige Erfolge zu erzielen, die Frauen ermutigen können, den einmal eingeschlagenen Weg – die Gewichtsabnahme – stetig weiterzuverfolgen.

Es ist auch wichtig, ein Ziel zu wählen, das einem wirklich am Herzen liegt. Sherry Winslow erklärt: »Viele Frauen sagen mir: ›Ich will das für meinen Ehemann tun‹ oder ›Ich will das machen, damit ich attraktiver aussehe, wenn ich mit meinen Freunden zusammen bin‹. Sie müssen es für sich selbst tun. Wenn wirklich etwas Wichtiges auf dem Spiel steht, es also heißt: ›Ich will das tun, damit ich nicht sterbe‹, spornt das die Leute mehr an, ihre Diät durchzuhalten.« Kapitel 11 (Seite 223) wird zeigen, dass Abnehmen zur Verbesserung der eigenen Gesundheit einer der stärksten Motivatoren ist, um eine Diät fortzuführen.

Leider müssen Frauen Geduld mitbringen. Jensen sagt: »Ich höre immer wieder von meinen Patientinnen: ›Mein Mann und ich haben die gleiche Diät gemacht. Er hat zehn Kilo abgenommen, ich fünf. Wieso das denn?‹« Jensen ermutigt zu realistischen Zielen: »Frauen haben mehr tüchtiges Fett. Mit anderen Worten, es leistet mehr, um Fette aus dem Blutkreislauf zu entfernen. Wenn Sie nicht wirklich übergewichtig sind, dann sollten Sie sich sagen, nur weil alle Welt meint, dass ich einen BMI von 22 haben sollte, wo meiner aber bei 26,5 liegt, dann lohnt sich für mich vielleicht gar nicht die ganze Anstrengung, um Gewicht zu verlieren. Am wichtigsten ist, dass ich gesund bin.«

Die Hochzeit und Jahre später

Während des ganzen Jahres vor ihrer Hochzeit versuchte Martha, weniger zu essen und mehr Sport zu treiben. Aber trotzdem blieben ihr die Fettpölsterchen erhalten. Anscheinend konnte sie noch so streng Diät halten, ein Eis vor dem Schlafengehen genügte, und die Pfunde waren sofort wieder da. Nach einem harten Jahr hatte sie gerade einmal fünf Pfund abgenommen. Entmutigt bestellte sie ein Hochzeitskleid, das zwei Größen größer war, als sie es sich erträumt hatte. Darin schritt sie dann zum Altar, und Tom wartete dort auf sie. Er liebte sie so, wie sie war. Pfunde spielten für ihn keine Rolle. 15 Jahre nach ihrer Hochzeit kann Martha lächeln. Tom, der vorher so dünn war, hat jetzt einen Bauch. Und vielleicht auch einen kleinen Stiernacken.

Kapitel 9

Fett kann zuhören

Ariana Green, 45 Jahre alt, lebte in San Francisco und war eine ehrgeizige Maklerin. Sie war neu im Geschäft, was bedeutete, dass sie rund um die Uhr arbeitete, um sich einen guten Ruf und einen Kundenstamm aufzubauen. Sie fühlte sich jedoch bereit für diese Herausforderung, und mit der Zeit wuchs ihr Unternehmen. Ariana war attraktiv, 1,78 Meter groß, hatte blonde Haare, blaue Augen und hohe Wangenknochen. Ihre Mutter war Model gewesen, und Ariana hatte ihr gutes Aussehen geerbt, was sicherlich seine Vorteile hatte.

Mit Ende 40 begann sie auf einmal, an Gewicht zuzulegen. Zunächst führte sie die zusätzlichen Pfunde auf den Stress und die unregelmäßigen Mahlzeiten zurück, die ihre neue Tätigkeit mit sich brachte. Dann kam noch eine Knieverletzung dazu, wegen der sie für einige Zeit kürzertreten musste. Früher hatte sie nie Probleme gehabt, Gewicht zu verlieren. Doch das hatte sich nun anscheinend geändert. Jetzt tauchte das Fett wie aus dem Nichts auf und schien nicht weichen zu wollen. Ihre Sachen wurden ihr zu eng, sodass sie die nächste Kleidergröße wählen musste, und ein halbes Jahr später schon wieder. Ariana nahm zu wie noch nie in ihrem Leben, das deprimierte und verwirrte sie zugleich. Schließlich, mit 50, hatte sie einen schockierenden Moment, der sie wachrüttelte: Ariana sah einen Schnappschuss von sich, wie sie am Strand von Cancún im Meer stand.

»Ich war absolut fett«, sagt sie. »Ich hatte nicht bemerkt, dass es schon so weit gekommen war.«

Zur gleichen Zeit war auf der anderen Seite der Welt Mike Hanson, ein 48-jähriger Softwareingenieur aus Sydney, in der gleichen Lage. Er hatte einen anspruchsvollen Job mit zahlreichen Geschäftsreisen von Australien nach Nordkalifornien und China. Mike war harte Arbeit gewöhnt. Er hatte sich jahrelang erfolgreich gegen die Computerfreaks im Silicon Valley behauptet. Aber jetzt, im mittleren Alter, schien sich das zu verändern. Er bekam einen Rettungsring um die Taille und fühlte sich träge und antriebslos. Als Mike 50 wurde, verließ ihn dann auch noch seine Frau. Sein Stresspegel schoss durch die Decke. Er rutschte in eine Depression, und zu dem Rettungsring kam jede Menge Fett an anderen Körperregionen.

Was haben Mike und Ariana falsch gemacht? Sie haben den Fehler begangen zu altern. Das Alter bringt sinkende Hormonspiegel und Stress mit sich, und unser Körper verändert sich in vielerlei Hinsicht. Zu den frustrierendsten Begleiterscheinungen gehört, dass wir leichter Fett ansammeln und es nur mit großer Anstrengung wieder verlieren. Am schlimmsten ist dabei, dass Fett an neuen und seltsamen Stellen unseres Körpers auftaucht, um die wir uns vorher nie kümmern mussten.

Anderes Alter, anderes Fett

Fett übernimmt je nach Alter unterschiedliche Aufgaben. Je jünger wir sind, desto besser verhält sich unser Fett. Im Säuglingsalter haben wir einen großen Anteil braunes Fett, das Kalorien verbrennt und Wärme erzeugt. In diesem Stadium hat das Fett hauptsächlich die Funktion, für unsere Wärme und Sicherheit zu sorgen, wenn wir den schützenden Mutterschoß verlassen und in eine Welt voller Gefahren kommen. Prozentual gesehen ist der Anteil an braunem Fett bei Babys höher als bei jeder anderen Altersgruppe. Babyfett dient auch dazu, bei Stürzen vor Verletzungen zu schützen. Wenn wir dem Säuglingsalter entwachsen, nimmt der Anteil an braunem Fett ab und der an weißem Fett zu.

In unseren Teenagerjahren verändert Fett seine Funktion wieder und spielt eine Schlüsselrolle bei der sexuellen Reifung. Fett löst die

Pubertät mit aus, indem es dem Gehirn signalisiert, dass wir ausreichend gut ernährt sind, um Nachkommen auf die Welt zu bringen. Ohne den richtigen Körperfettanteil verzögert sich die sexuelle Entwicklung. Wie in Kapitel 3 (Seite 69) beschrieben, kann Fett durch die Ausschüttung von Leptin, das bei Mädchen die Menstruation fördert, die Pubertät steuern – ebenso wie durch die Produktion von Östrogen, das auch für die sexuelle Entwicklung entscheidend ist. Wenn sich ihre Körper darauf vorbereiten, Kinder zu gebären, werden Mädchen mehr Fett einlagern als Jungen.

Sobald es dann ernst wird damit, Kinder in die Welt zu setzen, kommt Babyfett, Teil zwei. Frauen brauchen Fett und Östrogen, das es produziert, um schwanger zu werden. Sie müssen gerade die richtige Menge Fett haben – nicht zu viel oder zu wenig. In der Schwangerschaft werden sie dann sogar noch weiter Fett zulegen, von dem einiges in der Milchproduktion zum Stillen verwendet wird. Dieses Fett sorgt dafür, die nächste Generation aufzuziehen.

Fetttechnisch gesehen scheint in diesem Stadium alles in Ordnung zu sein. Dann kommen wir in die mittleren Jahre. Und plötzlich wird alles anders. Wenn wir uns den Vierzigern nähern, nimmt die Produktion der drei Sexualhormone – Östrogen, Testosteron und Progesteron –, die bisher in unserem Körper reichlich vorhanden waren, langsam ab. Und nicht zufällig wird unser Körperfett plötzlich lästig. Von Stellen, an denen es einst so attraktiv wirkte, wandert es auf einmal in Regionen, an denen es alles andere als willkommen ist. Bei Männern sammelt es sich nun im Bauch, im unteren Rücken und im Nacken an. Bei Frauen setzt sich das Fett auch im Bauch und dazu an den Oberschenkeln, am Gesäß und an den Brüsten fest.

Mit zunehmendem Alter erreicht unsere Fettmasse ihren höchsten Stand. Zwischen 50 und 60 wiegen wir im Allgemeinen am meisten, und es fällt uns auch am schwersten, unser Fett in Schach zu halten. Viele Menschen, die von Kindheit an dünn waren, kämpfen plötzlich mit dem Gewicht – und fragen sich, was zum Teufel auf einmal los ist.

Fett hat Ohren

Wir wissen, dass Fett sprechen kann (siehe Kapitel 2, Seite 46). Es sendet chemische Signale durch Botenstoffe wie Leptin an unser Gehirn, unsere Knochen und unser Fortpflanzungssystem aus. Doch Fett kann nicht nur sprechen, sondern eben auch zuhören. Diese außergewöhnliche Eigenschaft von Fett wurde sogar schon Jahrzehnte früher entdeckt, lange bevor die Forscher erfuhren, dass es sprechen kann.

1969 führte Dr. Pedro Cuatrecasas an den National Institutes of Health Experimente durch, in denen er Fettzellen mit Insulin mischte und dabei feststellte, dass sie sich durch Insulin anders verhielten. Wenn es vorhanden war, wandelten die Fettzellen mehr Glukose in Fett um.

Cuatrecasas entwickelte seine Experimente weiter, um zu begreifen, wie Insulin eine solche Wirkung hervorrufen konnte. Nach längeren Forschungen stellte er fest, dass Fettzellen Rezeptoren auf ihrer Oberfläche hatten, die einzig zur Bindung an Insulin dienen. Und sobald Insulin an einen Rezeptor angedockt hatte, veränderten die Fettzellen sich und produzierten mehr Fett. Rezeptoren sind wie »Ohren« auf der Zelloberfläche, die eingehende Botschaften aus dem Körper aufnehmen. Sie sind Teil eines zweiwegigen Kommunikationssystems, in dem das Fett mit dem Körper spricht (es schüttet Hormone wie Leptin und Adiponectin aus, wie in den Kapiteln 2 und 4 beschrieben) und der Körper dem Fett antwortet (durch die Aussendung von Hormonen an Fett). Im Falle der Insulinrezeptoren auf den Fettzellen würden diese »Ohren« Insulin (aus der Bauchspeicheldrüse) auf der Zelloberfläche »hören« und den Fettzellen signalisieren, mehr Glukose aufzunehmen und mehr Fett zu produzieren.

Bald wurden weitere Rezeptoren entdeckt. Dr. Thomas Burns von der School of Medicine der University of Missouri fand gemeinsam mit seinem Team heraus, dass Fettzellen auch Rezeptoren hatten, die Adrenalin binden konnten, das wiederum den Adipozyten mitteilt, dass sie zur schnellen Energieversorgung Fett ins System freigeben sollen. Wenn Sie plötzlich einem Bären gegenüberstehen, sagt Adrenalin Ihrem Fett: »Speichere die Energie nicht für später. Benutze sie jetzt! Renn!« Fett hört dieses Signal und gibt freie Fettsäuren an das System zur Energiegewinnung ab.

In den folgenden Jahrzehnten fanden Forscher heraus, dass Fett über Rezeptoren für jedes unserer wirksamsten Hormone – Schilddrüsenhormone, Wachstumshormone, Östrogen, Testosteron und Progesteron – verfügt. Alle diese Hormone signalisieren dem Fett, wann es Zeit ist, sich abzubauen und Energie im Körper freizusetzen.

Wenn wir jung sind, haben wir jede Menge dieser Hormone. Sie arbeiten am Gewebewachstum, aktivieren unsere Fortpflanzungssysteme, halten unsere Energie und unseren Stoffwechsel auf einem hohen Level, weshalb junge Menschen schneller abnehmen und nicht so leicht wieder zunehmen. Aber wenn wir uns der Lebensmitte nähern, müssen wir unsere Fortpflanzungssysteme nicht mehr aktivieren. Biologisch gesehen haben wir unseren biologischen Nutzen überlebt. An diesem Punkt wird die Produktion der meisten Hormone heruntergefahren, was bedeutet, dass sich die Signale an unser Fett, sich selbst abzubauen, abschwächen. Und wenn unser Körper weniger Fettgewebe aufgrund hormoneller Botschaften verbrennt, werden wir zwangsläufig dicker.

Gleichzeitig steigt mit Stress und zunehmendem Alter ein anderes Hormon an – Cortisol. Dieses wird von den Nebennieren als Reaktion auf anhaltenden Stress ausgeschüttet und ist mit einer Erhöhung des Bauchfetts korreliert. Durch all diese hormonellen Veränderungen hat das Fett es nun einfacher, sich zu vermehren. Wir können beinahe dabei zusehen: Auch wenn wir vielleicht nicht mehr essen als in unserer Jugend, bleibt das Fett jetzt leichter an uns hängen.

Das gilt besonders für Frauen, wenn sie sich der Menopause nähern. Während dieser Zeit sinken ihre Hormonspiegel rapide ab, wenn ihre Eierstöcke in Rente gehen und weniger Östrogen, Progesteron und Testosteron produzieren. Niedrigere Östrogenspiegel führen zu erhöhtem Appetit, reduzierter Fettverbrennung und einer Umverteilung von Fett in den Bauchbereich, ganz zu schweigen von Hitzewallungen und Antriebslosigkeit. Da die Eierstöcke nun weniger Östrogen produzieren, beginnt der Körper, sich für dessen Produktion mehr auf Fett zu verlassen. Fett wird bei Frauen nach der Menopause zu einer der Hauptquellen für Östrogen. Man nimmt an, dass dieser Zusammenhang ein Grund dafür ist, dass es Frauen in dieser Zeit schwerer fällt als Männern, Fett zu verlieren.

Da der Progesteronspiegel ebenfalls deutlich sinkt, verändert sich das Verhältnis Progesteron-Östrogen im Körper, die Folge ist ein Phänomen, das als »Östrogendominanz« bekannt ist. Dies kann zu Reizbarkeit, Depressionen, Schlafstörungen, Wassereinlagerungen, verstärktem Appetit und Heißhunger auf Süßes führen. Es gleicht dem prämenstruellen Syndrom – nur, dass dieser Zustand jahrelang andauert.

Testosteron, ein für Mann wie Frau wichtiges Hormon, nimmt ebenfalls ab, was zu einer Verringerung der fettfreien Körpermasse und der Energie führt und letztendlich zu einem verlangsamten Stoffwechsel. Obwohl wir dazu neigen, Testosteron als das männliche Hormon zu betrachten, hat eine Frau davon im größten Teil des Monats und sicherlich auch während der perimenopausalen oder postmenopausalen Jahre mehr davon im Körper als Östrogen.

Die Signale verstärken sich

Mit dieser hormonellen Übergangsphase im mittleren Lebensalter hatte Ariana Green es jetzt also zu tun. Ihr Fettanteil wuchs schnell und heftig. Sie erinnert sich: »Ich war die meiste Zeit meines Lebens schlank, vielleicht schwankte mein Gewicht hier und da um 10 oder 15 Pfund durch ein paar Jo-Jo-Diäten, aber das war nichts von Bedeutung. Und dann nahm ich plötzlich rasend schnell zu.«

Ein Teil der Gewichtszunahme bei Ariana war auf lange Arbeitszeiten und unzureichende körperliche Bewegung zurückzuführen. Doch auf diese ungesunde Lebensweise kam die Veränderung in ihrem Hormonspiegel verstärkend obendrauf. Beide Faktoren zusammen entwickelten eine enorme Wirkung. Ariana erzählt: »Als ich 50 wurde, nahm ich auf einmal zu, das schockierte mich. Ich verstand einfach nicht, was mit mir passierte.«

Da Ariana nicht wusste, was sie tun sollte, machte sie einfach weiter wie vorher, arbeitete an ihrer Karriere und nahm die seltsamen Veränderungen ihres Körpers still duldend hin. Sie dachte, sie käme damit klar. Bis zu dem schicksalhaften Moment, als sie das Foto von sich im Badeanzug sah.

Im Lauf von nur ein paar Jahren hatte Ariana knapp 50 Kilo zugenommen und wog nun etwa 140 Kilo. Durch verschiedene Diäten hatte sie zwischendrin sieben bis neun Kilo abgenommen, aber die Pfunde kamen stets schleichend zurück. Nachdem sie das Foto gesehen hatte, wusste Ariana jedoch, dass sie etwas verändern musste. Sie war eigentlich immer wegen ihrer Schönheit bewundert worden, doch nun fühlte sie sich so unattraktiv wie noch nie in ihrem Leben.

Sie hatte jedoch keine Vorstellung, was sie tun sollte, außer noch eine Diät, die bestimmt auch keinen Erfolg bringen würde. Da fragte eine Freundin sie, ob sie jemals bioidentische Hormone in Betracht gezogen hätte, synthetische Hormone, die genau wie unsere körpereigenen wirken sollen. Sie hielt das schon für eine extreme Maßnahme, aber zu diesem Zeitpunkt war sie für alles offen.

Ariana erzählt, dass sie sich von einem Arzt durchchecken ließ: »Er sagte mir, dass ich fast keine Hormone in meinem Körper hatte, dass sie sich vollständig davongemacht hätten. Daher war es ganz normal, dass ich Symptome wie Gewichtszunahme, emotionalen Stress, Heulanfälle, Verwirrung und Erschöpfung zeigte.« Sie hatte so darunter gelitten, sagte sie, »bis zu dem Punkt, an dem ich schon dachte, dass ich psychisch krank bin«.

Ariana begriff, dass die Bekämpfung ihrer Fettleibigkeit eine enorme Herausforderung darstellen würde. Ihr Gewicht zu kontrollieren war nichts, was nach einem Mal erledigt war, sondern vielmehr ein Dauerzustand, eine Art chronische Krankheit, die tägliche Aufmerksamkeit erforderte. Ariana erinnert sich: »Dieser Arzt war einer der ersten Menschen, der mir sagte, dass dies etwas war, mit dem ich mich für den Rest meines Lebens auseinandersetzen musste. Und das hat mir wirklich die Augen geöffnet.«

Ariana entschied sich für eine Hormonersatztherapie (HRT). Dort wurde zunächst menschliches Choriongonadotropin eingesetzt, das in der Plazenta zu finden und dafür bekannt ist, den Appetit zu unterdrücken und Fett dort im Körper anzusiedeln, wo man es haben will. Der Erfolg war eine rasche Gewichtsabnahme, knapp fünf bis sieben Kilo im Monat. Bald begann Ariana auch für andere Hormone mit einer Ersatztherapie, darunter Schilddrüsenhormon, Progesteron, Testosteron, Wachstumshormonstimulator und Östrogen. Ihre Ärzte entwickelten einen Cocktail, der ihren Hormonspiegel auf das Level jüngerer Jahre zurückbrachte.

Die Behandlung half Ariana, ihren Hunger einzudämmen, ihren Stoffwechsel anzuregen, sich psychisch zu stabilisieren und das Maximum aus ihrem Ernährungs- und Trainingsprogramm herauszuholen. Sie verlor knapp 50 Kilo, ein Beweis dafür, wie stark der Einfluss von Hormonen ist. In einem Interview sagte sie: »Ich bin jetzt noch knapp 15 Kilo von meinem Ziel entfernt. Die Hormonersatztherapie ist nichts für die Ewigkeit, aber im Moment funktioniert es.«

In dem Bewusstsein, dass es eine chemische Lösung für ihre Leiden geben könnte, greifen manche Frauen in den Wechseljahren zu Antibabypillen, um den Symptomen des Hormonabbaus entgegenzuwirken. Anthony O'Sullivan, ein Endokrinologe an der St. George & Sutherland Clinical School, führte Studien durch, in denen er transdermales Östrogen (das mit einem Pflaster durch die Haut abgegeben wird) mit Östrogenpillen verglich. O'Sullivan stellte fest, dass Frauen, die Pillen nahmen, mehr Fett einlagerten als die mit dem Pflaster, weil sie nach einer Mahlzeit weniger Fett verbrannten und so während der Studie drei bis vier Pfund Körperfett zulegten. Anscheinend wird oral aufgenommenes Östrogen im Darm absorbiert, dann von der Leber verarbeitet und schließlich wieder an den Blutkreislauf abgegeben. Der Körper reagiert darauf mit einem Protein namens Sexualhormonbindendes-Globulin (SHBG), das nicht nur das zusätzliche Östrogen, sondern auch das Testosteron im Blut absorbiert und den Spiegel beider Hormone senkt. Die unausweichliche Folge davon ist mehr Fett.

Aber es sind nicht nur Frauen, die die Wirkung von Hormonen spüren. Wie bereits erwähnt, produzieren beide Geschlechter Testosteron und Östrogen, mit dem Unterschied, dass Männer viel mehr von Ersterem haben als Frauen. Testosteron ist bei allen Menschen wichtig für die Gewichtskontrolle, denn es hilft beim Aufbau und Erhalt von Muskelmasse, es verbrennt Fett und erhöht die Energie. Da der Testosteronspiegel mit zunehmendem Alter sinkt, kommt es zu einem Verlust an fettfreier Masse und Muskeltonus, Antriebsschwäche und einem Zuwachs an Viszeralfett. Sinken fettfreie Masse und Muskeltonus, verlangsamt sich der Stoffwechsel weiter, da Muskeln mehr Kalorien verbrennen als Fett.

Das Verhältnis zwischen Fett und Testosteron bei Männern ist ein ewiger Kreislauf – niedrigere Testosteronwerte führen zu einem Anstieg des Körperfetts, insbesondere des Bauchfetts; ein höherer Fettanteil wiederum senkt den Testosteronspiegel. Es ist eine Abwärtsspirale, in der Fett erzeugt wird. Und ist man da erst einmal hineingeraten, muss man sich sehr anstrengen, um herauszukommen.

Mike Hanson erlebte diese Testosteronspirale am eigenen Leib. Wie Ariana Green trafen Alter und Stress in Mikes Leben zusammen, sodass er schnell zunahm. Gleichzeitig sank sein Testosteronspiegel mit zunehmendem Alter natürlich, wodurch er noch mehr Pfunde zulegte. Mike wusste, dass er ganz unten war. Er erinnert sich: »Ich schluckte klassische Antidepressiva und fühlte mich schrecklich dabei. Durch die Medikamente nahm ich zu – ich war träge und unglücklich.« Er fand es viel einfacher, sich einen schnellen Burger und Pommes frites zu holen, als ein gesundes Abendessen zu kochen, von Sport mal ganz zu schweigen. Mike wusste zwar, dass er etwas tun musste, hatte aber nicht die nötige Energie, um aus seinem Tief herauszukommen.

Ein Freund schlug ihm vor, er sollte seine Hormone testen lassen. Er fand einen Spezialisten, der meinte, dass eine gewisse Ausgleichstherapie helfen könnte. Mike begann mit einem Testosteronstimulator und einem Östrogenblocker. Er sagt: »Mich hat enorm motiviert, dass ich 50 war und meine Kinder noch sehr klein waren. Ich wusste einfach, dass ich mindestens 70 werden muss, um für sie da zu sein.« Etwa acht Wochen nach dem Start der Hormontherapie spürte Mike schon die Wirkung: »Es gab eine Veränderung in der Art und Weise, wie ich Dinge sah, ich konnte mich besser konzentrieren und fühlte mich generell lebendiger und wacher.« Durch den höheren Testosteronspiegel wuchs Mikes Energie. Nun fand er auch die Kraft, nach der Arbeit ein gesundes Abendessen zu kochen und zu trainieren, anstatt vor dem Fernseher zu hocken und Fast Food zu verschlingen. Mike meint: »Da kam eins zum anderen. Ich ging vier- bis fünfmal pro Woche zum Yoga. Ich fing an, jeden Tag einfache Gymnastikübungen zu machen, und ich habe wirklich darauf geachtet, gut zu essen.« Von seinem Höchstgewicht von gut 90 Kilo brachte Mike 18 Monate nach Beginn der Therapie noch 72 Kilo auf die Waage. Er nahm keine Antidepressiva mehr und fühlte sich viel besser.

Ein überraschender Nebeneffekt der Hormontherapie für Mike ist, dass er besser verstehen kann, was Frauen in ihrem Leben so durchmachen. Er sagt: »Als ich den Testosteronbooster nahm, dachte ich: ›Oh, ich sehe toll aus. Mir geht es prima. Ich mache Sport. Ich fühle mich sexy.‹ Und dann wachte ich manchmal auf, schaute in den Spiegel und sagte: ›Oh, ich bin fett.‹ Schließlich merkte ich, dass diese Stimmungsschwankungen mit dem Östrogenblocker zusammenhingen. Wenn ich zu viel Östrogen im Körper hatte, glaubte ich, dass ich fett bin. Und ich habe endlich erkannt, was meine Ex-Frau und meine Freundin durchmachen, wenn sie sagen: ›Ich fühle mich heute so richtig fett.‹ Wow, jetzt weiß ich! Es ist tatsächlich das Östrogen!« Mike entdeckte, dass Hormone unsere Einstellungen beeinflussen – wie wir uns selbst sehen und wie wir andere sehen. Sicherlich weiß Mikes Freundin seine neu gewonnene Empathie zu schätzen!

Testosteron ist vielleicht der stärkste Fatburner, den wir haben. Eine im *New England Journal of Medicine* veröffentlichte Studie zeigte, dass Männer, denen man zehn Wochen lang 600 Milligramm Testosteron pro Woche verabreicht hatte, sogar ganz ohne sportliche Betätigung wesentlich mehr Muskelmasse aufbauten als Männer ohne zusätzliche Hormone. Die Probanden bauten über den Zeitraum mehr fettfreie Masse auf als Männer, die dreimal pro Woche Krafttraining machten, aber kein Testosteron erhielten. Die Studie legt nahe, dass Männer durch genügend Testosteron auch im Ruhezustand, ohne jegliche Bewegung, Fett verlieren und Muskeln aufbauen können. Eine große Menge dieses Hormons verschafft Männern einen beträchtlichen Vorteil gegenüber Frauen in Bezug auf die Gewichtskontrolle. Doch leider nimmt die Testosteronproduktion mit dem Alter ab.

Starken Einfluss auf unser Gewicht hat auch das Wachstumshormon, das von der Hypophyse ausgeschüttet wird. Leider sinkt auch sein Spiegel im Alter. Dieses Wachstumshormon kennt man vor allem dafür, dass es bei Kindern vorhanden ist und ihre Körpergröße beeinflusst, aber es ist auch am Aufbau von fettfreiem Gewebe und der Fettverbrennung bei Erwachsenen beteiligt. Wenn sein Spiegel sinkt, neigen wir dazu, Fett zuzulegen.

Nicht ganz so stark sinken die Schilddrüsenhormone mit zunehmendem Alter. Sie beeinflussen den Stoffwechsel und die Körpertemperatur.

Ihr Spiegel sinkt langsamer als der des Wachstumshormons oder der Sexualhormone, aber jedem, der die Diagnose Schilddrüsenunterfunktion gestellt bekommt, fällt es schwerer, sein Gewicht zu kontrollieren, als anderen.

Hormonersatztherapie als Perspektive

Müssen wir uns also mit Fett abfinden, wenn wir alt werden? Nicht unbedingt. Es gibt Maßnahmen, die wir ergreifen können, um unser Fett zu bremsen. Eine solche Möglichkeit ist die Hormonersatztherapie, so wie für Ariana und Mike.

Dr. Karron Power ist eine sportliche, energiegeladene Ärztin in San Francisco, die Hormonersatztherapien einsetzt. Sie erzählt aus ihrem Alltag: »In meinen Anfangsjahren als Klinikärztin habe ich viele Menschen getroffen, die sich über dieselben Beschwerden beklagten. Sie nahmen an Gewicht zu, waren müde und fühlten sich nicht gut, sie hatten nach der Arbeit weniger Lust, etwas zu unternehmen, und litten unter Schlafstörungen. Diese Menschen hatten keine echte Depression, sondern fühlten sich einfach nur antriebslos. Und ich hatte nichts, womit ich ihnen helfen konnte. Sicher, gegen einige der Symptome konnte ich vorgehen, beispielsweise Antidepressiva oder Schlaftabletten verschreiben, aber ich kam nicht dahinter, was die eigentliche Ursache für ihre Beschwerden war.«

Dr. Power betrat ein neues Gebiet, die Anti-Aging-Medizin, die Menschen dabei helfen soll, länger zu leben und dabei jünger auszusehen und sich auch so zu fühlen. Dazu gehört unter anderem die Hormonersatztherapie. Dr. Power erklärt: »Es ist wie bei der Frage von dem Huhn und dem Ei. Mit zunehmendem Alter sinken die Testosteron- und Wachstumshormonspiegel. Die Menschen beginnen, Gewicht zuzulegen, was die Werte noch mehr absenkt und zu einer weiteren Gewichtszunahme führt. Manche Ärzte erklären ihren Patienten dann, dass sie sich nur richtig ernähren, Sport treiben und Gewicht verlieren müssten, dann würden ihre Testosteron- und Wachstumshormonspiegel schon wieder steigen. Das ist teilweise richtig, aber es kann sehr schwer sein, Menschen aus dieser heimtückischen Abwärtsspirale zu reißen. Genau hier setzen wir an und kurbeln die Hormone wieder an.« Power erklärt, dass sich die Menschen mit Hormonzugaben besser fühlen, sie haben danach mehr Energie, sodass sie nun auch bereit sind, ein straffes Trainingsprogramm durchzuhalten und mehr Zeit in die Zubereitung gesunder Mahlzeiten zu investieren. Darüber hinaus helfen die Hormone, Schmerzen nach dem Training zu lindern und die Regenerationszeit zu verkürzen, was die Leute sonst von regelmäßiger sportlicher Betätigung abhalten würde. Dr. Power meint dazu: »Mit zunehmender Aktivität steigen auch die natürlichen Hormonspiegel. Wenn meine Patienten nun weiterhin Sport treiben und sich vernünftig ernähren, können sie oft, nachdem sie ihr Wunschgewicht erreicht haben, die erzielten Erfolge ohne weitere medizinische Unterstützung aufrechterhalten.«

Die Hormonersatztherapie birgt jedoch gewisse Risiken. Östrogen in seiner natürlichen Form wird auch mit gynäkologischen Krebserkrankungen verbunden und kann das Risiko von Blutgerinnseln erhöhen. 2014 empfahl ein Expertengremium der FDA, der amerikanischen Behörde zur Überwachung von Lebensmitteln und Arzneimitteln, den Einsatz von Testosteron-Ersatzprodukten zu beschränken, nachdem erhobene Daten auf einen Anstieg von Herz-Kreislauf-Erkrankungen hindeuteten, wie Herzinfarkten bei Männern, die diese Produkte einnahmen. Die Injektion von Wachstumshormonen wird mit einem erhöhten Diabetesrisiko in Verbindung gebracht. Natürlich sollte eine Hormonersatztherapie nur unter Anleitung eines fachkundigen Arztes durchgeführt werden, der die Risiken und den Nutzen für seine Patienten am besten abwägen kann.

Mike Hanson warnt auch davor, dass bei einer Hormonersatztherapie »eines der Probleme darin besteht, dass man sich fühlt, als ob man die Welt erobern könnte. Doch der übrige Körper ist noch nicht bereit dafür. Man übernimmt sich dann gern mal, weil man sich fühlt, als wäre man 30. Aber leider kann man dann doch nicht mehr alles so tun wie in diesem Alter. Ich habe mir einen Muskel gezerrt, was mir vor der Hormonstimulierung sicher nicht passiert wäre, weil ich gar nicht die Energie hatte, auch nur in Erwägung zu ziehen, mit einem Zweijährigen auf meinen Schultern auf einem Klettergerüst herumzuturnen. Man sollte also ausreichend Dehnübungen machen und Kraft ganz langsam aufbauen«.

Der Einsatz der Hormonersatztherapie zur Verlangsamung von Alterserscheinungen findet heute in der medizinischen Fachwelt nicht allgemein Zustimmung. Obwohl Frauen schon seit Jahrzehnten Östrogen einnehmen, um die Auswirkungen der Wechseljahre auszugleichen, sind wohl noch jahrelange Studien mit aussagekräftigen Daten nötig, bis die Risiken und Vorteile der Hormontherapie zur Katalyse der Gewichtsabnahme vollständig dokumentiert sind. Zusammenfassend lässt sich sagen, dass die Hormonersatztherapie ein medizinisches Instrument zur Gewichtsabnahme ist, ähnlich wie Diätpillen oder chirurgische Eingriffe, einschließlich aller damit verbundenen Vor- und Nachteile. Vielleicht sollte man eine Hormonersatztherapie nur für eine begrenzte Zeit anwenden, so wie es Dr. Power vorschlägt, um den Patienten neue Energie zu verschaffen, und dann darauf setzen, dass der Körper auf natürliche Weise dafür sorgt, gesund zu bleiben.

Das Signal natürlich verstärken

Glücklicherweise können wir unseren Hormonspiegel auch ohne ärztliche Hilfe bis zu einem gewissen Grad erhöhen. Einer der natürlichen Wege, Hormone zu aktivieren, ist körperliche Betätigung. Wenn wir es schaffen, unsere Faulheit zu überwinden, die mit Gewichtszunahme einhergeht, und mindestens dreimal pro Woche für 45 Minuten trainieren, können wir die Ausschüttung einiger Hormone erhöhen. Der Wissenschaftler Savvas Tokmakidis an der Demokrit-Universität Thrakien in Griechenland ließ eine Gruppe männlicher Probanden eine Reihe von Übungen aus dem Krafttraining ausführen, darunter vier Sätze von je acht Kniebeugen und Beinpressen. Er stellte fest, dass die Testosteron- und Wachstumshormonspiegel danach deutlich anstiegen. Der Forscher Bradley Nindl und sein Team von der Military Performance Division in Massachusetts beobachteten, dass zwei Stunden Aerobics zu einer signifikanten Erhöhung von Wachstumshormonen führte, die 20 Stunden andauerte.

Bewegung steigert auch den Adiponectinspiegel, das Hormon, das vom Fettgewebe freigesetzt wird und dafür sorgt, dass das Fett aus den Eingeweiden zu den Gliedmaßen und Hüften gelangt. Es verbessert ebenfalls die Insulinsensibilität, was zu einem niedrigeren Blutzucker- und Triglyzeridspiegel führt. Die Mehrzahl dieser Hormone haben den Vorteil, dass sie nicht nur Fett verbrennen, sondern auch das fettfreie Gewebe vergrößern, was den Stoffwechsel ankurbelt. Und dann verbrennen wir auch im Ruhezustand mehr Kalorien.

Der Nachteil von Bewegung ist, dass sie das Hungergefühl anheizt, sodass wir beim Essen übermäßig zugreifen. Karron Power rät ihren Patienten, ganz allmählich zu beginnen: »Die Leute sind oft überrascht, weil sie gleich so hart wie möglich trainieren wollen, und ich ihnen dann sage, sie sollen es ein wenig langsamer angehen. Intensives aerobes Training, beispielsweise Laufen oder Spinningkurse, wird natürlich viele Kalorien verbrennen, aber auch den Appetit derart anregen, dass viele Menschen die mit harter Anstrengung verlorenen Kalorien gleich wieder ersetzen werden und vielleicht gleich noch ein paar draufpacken. Krafttraining erhöht zwar die Muskelmasse und den Ruheumsatz – der extrem wichtig ist, um das Gewicht zu halten –, aber man verliert kein einziges Pfund dabei. Ich empfehle, jeden Tag eine Stunde zu walken, um zusätzliche Kalorien zu verbrennen, ohne dass dabei der Appetit angeregt wird, dazu gemäßigtes Krafttraining zwei- bis dreimal pro Woche, um die fettfreie Muskelmasse zu erhöhen. Sobald meine Patienten dann ein wenig fitter sind, können sie ihr Training hochfahren.«

Was wir essen und wie viel, beeinflusst auch unsere Hormonspiegel. Unsere Wachstumshormonwerte werden auf natürliche Weise durch Zucker und Fette reduziert. Was bedeutet, dass wir mit dem Verzehr einer gehörigen Portion Käsekuchen oder anderer fetthaltigen Desserts nicht nur mehr Fett in unsere Körper aufnehmen, sondern auch die Fähigkeit hemmen, es zu verbrennen. Somit eine doppelte Strafe, bei der Fett Fett erzeugt. Wenn man zuckerhaltige Lebensmittel vermeidet, beugt man gleichzeitig Energieabfall und Hunger vor, zu denen es kommt, wenn Insulin dem Blut die Nährstoffe entzieht. Der Verzehr von etwa zehn Gramm Protein nach einem leichten Training oder 20 Gramm nach anstrengenderen Workouts hilft, den Hunger in Schach zu halten, ebenso wie ein Anreichern der eigenen Ernährung mit vielen Ballaststoffen.

Gar nichts zu essen erhöht ebenfalls unsere Werte an fettverbrennenden Hormonen. Viele Bodybuilder und Workout-Fanatikern schwören auf intermittierendes Fasten. Wenn der Blutzucker ein niedriges Level erreicht, werden fettverbrennende Hormone wie Adrenalin und Wachstumshormone ausgeschüttet. Die Freisetzung von Wachstumshormonen erreicht nachts und im Schlaf Spitzenwerte. Intermittierendes Fasten ist zum Teil deshalb so wirkungsvoll, weil es das Übernacht-Fasten verlängert und damit auch die Ausschüttung von Wachstumshormonen, die Fett verbrennen.

Trainer empfehlen deshalb häufig, dass Frauen täglich 16 Stunden am Stück (worin die Schlafenszeit eingeschlossen ist) fasten sollten und Männer 14 Stunden. Das bedeutet, dass man sich jeden Tag über einen Zeitraum von acht bis zehn Stunden ausgewogen ernährt und dann dem Körper am Abend und über Nacht keine Nahrung zuführt, um die Ausschüttung von Wachstumshormonen zu verlängern. Intermittierendes Fasten setzt ebenfalls Ghrelin frei (ein in den Eingeweiden produziertes Hormon, das das Hungergefühl anregt), das nachweislich die Freisetzung von Wachstumshormonen zusätzlich stimuliert. Ein anhaltendes Hungergefühl garantiert also den Fettabbau, aber es erschwert das Fasten.

Auch mehr Schlaf kann helfen. Studien zeigen, dass Schlafmangel die Ghrelinwerte ansteigen lässt und den Spiegel von Leptin, dem Sättigungshormon, senkt. Weniger als sechs Stunden Schlaf pro Nacht erhöhen nachweislich das Risiko von Fettleibigkeit und werden mit einer geringeren Insulinsensibilität verbunden, einer Vorstufe von Diabetes. Ohne ausreichenden Schlaf werden Sie sich also den ganzen Tag über hungrig und weniger gesättigt fühlen und eventuell ein erhöhtes Risiko für Diabetes haben.

Der Mann, der Plastik aß

Alter, schlechte Ernährung und Schlaflosigkeit sind nicht die einzigen Faktoren, die die Hormone mitunter durcheinanderbringen. Umweltfaktoren können das ebenfalls bewirken. Xenoöstrogene sind in der Umwelt vorhandene Chemikalien, die sich ähnlich auswirken wie Östrogen. Laut Dr. Power hat die orale Aufnahme von Xenoöstrogenen die gleiche Wirkung wie die Einnahme von Antibabypillen: Die Chemikalien werden über den Darm absorbiert und zur Leber transportiert, was zu einer Erhöhung des Sexualhormon-bindenden Globulins, SHBG, führt. Dieses hormonbindende Protein absorbiert nicht nur die Xenoöstrogene, sondern möglicherweise auch das körpereigene Testosteron. Wenn wir einen niedrigeren Testosteronspiegel in unseren Systemen haben, sind wir anfällig für Gewichtszunahme.

Power sagt: »Wir wissen, dass es viele endokrine Disruptoren (hormonaktive Substanzen) in unserer Umwelt gibt. Wenn ich bei jemandem Anzeichen von überschüssigem Östrogen im Körper feststelle, das dessen Testosteron blockiert, spreche ich mit ihm über die KKPPs: Kunststoffe, Konservierungsmittel, Produkte und Pestizide. Kunststoffe enthalten oft Bisphenol A/BPA und Phthalate, und in Kosmetikprodukten werden oft Parabene als Konservierungsmittel verwendet. Einige Pflanzen, insbesondere Soja- und Leinsamen, haben einen hohen Anteil an natürlichen Pflanzenöstrogenen, und wenn sie nicht aus ökologischem Anbau stammen, können sie künstliche östrogenähnliche Pestizide enthalten. Ich empfehle daher, Plastik durch Glas zu ersetzen, Produkte ohne Parabene zu kaufen, Bio-Lebensmittel zu essen und den Verzehr von Soja und Leinsamen einzuschränken.«

Einer von Powers Patienten erlebte die Wirkung von Xenoöstrogenen am eigenen Leib. Jerry war ein sehr aktiver Mann in seinen Vierzigern, der eine Vielzahl von Sportarten betrieb, darunter Wasserski und Fußball. Er war ein Adrenalin-Junkie und begeisterte sich für extreme Aktivitäten wie Bungeejumping und Fallschirmspringen. Eines Tages stellte er fest, dass er am Bauch Fett zulegte. Er fand das seltsam, weil er nichts an seiner Ernährung oder seinem Trainingsprogramm geändert hatte. Daraufhin steigerte er seine Trainingseinheiten, aber sein wabbeliger Bauch blieb. Gleichzeitig beobachtete Jerry an sich einen Stimmungswandel. Er verlor die Lust an der Arbeit und, was für ihn noch schrecklicher war, die Lust, an einem Bungeeseil aus Hubschraubern zu springen.

Dr. Power checkte ihn durch und überprüfte seine Hormonspiegel. Seine Werte von Testosteron, Wachstumshormon, Östrogen und Schilddrüsenhormonen schienen in Ordnung zu sein – mit einer Ausnahme: »Seine Testosteronproduktion lief auf vollen Touren, aber sein SHBG war sehr hoch und störte die Wirkung des Testosterons. Daher wies er frühe Symptome eines niedrigen Testosteronspiegels auf. Irgendetwas musste die hohen SHBG-Werte verursachen.«

Dr. Power ging mit Jerry eine Liste von Xenoöstrogenen durch. Anhand von Fragebögen und eingehenden Gesprächen konnten sie schließlich das Rätsel lösen. Jerry hatte kürzlich geheiratet, und seine neue Frau kochte jeden Abend. Sobald sie fertig war, füllte sie das Essen noch heiß in einen Plastikbehälter um und stellte es dann über Nacht in den Kühlschrank. Jerry nahm den Behälter am nächsten Tag mit zur Arbeit und wärmte sich das Essen darin in der Mikrowelle. Power sagt: »Wärme kann Xenoöstrogene wie BPA und Phthalat aus Kunststoff herauslösen und an Lebensmittel abgeben. Diese neue Quelle von Xenoöstrogenen hat Jerrys SHBG-Werte nach oben schießen lassen.« Das zusätzliche SHBG absorbierte nicht nur die Östrogene, sondern auch das Testosteron in seinem Blut und führte bei Jerry zu Antriebslosigkeit und Gewichtszunahme.

Power erzählt: »Ich riet ihm, er solle von Plastik- auf Glasbehälter wechseln, und innerhalb weniger Monate war sein SHBG gesunken und seine Werte von nutzbarem Testosteron gestiegen. Nichts sonst hatte sich geändert. Seine tatsächliche Testosteronproduktion war gleich geblieben. Aber seit er nicht mehr aus Kunststoffbehältern aß, wies Jerry nie mehr Symptome eines niedrigen Testosteronspiegels auf.« Jerrys Verzicht auf Plastik half ihm, Gewicht zu verlieren und seine ursprüngliche Energie zurückzugewinnen. Er ging wieder zum Sport, fing an, Kalorien zu verbrennen, und springt jetzt auch wieder aus Hubschraubern.

Fett ist eine Kraft der Natur

Wie sowohl Ariana als auch Mike bestätigen können, hat der Alterungsprozess verheerende Auswirkungen auf die Taille. Am meisten hatten sie mit den Hormonen zu kämpfen. Mit dem Altern verlangsamt der Rückgang an fettverbrennenden Hormonen und der Anstieg an Cortisol unseren Stoffwechsel, reduziert das fettfreie Gewebe, macht uns antriebslos und erleichtert die Ansammlung von Fett, insbesondere von ungesundem Bauchfett. Doch es gibt noch andere Probleme.

Bewegung zum Beispiel wird mit zunehmendem Alter immer weniger effektiv. Dr. Paul Williams, ein Wissenschaftler am Lawrence Berkeley National Laboratory, untersuchte fast 5000 männliche Jogger zwischen 18 und 49 Jahren und stellte fest, dass die älteren Probanden an Gewicht zulegten, egal wie viele Kilometer sie liefen. Am Ende seiner Studie kam er zu dem Schluss, dass »die Vergrößerung des Taillenumfangs fast eine Naturgewalt ist«, selbst bei sportlich sehr aktiven Probanden. Er stellte fest, dass Männer, die trainieren, »bestimmt schlanker sind als Menschen, die überwiegend sitzen, aber selbst passionierte Läufer werden im Lauf der Zeit immer mehr Schwierigkeiten haben, schlank zu bleiben«. Williams hat allerdings einen Hoffnungsschimmer für uns parat. »Unsere Daten deuten darauf hin, dass Sie die Gewichtszunahme im mittleren Lebensalter wahrscheinlich durch mehr Aktivität kompensieren können. Wir glauben, dass man durch die jährliche Erhöhung der wöchentlichen Laufdistanz um etwa 2,25 Kilometer die erwartete Gewichtszunahme im mittleren Alter kompensieren sollte. Was bedeutet, dass Jogger, die mit 30 Jahren durchschnittlich 16 Kilometer pro Woche zurücklegen, ihre wöchentliche Laufstrecke mit 40 Jahren auf etwa 40 Kilometer ausbauen sollten, wenn sie noch in den Smoking passen wollen, den sie vor zehn Jahren gekauft haben.« Ein Beweis dafür, dass mit dem Alter auch das Körperfett zunimmt.

Fett hört auf unseren Körper und reagiert darauf. Einige Botenstoffe sagen dem Fett, dass es wachsen soll, während andere sagen, dass es sich zurücknehmen soll. Hormone senden sehr laute und deutliche Signale an das Fett, und sie beeinflussen, wie viel Fett wir haben und wo es sich anlagert. In den mittleren Jahren ist unser Körper darauf programmiert, dass die Hormonspiegel sinken und dafür das Fett mehr wird, was zu einer Verschiebung der Fettverteilung führt.

Aber letzten Endes hat es vielleicht auch eine positive Wirkung, dass wir im Alter Fett zulegen: Es kann uns davor bewahren, vorzeitig an Krankheiten zu sterben. Das in Kapitel 3 (Seite 69) erwähnte Adipositasparadoxon zeigt uns, dass bei einigen altersbedingten Krankheiten überschüssiges Fett die Sterblichkeit tatsächlich senkt. Menschen mit Diabetes, Herzinfarkt und Schlaganfall sterben seltener an ihrer Krankheit, wenn sie übergewichtig sind. Die konkreten Gründe dafür sind noch unklar, aber es besteht die Möglichkeit, dass die Natur einfach will, dass wir mit zunehmendem Alter dicker werden, damit wir eine Art Schutzpolster gegen den Tod haben.

Außerdem ist das Fett, das wir in unseren mittleren Jahren zulegen, nicht von Dauer. Sobald wir nämlich die 70 überschritten haben, scheint das Fett eine Kehrtwende zu machen, und wir beginnen es zu verlieren. Mit dem Alter schrumpfen die Fettzellen – sie sind nicht mehr in der Lage, so viel Fett aufzunehmen. Obwohl dieser Fettabbau wie eine späte Erleichterung in unserem Kampf mit dem Gewicht erscheinen mag, trifft das nicht zu. Da unser Fettgewebe weniger Fett speichern kann, sind die aus den Fettzellen freigesetzten Moleküle gezwungen, sich in unserem Blut zu tummeln. Fett beginnt sich an einigen seltsamen Orten anzulagern, darunter in Knochenmark, Leber, Bauch und Muskelgewebe. Dieses »ektopische« Fett trägt zu gesundheitlichen Problemen wie schwächeren Knochen, verminderter Muskelkraft und einem erhöhten Diabetesrisiko bei.

Sind wir also mit zunehmendem Alter zu Fettleibigkeit und Stoffwechselerkrankungen verdammt? Nicht ganz. Es gibt einige Maßnahmen, die wir ergreifen können, um mit unserem Fett klarzukommen. Wir müssen Sport treiben, vernünftig essen und genug schlafen, wenn wir unser Gewicht wenigstens ein bisschen in den Griff bekommen wollen. Aber selbst dann wird die Fettkontrolle im mittleren Alter mehr Anstrengung und Disziplin erfordern als je zuvor in unserem Leben. Glücklicherweise geht für die meisten von uns das Alter mit Weisheit und Weitblick einher – einschließlich der Erkenntnis, dass ein wenig mehr Fett hier und da kein so großes Problem mehr ist wie früher. Das Wichtigste ist, gesund zu sein, und wenn Sie bereit sind, sich der Herausforderung zu stellen, können Sie auch Ihr Fett in Schach halten.

Teil 3

Also – was kann man tun?

Kapitel 10

Fettkontrolle I: Wie Sie es schaffen können

In diesem Buch haben Sie jede Menge Informationen über Fett geliefert bekommen: was es ist, warum wir es brauchen, mit welchen Mitteln es sich wehrt, sobald man versucht, es zu vernichten, auf welch ungewöhnliche Weise wir mehr davon bekommen und dass es so unterschiedlich in den Menschen agiert und reagiert. Fett ist kompliziert. Wir beklagen uns zwar gern darüber, aber Fett ist ein lebenswichtiges Organ, das mehr Einfluss auf unseren Körper hat, als wir denken. Fett gibt sein Bestes, um unseren Bedürfnissen gerecht zu werden, und im Gegenzug muss man sich darum wie um jedes andere Organ kümmern. Also, wenn wir nun so viel über Fett wissen, was machen wir damit? Wie minimieren wir das gefährliche Viszeralfett und halten unser nützliches Fett auf einem gesunden Level?

Die vorangegangenen Kapitel zeigen, dass es genauso viele Antworten auf diese Fragen gibt wie Menschen, die dieses Buch lesen. Abhängig von Ihrem Alter und Geschlecht, Ihrer Genetik, Ihrem Mikrobiom und Ihrer Diätvergangenheit fällt es Ihnen entweder leicht oder schwer, Ihr Fett im Griff zu haben. Der Fettabbau kann je nach den individuellen biologischen Voraussetzungen stark variieren. So können beispielsweise bestimmte Genmutationen ein starkes Verlangen nach energiereichen Lebensmitteln auslösen und anstelle von beigen Fettzellen mehr weiße

Fettzellen produzieren (siehe Kapitel 7, Seite 156). Wenn Sie irgendwann einmal in der Vergangenheit Gewicht zugenommen und abgenommen haben, selbst wenn das schon fünf Jahre her ist, sind Sie wahrscheinlich mit einem niedrigeren Stoffwechsel und größerem Appetit geschlagen als Ihr dünner, fitter Kollege, der nie eine Diät gemacht hat (siehe Kapitel 5, Seite 106). Ihr Alter und Hormonwechsel spielen auch eine Rolle dabei, wie viel Sie essen können und wie viel körperliche Bewegung Sie benötigen, um schlank zu bleiben (siehe Kapitel 9, Seite 185). Bakterien, die Sie irgendwo aufgelesen haben, können Ihr Gewicht auf eine Weise beeinflussen, die Sie nie für möglich gehalten hätten (siehe Kapitel 6, Seite 128). Und wenn Sie eine Frau sind … nun, lassen wir das (siehe Kapitel 8, Seite 169).

Selbst so etwas Banales wie der Verzehr eines Muffins hat je nach biologischen Voraussetzungen unterschiedliche Konsequenzen. Dr. Eran Segal vom Weizmann Institute of Science in Israel untersuchte bei 800 Probanden den Glukosespiegel, nachdem sie verschiedene Lebensmittel gegessen hatten. Er stellte fest, dass bei einigen die Glukosewerte stark anstiegen, bei anderen aber nicht, obwohl sie das Gleiche zu sich genommen hatten. Hohe Glukosewerte bewirken Insulinausschüttung, was letztendlich zu mehr Fettspeicherung führt. Segal entwickelte einen Algorithmus, der Gene, Bakterien und zuletzt gegessene Mahlzeiten jedes Probanden berücksichtigte, und konnte daraufhin tatsächlich vorhersagen, welche Lebensmittel einen Glukosehöchstwert verursachen würden. Manchmal gab es Überraschungen: Einige Probanden konnten Lebensmittel wie Schokolade oder Eis in Maßen essen, und es gab keinen Ausschlag nach oben, andere wiederum nicht. Diese Studie unterstreicht die Notwendigkeit, Diätpläne individuell zu erstellen.

Dabei zählt nicht nur das, was man sich in den Mund steckt –Psyche und Lebensstil müssen ebenfalls einzeln betrachtet werden. Was man dem einen zumuten kann, funktioniert für jemand anderen überhaupt nicht. Es gibt Diäten mit jeder Menge Regeln: Da soll man bestimmte Lebensmittel vom Speiseplan streichen, während gleichzeitig andere aufgelistet werden, die man unbedingt in einer bestimmten Menge und zu einer bestimmten Zeit essen soll. Derart komplizierte Programme können ausgezeichnet funktionieren, wenn Sie genügend Zeit zum Einkaufen, Kochen und Erstellen aufwendiger Speisepläne haben. Sind Sie dagegen eine viel beschäftigte Führungskraft, eine Mutter oder ein Vater, vergessen Sie es. Die meisten Menschen brauchen einen einfachen, aber effektiven Plan mit Lebensmitteln, die man überall kaufen kann. Ich kenne Personal Trainer, die ihren Kunden zwei Stunden Bewegung pro Tag, fünf bis sieben kleinere Mahlzeiten und keine Süßigkeiten (keine Süßigkeiten?!) vorschreiben. Das mag ja für einen Bodybuilder oder vielleicht noch einen Selbstständigen angehen, aber für Leute wie mich mit einem Vollzeitjob und Kindern passt das nicht. Ich möchte nicht den ganzen Tag über in meinem Büro essen, sodass es dort wie in einem Imbiss riecht, und ich kann mir nicht zwei Stunden pro Tag zum Trainieren freihalten. Versuchen wir es stattdessen lieber mit 45 Minuten Bewegung pro Tag.

Es gibt so viele gut gemeinte Diäten auf dem Markt, aber sie werden nicht funktionieren, wenn sie nicht zu Ihnen passen. Ihre Diät muss biologisch, psychologisch und sozial auf Sie zugeschnitten sein. Wenn Sie das Ernährungsprogramm eines anderen nachahmen, kann Sie das sogar dicker statt dünner werden lassen, ganz bestimmt werden Sie aber unglücklicher sein. Lassen Sie sich nicht von reißerischen Versprechungen verführen, dass Sie ganz leicht abnehmen können, solange Sie nur die Schritte 1-2-3 befolgen. Das fördert den Absatz von Diätratgebern, Zeitschriften und Fernsehsendungen, kann sich aber für Sie als Vollkatastrophe erweisen. Achten Sie darauf, wie Ihr Körper auf Nahrung und Bewegung reagiert, und passen Sie sich entsprechend an. Niemand kennt Sie besser als Sie selbst!

Allerdings gibt es tatsächlich einige gründlich erforschte, erfolgreiche Strategien zur Gewichtskontrolle, die bei vielen Menschen zum gewünschten Erfolg führen. Auf jede kreative Methode, die unser Fett entwickelt hat, um sich zu vermehren, gibt es eine passende Antwort, das zu verhindern. Wenn Sie Fett wirklich verstehen, können Sie es auch kontrollieren. Jedes Kapitel in Teil 3 dieses Buches bietet am Ende Lösungen zur Bewältigung von Fitnessfallen. Einige Strategien können es mit vielen der Herausforderungen von Fett aufnehmen. Diese Ansätze fasse ich hier zusammen.

Bewegung als Antwort auf Gene, Hormone und Altern

Fast alle Kapitel in Teil 2 nennen Bewegung als probate Methode, wie wir Fett abbauen und unseren Körper jung erhalten. Wie Claude Bouchard uns gezeigt hat (siehe Kapitel 7, Seite 156), liegt es zwar an den Genen, dass Sport bei einigen Menschen mehr bewirkt, aber auch bei den anderen ist er immer noch eines der mächtigsten Mittel, mit denen wir unseren Stoffwechsel und unser Gewicht kontrollieren können. Und wird sie besonders intensiv durchgeführt, so kann Bewegung sogar eine genetische Veranlagung für Fett überwinden.

Wenn wir unsere Muskeln fordern, signalisieren wir dem Körper, dass wir mehr Kraft brauchen. Unser Körper reagiert, indem er Energie aus anderen Geweben (beispielsweise Fett) abzieht und zu Knochen und Muskeln hinlenkt. Intensive Bewegung baut fettfreie Körpermasse auf, die mehr Kalorien verbrennt und das Fett zwingt, mit anderen wachsenden Geweben um Ressourcen zu kämpfen.

Genau das passiert bei den in Kapitel 4 (Seite 87) beschriebenen Sumo-Ringern. Sie essen übermäßig viel, um übergewichtig zu sein, aber solange sie trainieren, bleiben sie gesund. Erinnern Sie sich an die Liposuktionspatienten in Kapitel 5 (Seite 106), bei denen sich neues Fett im Bauch einlagerte, nachdem man es aus dem Gesäß abgesaugt hatte? Bei Patienten, die regelmäßig trainierten, gab es dieses Phänomen nicht. Wenn wir unseren Allerwertesten nicht hochbekommen, sammelt sich Fett in der Bauchhöhle um unsere inneren Organe an und schadet uns; Bewegung hilft, Fett in die subkutane Schicht zu leiten.

Bewegung fördert auch die Ausschüttung von Adiponectin, Wachstumshormonen, Adrenalin und Testosteron. Dies sind alles Hormone, die bewirken, dass Fett zur Energiegewinnung herangezogen wird und nicht in der Bauchhöhle landet, sondern in der Peripherie des Körpers (siehe Kapitel 9, Seite 185). Bewegung verstärkt zudem die Insulinempfindlichkeit des Körpers. So können unsere Muskel- und Fettzellen sowohl Fette als auch Glukose aus unserem Blut aufnehmen und sie davon abhalten, ungehemmt durch den Blutkreislauf zu vagabundieren und andere Organe zu schädigen. Die Leptin-Empfindlichkeit steigt ebenfalls bei körperlicher Aktivität, was den Stoffwechsel anregt.

Bei regelmäßiger Bewegung verändert sich unser Körper allmählich dauerhaft. Schließlich nimmt die Transkription von Genen zu, die Muskeln aufbauen und Fett verbrennen. Daraufhin steigt der Ruheumsatz, weil Muskeln mehr Kalorien verbrennen als Fett. Bewegung fördert die Produktion von wichtigen Hormonen und gesundem Fett, was besonders wichtig ist, wenn wir älter werden und unsere Hormonspiegel sinken. Es ist sogar belegt, dass Bewegung die Wahrscheinlichkeit anderer altersbedingter Krankheiten wie Demenz und Osteoporose reduziert. Ein weiterer überraschender Vorteil von Bewegung ist, dass dadurch mehr braunes Fett produziert wird, das – wie in Kapitel 1 (Seite 28) erläutert – tatsächlich Kalorien verbrennt, anstatt sie zu speichern.

Das National Weight Control Registry (von dem im Folgenden noch die Rede sein wird wird) hat Informationen über mehr als 4000 Menschen gespeichert, die erfolgreich abgenommen haben. Diese Daten bestätigen, wie notwendig Bewegung ist. Laut diesem Register erfolgte nur bei zehn Prozent der Personen die Gewichtsabnahme durch reine Reduzierung der Kalorien. Der Rest setzte auf eine spezielle Diät und auf mehr Bewegung, um das Gewicht später zu halten.

Dr. Michael Dansinger, der Arzt, der eine erfolgreiche Diätklinik an der Tufts University leitet (siehe Kapitel 4, Seite 89), sagt: »Der Hauptgrund für den Gewichtsverlust ist eine Kalorienreduzierung durch Umstellung der Ernährung. Das macht 80 Prozent aus. Die anderen 20 Prozent sind Sport. Mit Ernährungsumstellung kann ich den Diabetes von jemandem vielleicht zu zwei Dritteln zurückdrängen, aber vollständig bekämpfen kann ich ihn bloß mit Bewegung.«

Doch Sport hat den Nachteil, dass er ein heftiges Hungergefühl auslösen kann, das daraufhin zu übermäßigem Essen führt. Dansinger rät daher, sich erst ein diszipliniertes Essverhalten anzugewöhnen, ehe Sport im Alltag integriert wird: »Theoretisch können Sie alle Vorteile aus der Bewegung gleich wieder zunichtemachen, indem Sie nach dem Training zu viel essen. Sobald jemand ein diszipliniertes Verhältnis zu Essen hat, steigern wir das Trainingsprogramm. Irgendwann sollten es sieben Stunden pro Woche sein, zwei Drittel davon Cardio-Übungen.«

Ähnlich argumentiert Dr. Karron Power, wenn sie ihren Patienten empfiehlt, mit Walking zu beginnen. Das ist ein einfacher Einstieg in körperliche Aktivität, die sich allmählich steigern lässt. Sollten sie Heißhunger entwickeln, rät Dr. Power ihnen, das Training ein wenig zurückzufahren, bis sie zu mehr bereit sind.

HIIT – Power-Workout in kurzer Zeit

Wir alle haben Gründe, warum wir keinen Sport ausüben. Neben Hungerattacken danach wird häufig Zeitmangel genannt. Aber das ist nun keine Entschuldigung mehr: Mit High Intensity Interval Training, oder HIIT, kann man in kurzer Zeit ein effektives Workout absolvieren: zum Beispiel vier Zyklen eines 30-Sekunden-Power-Sprints, gefolgt von 30 Sekunden Jogging mit niedriger Intensität – und das Ganze jeweils integriert ein 20-minütiges gemäßigtes Walking. Oder 20 Sekunden hochintensives Training und zehn Sekunden Erholung für acht Zyklen innerhalb von vier Minuten im Rahmen eines regelmäßigen Trainingsplans. HIIT-Workouts können die gleichen Vorteile bieten wie herkömmliches Training, etwa Joggen, nur eben in kürzerer Zeit. Außerdem zeigen wissenschaftliche Untersuchungen, dass HIIT Fett effektiver verbrennt als langsames Ausdauertraining. Also, wo ist der Haken? Nun gut, HIIT ist harte Arbeit und eine schweißtreibende Angelegenheit.

Wenn HIIT nichts für Sie ist, keine Sorge. Selbst diejenigen, die leichteren Freizeitaktivitäten nachgehen wie Walking oder ein wenig hinter dem Haus Fußballspielen oder ein paar Körbe werfen, verlieren mehr Gewicht als diejenigen, die gar nichts tun.

45 Minuten pro Tag

Ob Sie Bewegung von Anfang an in Ihre Diät einbeziehen oder erst später, ist entscheidend, um gesundes Fett zu entwickeln. Mindestens 45 Minuten Workout pro Tag, darunter 30 Minuten Cardio-Training und 15 Minuten oder mehr Krafttraining, kann Wunder für Ihre Gesundheit bewirken. Bewegung hilft uns, gefährliches Fett abzubauen und das verbliebene Fett in gesünderes zu verwandeln. Selbst wenn Sie es nie zu einem Waschbrettbauch schaffen, können Sie bei genügend körperlicher Bewegung gesundes Fett haben.

Effektiv essen für die Hormone

Je nach unseren Genen, unserem Geschlecht, unserer ethnischen Zugehörigkeit, unserem Alter, unseren Hormonen und unserem Mikrobiom verarbeiten wir Lebensmittel unterschiedlich, sobald wir sie einmal hinuntergeschluckt haben. Die einen können reinhauen wie ein Holzfäller, andere müssen sich mit sparsamen Portionen bescheiden wie ein Mönch.

Wir können nicht viel gegen unser Alter, Geschlecht oder unsere ethnische Zugehörigkeit tun, aber die Wissenschaft hat uns gezeigt, dass Nahrung unsere Hormone beeinflusst, und Hormone wiederum beeinflussen unser Fett. In diesem Buch haben Sie schon viel darüber erfahren, wie sich Insulin, Leptin, Ghrelin, Adiponectin, Östrogen, Testosteron sowie Schilddrüsen- und andere Hormone auf unser Gewicht auswirken. Unser Körper ist ein komplexes Kommunikationssystem, und Hormonen kommt dabei eine Schlüsselrolle zu.

Insulin ist ein wichtiges Hormon, das man im Griff haben muss. Übermäßiges Essen sowie das Essen zu vieler Kohlenhydrate provoziert Insulin, das zusätzliche Nährstoffe im Blut zum Fett lenkt. Obwohl es Menschen gibt, die folgenlos reichlich Kohlenhydrate essen können, ist genau das für viele ein Diätkiller. Der beste Weg, Insulin zu kontrollieren, besteht darin, die Aufnahme raffinierter Kohlenhydrate zu begrenzen und komplexe Kohlenhydrate mit Eiweiß, Fett und Ballaststoffen auszugleichen. Wenn man einige Kohlenhydrate durch Protein ersetzt, hilft das gegen Hungergefühle. Durch den Verzehr von Rohkost können wir mehr essen, damit werden unsere Bäuche buchstäblich voll, und das stimuliert die Dehnungsrezeptoren im Darm. Wenn diese aktiviert werden, reduzieren sie Ghrelin, das Hungerhormon zur Gänze. Man kann auch eine klare Brühe zu einer Mahlzeit oder zwischen den Mahlzeiten löffeln, um das Volumen zu erhöhen und diese Rezeptoren zu dehnen.

Ebenso müssen wir unseren Leptin-Spiegel in den Griff bekommen. Ghrelin führt zu Hunger, Leptin sorgt für das Sättigungsgefühl. Wenn wir Fett verlieren, sinkt unser Leptin-Spiegel, was uns insgesamt hungriger macht (siehe Kapitel 5, Seite 106). Darüber hinaus gibt es eine Vielzahl von Belegen, die zeigen, dass eine fruktosereiche Ernährung die Resistenz gegen Leptin fördert. Der Verzicht auf fruktosereiche

Lebensmittel, insbesondere auf Maissirup mit hohem Fruktosegehalt, trägt dazu bei, die Empfindlichkeit gegenüber Leptin aufrechtzuerhalten. Ausreichend Schlaf erhöht ebenfalls den Leptin-Wert und hält Ghrelin niedrig (siehe Kapitel 9, Seite 185).

Intermittierendes Fasten

Obwohl Hunger unangenehm ist, gilt intermittierendes Fasten als Wunderwaffe für die Gewichtsabnahme, besonders wenn man schwer zu verlierendes Fett loswerden möchte. Fasten reduziert nicht nur die Nahrungsaufnahme, sondern löst auch die Ausschüttung fettverbrennender Hormone wie Adrenalin und Wachstumshormone aus. Nachts und im Schlaf werden die meisten Wachstumshormone freigesetzt. Intermittierendes Fasten ist zum Teil deshalb so wirkungsvoll, weil es das Übernacht-Fasten verlängert, also die Ausschüttungsphase von Wachstumshormonen, und damit die Fettverbrennung. Darüber hinaus begünstigt Ghrelin, das uns hungrig macht, auch die Ausschüttung von Wachstumshormonen. Wenn Sie also den Hunger ertragen können, dann gilt: Je länger Sie fasten, desto mehr Fett verbrennen Sie.

Wie schon in Kapitel 9 (Seite 185) erwähnt, wird im Allgemeinen ein tägliches Fasten von 16 Stunden für Frauen und ein Fasten von 14 Stunden für Männer empfohlen. Die Essenszeit ist auf acht bis zehn Stunden begrenzt, das Fasten erstreckt sich über den Abend und die Nacht.

Mark Sisson, ehemaliger Elite-Ausdauersportler und bekannter Fitnesstrainer, sagt: »Ich faste 18 Stunden am Tag. Aber anstatt es als Fasten zu bezeichnen, spreche ich von Essenszeitfenster. Ich esse in einem zeitlichen Rahmen von sechs bis sieben Stunden, von etwa 13 bis 19 Uhr.« Mark trainiert morgens vor dem Essen, und zu seinem regelmäßigen Programm gehören Gewichtheben und HIIT. Dann wartet er ab, bis das Hungergefühl wirklich einsetzt, bevor er zu Mittag isst, seine erste Mahlzeit des Tages. Um ein Beispiel für seine Ernährung zu geben: An einem Tag bestand sein Mittagessen um 13 Uhr aus einem Stück Lachs auf einem Gemüsebett und nur ein wenig Reis dazu. Am späten Nachmittag gab es als Snack eine Scheibe Käse. Zum Abendessen briet er sich ein Steak und aß es zusammen mit einer Gemüsebeilage, und er meinte, er könne sich danach vielleicht ein wenig Schokolade gönnen. Das war seine komplette Nahrungsaufnahme für den Tag: zwei Hauptmahlzeiten und ein Snack. Mark beginnt am frühen Abend mit dem Fasten und hält es durch bis 13 Uhr am nächsten Tag.

Obwohl Sisson schon lange auf intermittierendes Fasten setzt, gibt er zu, dass es nicht für jeden geeignet ist: »Wenn Sie viele Kohlenhydrate essen und Ihr Körper von Kohlenhydraten abhängig ist, wird das Fasten sehr hart für Sie. Sie müssen bereits im Fettverbrennungsmodus sein, was Sie nur durch die Reduzierung von Kohlenhydraten und die Gewöhnung Ihres Körpers an die Fettverbrennung erreichen. Sobald Sie sich im Fettverbrennungsmodus befinden, können Sie den Zeitrahmen für das Fasten erweitern. Aber wenn Fasten dazu führt, dass Sie sich schrecklich fühlen, dann sollten Sie davon absehen. Wer will schon sein Leben damit verbringen, unglücklich zu sein? Sie müssen eine Methode finden, mit der Sie zurechtkommen.«

Sisson hat seinem Fastenprogramm viel zu verdanken. Mit 62 ist er noch muskulös und fit und sieht von Kopf bis Fuß aus wie der Malibu-Surfer, der er ist. Er empfiehlt eine Low-Carb-Diät, bei der man versuchen sollte, zunächst eine Mahlzeit auszulassen, damit der Körper sich an das Ausbleiben von Nährstoffen gewöhnen kann. Danach sollte das Intervall zwischen den Mahlzeiten allmählich verlängert werden. Viel Wasser und Brühe zu trinken hilft dabei, die Elektrolytversorgung aufrechtzuerhalten. Sisson fügt hinzu: »Fragen Sie sich, ob Sie wirklich hungrig sind und ob Sie mehr essen müssen. Wenn Sie keinen Hunger mehr haben, legen Sie das Besteck zur Seite. Ihr Körper wird sich daran gewöhnen, weniger zu essen.« Der Schlüssel zum Erfolg ist, so sagt er, es nicht zu übertreiben, wenn man wieder isst, und vor allem viel Protein, Ballaststoffe und Wasser aufzunehmen, um den Magen zu füllen.

Essen für das Mikrobiom

Entsprechend der Verteilung von Bakterien in unserem Mikrobiom können wir mehr oder weniger Kalorien aus unserer Nahrung extrahieren als andere Menschen, wie in Kapitel 6 (Seite 128) erläutert. Andererseits hat das, was wir essen, Einfluss auf die Zusammensetzung unseres

Mikrobioms, was sich dann wiederum auf unser Gewicht auswirkt. Studien haben gezeigt, dass der Verzehr von mehr Obst und Gemüse den Anteil der stark energieverwertenden Bakterien reduziert und auch die Gesamtvielfalt der Bakterien erhöht, was beides Schlanksein befördert.

Die wichtigste Erkenntnis ist: je mehr ballaststoffreiche Salate, desto besser. Der Verzehr von mehr Blattgemüse und Rohkost macht uns satter mit weniger Kalorien, fördert die Diversität unserer Bakterienkolonien, reduziert die relative Population von Bakterien, die Energie gut verwerten, und fördert das Wachstum von Bakterien, die mehr Nahrung als Abfall ausscheiden. Fügen Sie diesen Salaten nun noch Zutaten hinzu, die ein gesundes Mikrobiom nähren, wie Hülsenfrüchte und Gemüse mit hohem Oligofruktosegehalt wie Zwiebeln, Porree und Artischocken, dann sind Sie auf dem besten Weg zur Sättigung mit weniger Kalorien bei gleichzeitig geringerer Kalorienausbeute (siehe Kapitel 6, Seite 128). So führen kalorienärmere, ballaststoffreichere Lebensmittel zu einer Gewichtsabnahme und letztlich zu einem gesünderen Mikrobiom, das noch weniger Kalorien aus der Nahrung extrahiert. Wenn wir einmal anfangen, schlank zu werden, werden unsere Körper aktiviert, um noch schlanker zu werden – auf diese Weise wird schlank zu noch schlanker.

Ernährung und Frauen

Wie schon in Kapitel 8 (Seite 169) beschrieben, nutzen und speichern Frauen Fett anders als Männer. Sie verbrennen beim Sport zwar mehr davon als Männer, sie speichern es aber auch viel effizienter. Und wie die Studien von Joseph Donnelly zeigen, neigen Frauen eher dazu, beim Essen übermäßig zuzuschlagen, nachdem sie beim Training 600 Kalorien oder mehr verbraucht haben. Selbstverständlich sollte das Frauen nicht davon abhalten, Sport zu treiben (sie verbrennen dabei eine Menge Fett), aber danach müssen sie sehr diszipliniert sein. Donnelly stellte fest, dass ein Training, bei dem die Probandinnen nur 400 Kalorien verbrannten, danach nicht den gleichen Essensdrang bewirkte. Eine Lösung besteht also darin, moderater zu trainieren und weniger als 600 Kalorien zu verbrennen. Oder die Frauen powern sich nach Herzenslust aus und lenken sich danach mit diversen Strategien ab, um sich nach diesem kräftezehrenden Training nicht übermäßig vollzustopfen, zum Beispiel indem sie fernsehen, mit Freundinnen plaudern, ein paar Besorgungen erledigen oder sich mit anderen Dingen beschäftigen, die sie interessieren, um für mindestens eine Stunde ihre Aufmerksamkeit etwas anderem als Essen zu widmen. Mit großer Wahrscheinlichkeit wird dann dieser übermächtige »Hab-gerade-trainiert-Hunger« vergehen.

Die gleichen Ablenkungstricks können uns auch helfen, emotional motiviertes Essen zu vermeiden. Dr. Michael Jensen legte dar, dass Emotionen für das übermäßige Essen bei Frauen in weit größerem Umfang eine Rolle spielen als bei Männern (siehe Kapitel 8, Seite 169). Beratung, Übungen zur Stärkung der Willenskraft (siehe Kapitel 11, Seite 223) und andere Formen des Stressabbaus, wie Joggen, Spaziergänge an der frischen Luft oder auf einen Sandsack eindreschen, können hier hilfreich sein. Gefühle und Essen interagieren auf komplexe Weise, sodass diese Vorschläge möglicherweise nicht für jeden geeignet sind. Werden Sie kreativ und denken Sie sich etwas für sich persönlich aus: Wenn Sie aus Frust zum Essen greifen, was können Sie stattdessen tun?

Frauen sollten sich ganz besonders bemühen, übermäßiges Essen zu vermeiden, weil sie mehr Nährstoffe in Fett aufspalten als Männer. Ihr Körper speichert einen Teil der Nahrung in Fett, unabhängig vom unmittelbaren Energiebedarf. So führt schon eine kleine Menge Nahrung bei Frauen zu mehr Fett im Vergleich zu Männern, und bei übermäßiger Kalorienaufnahme wird es dann natürlich noch mehr (siehe Kapitel 8). Versuchen Sie, langsam zu essen, damit kleinere Mahlzeiten lange dauern und das Sättigungsgefühl eintreten kann. Setzen Sie Disziplin oder Ablenkung als Waffe ein, um nicht zu viel zu essen – niemals! Denken Sie daran, dass Salate und ballaststoffreiche Lebensmittel, die den Magen füllen und eher als Abfall ausgeschieden als im Körper gespeichert werden, für Sie vorteilhaft sind.

Wie wir gesehen haben, wirkt sich auch der Menstruationszyklus bei Frauen in besonderem Maße auf das Fett aus (siehe Kapitel 8). Wir wissen, dass die Lutealphase (die zweite Zyklushälfte) Heißhunger und Fettspeicherung fördert. Deshalb beginnt man besser erst nach dieser Phase mit einer Diät. Gerade der Start einer Diät erfordert schließlich Willensstärke und strikte Einhaltung. Warum also sollten Sie es sich besonders schwermachen und damit beginnen, wenn Ihr Essensdrang und Ihre Neigung zur Gewichtszunahme größer sind als zu jeder anderen Zeit? Warten Sie lieber, bis Sie Ihre Periode haben oder bis kurz danach, wenn dieser Heißhunger nachlässt. Wenn Sie in der ersten Hälfte Ihres Monatszyklus gute Ernährungsgewohnheiten aufnehmen, werden Sie diese auch aufrechterhalten können, wenn sich das Verlangen nach süßen kohlenhydrathaltigen und fettreichen Lebensmitteln in der zweiten Hälfte wieder meldet.

Apropos Verlangen: Es ist wissenschaftlich bewiesen, dass Frauen ein besonders starkes Verlangen nach Schokolade haben (als ob es dafür eines Beweises bedurft hätte!). Eine Studie von Forschern der Universität Kopenhagen zeigte, dass Frauen viel mehr Hunger auf Schokolade haben als Männer, ganz besonders in der Lutealphase, und dass sie sie anderen Lebensmitteln vorziehen. Diese »Lust auf Schoko« scheint durch nichts anderes zu befriedigen zu sein. Und wenn Frauen dann doch dem Verlangen nach einem bestimmten Lebensmittel wie Schokolade widerstehen, greifen viele von ihnen zu anderen Snacks und werden dabei mehr Kalorien aufnehmen. Kontrolliert seinem Heißhunger nachzugeben kann einen jedoch davor bewahren, dass man von anderen Lebensmitteln zu viel isst, um sein Verlangen anderweitig zu befriedigen. Wenn Sie also nicht ohne Schokolade leben können, sollten Sie immer einen kleinen Vorrat dunkler Schokolade mit hohem Kakaoanteil im Haus haben, die die gesündere, einfach ungesättigte Ölsäure enthält, und genießen Sie sie in kleinen Mengen.

Diäten müssen nicht nach dem Alles-oder-nichts-Prinzip funktionieren und sollten es auch nicht. Diese Schwarz-Weiß-Denkweise ist auch eine speziell weibliche Eigenschaft: Frauen, denen bei ihrer Diät mal einen Ausrutscher passiert ist, glauben eher als Männer, dass sie auf ganzer Linie versagt haben und es gar nicht erst weiter versuchen sollten. Die Fähigkeit, sich selbst verzeihen zu können, und der Wille, wieder auf Kurs zu kommen, kann Frauen, die eine Diät machen, den Erfolg wochenlanger Mühe erhalten (siehe Kapitel 8).

Erprobte Erfolgsstrategien zum Abnehmen

Abnehmwillige können viel von anderen lernen, die ihr Gewicht erfolgreich in den Griff bekommen haben. Zum Glück gibt es mehrere gute Datenbanken, wo man sich über erfolgreiche Konzepte informieren kann. Rena Wing und James Hill riefen 1994 das National Weight Control Registry (NWCR) ins Leben, um zu untersuchen, warum einige Menschen langfristige Erfolge beim Abnehmen erzielen und andere nicht. Sie haben über 4000 Abnehmwillige beobachtet, die 15 Kilo oder mehr verloren und ihr Gewicht mindestens ein Jahr gehalten haben. Das Diabetes Prevention Program (DPP) und Look AHEAD (Action for Health in Diabetes) sind ebenfalls Verzeichnisse, die das Verhalten einschließende Behandlungsprogramme dokumentieren. Die gesammelten Informationen zeigen uns, dass Menschen mit erfolgreicher Gewichtsabnahme viele Dinge gemeinsam haben:

1. Oft bringt sie ein emotionaler Auslöser oder ein einschneidendes Erlebnis dazu, eine Diät zu beginnen und durchzuhalten.
2. Die meisten weichen selbst an Feiertagen oder Wochenenden nie von ihrer Diät ab und zeigen ein hohes Maß an Selbstbeherrschung, wie in kognitiven Kontrolltests gemessen wurde.
3. Sie setzen Selbstüberwachungstools ein, um ihr Gewicht, ihre Kalorienaufnahme und alle sportlichen Aktivitäten genau zu protokollieren.
4. Diejenigen, die ihr Abnehmgewicht über einen Zeitraum von zwei Jahren halten können, haben größere Chancen, dies auch in Zukunft zu tun.
5. Sie bewegen sich eine Stunde am Tag gemäßigt, sie planen beispielsweise pro Tag eine Stunde moderate körperliche Bewegung wie zügiges Gehen ein, wobei sie insgesamt 2500 bis 3000 Kalorien pro Woche verbrennen. (Alternativ reichen 35 Minuten pro Tag intensives Training, um das Gewicht zu halten.)

Eine Studie von Rena Wing zeigte, dass bei 83 Prozent der im NWCR Registrierten ein bestimmtes Ereignis den Ausschlag gab, ernsthaft mit dem Abnehmen zu beginnen. Meist war dies medizinisch bedingt, weil beispielsweise ein Arzt ihnen dringend empfahl abzunehmen, oder dass jemand in der Familie schwere Herzprobleme hatte. Der zweithäufigste Auslöser war, dass man sein persönliches Höchstgewicht erreicht hatte. Der Schock, mehr zu wiegen als je zuvor, veranlasste die Leute zum Handeln. Ein ebenfalls starker Anreiz war für viele ein Foto oder ein Blick in den Spiegel, bei dem sie sich schrecklich fett fanden.

Haben sie einmal mit der Diät begonnen, lassen sich erfolgreiche Abnehmwillige selten von ihrem Kurs abbringen. Auch an Feiertagen oder Wochenenden weichen sie nicht viel von den Regeln ab, selbst wenn alle anderen feiern. Durch ihr konsequentes Diätverhalten ist es eineinhalbmal wahrscheinlicher, dass sie ihren Gewichtsverlust mit Schwankungen von höchstens zweieinhalb Kilo aufrechterhalten, als jemand, der öfter mal über die Stränge schlägt und beispielsweise zu Weihnachten ein ganzes Früchtebrot allein verschlingt.

Es ist schwer, eine Diät auf ewig ganz strikt einzuhalten. Aber wenn erfolgreiche Abnehmwillige mal einen Ausrutscher haben, gleichen sie ihren Fehler aus und finden innerhalb weniger Tage, oft mithilfe eines Diätcoachs, ins Programm zurück. Um seine Patienten wieder auf Kurs zu bringen, verwendet Dr. Michael Dansinger eine genau dosierten Strenge-Skala, die es den Abnehmwilligen ermöglicht, bis zu einem gewissen Grad vom Diätplan abzuweichen. Er sagt dazu: »Ich fordere meine Patienten immer auf, möglichst nah an 90 Prozent eines Diätplans zu kommen. Wenn die Leute sehen würden, dass 70 Prozent Anstrengung auch 70 Prozent Ergebnis liefert, würden die meisten Leute sich wohl daran halten. Aber leider liefern die 70 Prozent nur einen Erfolg von etwa 50 Prozent. Die meisten Menschen halten sich daher zu über 80 Prozent an ihren Diätplan, um zufriedenstellende Ergebnisse zu erzielen. Denn wieso sollte man 75 Prozent Aufwand betreiben, wenn man damit nicht so viel erreichen kann? Das wäre doch ein ziemlich schlechter Deal.«

Um sicherzustellen, dass die Abnehmwilligen dauerhaft 80 Prozent oder mehr von ihrem Diätprogramm erfüllen, trifft sich Dansinger wöchentlich mit seinen Patienten zur Gewichtskontrolle und um zu sehen, welche Fortschritte sie gemacht haben. Halten sie ihre Diät mal nicht ein, baut er sie in einem Gespräch wieder auf und bringt sie zurück zum Programm.

Terry, eine von Dansingers Patientinnen, erzählt: »Als ich in den Weihnachtsferien etwas Gewicht zugelegt hatte, erklärte Dr. Dansinger mir, dass ich doch bereits so weit gekommen war und dass es schade wäre, die ganze bisherige Anstrengung in den Wind zu schießen.« Es gab weder Strafen noch Schuldzuweisungen, stattdessen machten Dansingers aufmunternde Worte Terry Mut, und sie fühlte sich sehr erleichtert. Sie sagt: »Also dachte ich: ›Okay, ich kann also mal ein Eis essen, aber ich werde nicht alles hinschmeißen, was ich bisher erreicht habe.‹ Das hält mich davon ab, es zu übertreiben.« Sie müssen unbedingt Ihren Fehler einfach akzeptieren und danach die Diät wiederaufnehmen. Die Unterstützung durch einen Coach oder eine Diätgruppe kann den Unterschied ausmachen, der für Ihren Diäterfolg ausschlaggebend ist.

Man hat bei Menschen, die erfolgreich abgenommen haben, festgestellt, dass sie danach wieder ein paar Pfund zulegen. Aber wer in der Lage ist, diese wenigen Extrapfunde schnell zu verlieren und wieder auf Kurs zu kommen, hat eine viel bessere Chance auf langfristigen Erfolg.

Ernährungsbuchhaltung für Anfänger

Selbstkontrolle ist ein hervorragendes Mittel, um neuerliche Gewichtszunahmen möglichst gering zu halten. Thomas Wadden von der University of Pennsylvania hat die Ergebnisse aus Programmen zur Behandlung von Diabetes und Adipositas untersucht. Er beobachtete, dass diejenigen, die am meisten abnehmen, ständig Buch über ihre Kalorienaufnahme führen und sich häufig wiegen. Dansinger erklärt Ähnliches: »Ich habe festgestellt, dass Ernährungstagebücher so entscheidend für den Erfolg sind, dass ich darauf bestehe. Ich zeige den Leuten, wie sie protokollieren können, was sie essen, wenn sie damit zu kämpfen haben. Ich wünschte, es wäre nicht notwendig, weil es ziemlich lästig ist. Aber jeder, der mit mir zusammen gute Ergebnisse erzielt hat, war auch bereit, ein Ernährungstagebuch zu führen. Wer das dagegen abgelehnt hat, war auch nicht erfolgreich.« Dansinger rät zu Apps, die man auf seinem Smartphone nutzen kann. Aber er sagt, selbst wenn man ganz altmodisch Stift und Papier verwenden würde, sei das auch schon mal ein guter Anfang.

Ernährungstagebücher sind nicht nur wichtig für Sie, damit Sie selbst kontrollieren, was Sie essen, sondern auch, damit andere das sehen können. Dansinger fährt fort: »Ein Tagebuch muss sein, andererseits ist da das Problem, dass die Leute keines führen werden, es sei denn, es gibt jemanden, der es sich ansieht. Sie selbst werden Ihr eigenes Tagebuch ein paar Monate kontrollieren, aber nach einer Weile hören Sie einfach damit auf. Wenn Sie jedoch wissen, dass es jemand mit Ihnen zusammen durchgehen wird, macht das den Unterschied.« Tatsächlich hatten alle erfolgreichen Abnehmwilligen, die ich befragt habe, Menschen um sich, die ihnen anfangs beim Ernährungstagebuch und ihrem Diätprogramm halfen: einen Arzt, eine Krankenschwester, einen Abnehmcoach oder jemand, dem sie sich zu Rechenschaft verpflichtet fühlten, der ihre Fortschritte überwachte und sie ermutigte.

Ärzte, die sich auf Gewichtsabnahme spezialisiert haben, sind sich einig, dass ein enger Kontakt mit dem Patienten wichtig ist. Fast jedes Diätprogramm mit einer hohen Erfolgsrate beinhaltet regelmäßige Treffen, zunächst meist wöchentlich, später monatlich. Die Ärzte gehen mit den Patienten das Ernährungstagebuch durch und bieten Aufklärung, Beratung, körperliche Untersuchungen und, wenn nötig, medizinische Eingriffe an. Sobald die Patienten die Gewichtsabnahme unter Kontrolle haben, finden die Treffen nur noch alle zwei Wochen statt, dann einmal im Monat, später alle paar Monate, manchmal für Jahre.

Dr. Louis Aronne leitet das Center for Weight Management and Metabolic Clinical Research am Weill-Cornell Medical College und ist einer der anerkanntesten Spezialisten in der Behandlung von Adipositas. Er sagt: »Es ist ein Kinderspiel, jemandem eine Diät zu verschreiben. Aber die Leute dazu zu bringen dabeizubleiben, das ist schwer. Wollen Sie wissen, warum es zu Fettleibigkeit kommt? Das passiert, weil es sehr hart ist abzunehmen und die Leute wirklich hungrig sind. Gewicht zu verlieren ist, als würde man versuchen, unter Wasser den Atem anzuhalten. Sagen Sie mal jemandem, er soll zehn Minuten den Atem anhalten. Der denkt sich: ›Wow, sieh dir das an! Aber könnte ich das auch? Nein, ich könnte das nicht.‹«

Wir behandeln Diabetiker ja auch nicht, indem wir ihnen sagen, sie sollen weniger Zucker essen, und genauso wenig können wir Adipositas rückgängig machen, indem wir die Leute ermahnen, sie sollen weniger essen. So einfach ist das nicht. Fett kämpft um jeden Zentimeter seines einmal eroberten Gebiets. Menschen, die versuchen, ihr Gewicht zu kontrollieren, fechten einen der größten Kämpfe in ihrem Leben aus. Um ihre Chancen zu verbessern, ihr Gewicht zu halten, brauchen sie Unterstützung.

Randy verdankt seinen beeindruckenden und dauerhaften Gewichtsverlust dem Programm der Ärzte Richard Atkinson und Nikhil Dhurandhar (siehe Kapitel 6, Seite 128). Zwei Jahre lang kam Randy zu Gruppensitzungen, Kursen und Einzelterminen – in den ersten drei Monaten mehrere Tage pro Woche, später nur noch alle ein bis zwei Wochen und für den Rest des Programms alle ein bis zwei Monate. Patienten, die wieder an Gewicht zulegten, wurden aufgefordert, häufiger an Treffen teilzunehmen. Randy erzählt über seine Erfahrungen zu Beginn des Programms: »Jede Woche hörst du einen eineinviertelstündigen Vortrag, der sich mit der Adipositasforschung beschäftigt. Dort erfuhren wir etwas über Studien an Zwillingen, warum Menschen einen unterschiedlichen Stoffwechsel haben und warum verschiedene Studien in das Programm aufgenommen wurden. Als ich das alles begriffen hatte, dachte ich mir: ›Wow! Ich kann das schaffen.‹ Ich wohnte 120 Kilometer von Madison entfernt, trotzdem konnte ich es kaum erwarten, zu den Treffen zu fahren! Alle dort brannten so darauf, jede Woche etwas zu lernen. Das Programm ging über zwei Jahre. Manche Leute haben geweint, als es vorbei war.«

Sobald sich in unserem Körper überschüssiges Fett festgesetzt hat, ist es unglaublich mühsam, das wieder zu reduzieren – es wird resistent gegen alle Maßnahmen, mit denen wir uns ums Abnehmen bemühen. Wenn Sie nie richtig dick waren, können Sie Ihr Leben lang mehr essen und auch ab und zu mit Leichtigkeit ein paar Pfund abnehmen. Wenn Sie jedoch übergewichtig sind oder waren, was für die meisten Abnehmwilligen der Fall ist, wird es viel schwieriger, Fett abzubauen. Der Schlüssel dazu ist, Geduld und realistische Ziele zu haben. Sie sehen selbst nach dem Abnehmen vielleicht nicht wie ein Supermodel aus oder etwa so wie mit 20, aber mit dauerhafter Anstrengung können Sie erreichen, dass Ihr Körper gesünder und zufriedener ist – wenn Sie Ihr Fett verstehen und wissen, womit Sie es zu tun haben.

Kapitel 11

Kopf triumphiert über Fett

Wesentlicher Bestandteil einer erfolgreichen Gewichtsabnahme ist unsere Fähigkeit, Willensstärke zu beweisen. Wenn Hunger, Essensdrang und Unzufriedenheit ständig an uns nagen, stellt das unsere Entschlossenheit auf eine harte Probe. Viele Menschen, die zunächst erfolgreich abgenommen haben, verspüren einen so extremen, anhaltenden Heißhunger, bis sie schließlich aufgeben und die Pfunde wieder zulegen, die sie vorher so mühsam verloren haben.

Dr. Ancel Keys an der University of Minnesota deckte in einer Studie die überwältigende Kraft von Hunger auf. Keys begann mit der Studie 1944 gegen Ende des Zweiten Weltkriegs, als die alliierten Streitkräfte sich in ganz Europa ausbreiteten und dabei in den Lagern ausgemergelte Opfer dieses Krieges entdeckten, die halb verhungert und durch Zwangsarbeit entkräftet dem Tode nahe waren. Die Mediziner wollten diese unterernährten Menschen wieder auf die Beine bringen, aber damals wusste man noch nicht viel darüber, wie man Ausgehungerte behandeln sollte.

Keys, der Professor für Physiologie war, beschloss, das Phänomen Hunger zu untersuchen. Er stellte eine Gruppe Kriegsdienstverweigerer zusammen – amerikanische Wehrpflichtige, die sich wegen ihrer pazifistischen Grundeinstellung weigerten, in der Armee zu dienen. Stattdessen mussten sie aus einer Reihe von Dienstleistungen für die

Öffentlichkeit, wie etwa Bodenschutz, Waldpflege oder freiwilliger Teilnahme an medizinischen Experimenten, wählen. 400 Männer bewarben sich für diese Studie, aus denen Keys nur 36 aufgrund ihrer starken körperlichen und geistigen Konstitution auswählte.

Keys setzte seine Probanden auf eine Diät mit durchschnittlich 1570 Kalorien pro Tag, die hauptsächlich aus Kartoffeln, Brot, Rüben und Kohl sowie einer rein symbolischen Menge an Eiweiß und Fett bestand – eine kohlenhydratreiche Kost, die der im vom Krieg gebeutelten Europa entsprach. Zusätzlich stand bei den Männern ein Laufpensum von 35 Kilometern wöchentlich auf dem Plan, was zu einem Kaloriendefizit führte. Das Hungerexperiment ging über sechs Monate, während dieser Zeit sollten die Männer insgesamt etwa 25 Prozent ihres Körpergewichts verlieren.

Was diese Studie so bemerkenswert machte, waren die überraschenden psychologischen und physischen Auswirkungen, die sich durch den Hunger über einen längeren Zeitraum ergaben. Je länger die Probanden hungerten, desto apathischer und gereizter wurden sie. Jemand sagte: »Wir konzentrierten uns gewissermaßen auf uns selbst und wurden antriebsloser.« Selbst Treppensteigen wurde zur Qual. Ein Teilnehmer erzählte: »Ich kannte alle Aufzüge in den Gebäuden.« Ein anderer sagte, dass sie bei ihren Laufeinheiten unterwegs nach Einfahrten suchten, sodass sie keine zusätzliche Kraft zum Überwinden des Bordsteins aufwenden mussten. Die Probanden wurden auf jeden neidisch, der eine größere Nahrungsration erhielt. Ein Teilnehmer beschrieb, wie er einmal Hass auf einen kleinen Jungen empfand, der mit dem Fahrrad vorbeiflitzte, weil er wusste, dass dieser wohl unterwegs nach Hause zum Abendessen war. Die Probanden waren vollkommen auf Nahrung fixiert, und einige entwickelten seltsame Essensgewohnheiten. Ein Mann erzählt: »Essen wurde zu einem Ritual. Manche von uns verdünnten es mit Wasser, damit es nach mehr aussah. Andere nahmen nur winzige Bissen und behielten sie lange Zeit im Mund, um sie zu genießen. Daher nahm das Essen viel Zeit in Anspruch.« Die Männer sammelten Kochbücher und Rezepte. Ein Proband erinnert sich: »Ich kann mich kaum erinnern, mich in meinem Leben auf etwas so gefreut zu haben, wie darauf, dieses Experiment zu beenden. Und zwar nicht so sehr wegen der körperlichen Beschwerden, sondern weil sich das ganze Leben nur noch um Essen drehte. Und das Leben ist ziemlich langweilig, wenn es nur noch darum geht. Ich meine, wenn du ins Kino gegangen bist, hast du dich nicht besonders für die Liebesszenen interessiert, aber jedes Mal aufmerksam registriert, dass sie aßen und was sie verspeisten.«

Die bahnbrechende Studie von Keys zeigte, welche enorme Wirkung Hunger auf unseren Kopf hat. Selbst wenn sich Abnehmwillige nicht den gleichen extremen Bedingungen unterziehen wie die damaligen Probanden, erleben sie anhaltend Hunger, dem sie über einen längeren Zeitraum nur sehr schwer standhalten können. Moderne Forschungsmethoden zeigen auf, wieso das der Fall ist.

Wie in Kapitel 5 (Seite 106) beschrieben, haben Michael Rosenbaum und Joy Hirsch an der Columbia University die Gehirnaktivität bei Abnehmenden mithilfe der funktionellen Magnetresonanztomografie (fMRT) analysiert. Damit können Forscher Teile des Gehirns darstellen, die aktiv sind, wenn Probanden auf bestimmte Reize reagieren. Rosenbaum und Hirsch untersuchten in ihrem Experiment Abnehmwillige, die kürzlich Gewicht verloren hatten. Die Forscher maßen die Reaktion ihres Gehirns, während sie Bilder von Süßigkeiten, Trauben, Brokkoli, Handys und Jo-Jos vorgelegt bekamen. Als Bilder von Lebensmitteln vorbeizogen, leuchteten Gehirnsegmente, die mit der emotionalen Reaktion auf Nahrung verbunden waren, hell auf dem fMRI-Bildschirm auf, aber die Teile des Gehirns, die für Kontrolle zuständig waren, leuchteten kaum, was auf eine geringe Reaktion hindeutete. Daran sieht man, dass unser Gehirn stärker auf Nahrung reagiert, wenn wir Gewicht verloren haben, während gleichzeitig unsere Fähigkeit, die Nahrungsaufnahme zu kontrollieren, abgeschwächt ist.

Rosenbaum erklärt, dass wir nach der Gewichtsabnahme emotional stärker auf Nahrung reagieren, sodass der Essensdrang eines Abnehmwilligen möglicherweise noch größer ist als zuvor. Gleichzeitig reagieren Gehirnbereiche, die die Kontrolle steuern, schwächer. Also haben wir mehr Hunger, aber unsere Selbstkontrolle ist stark eingeschränkt. In Verbindung mit all den anderen Möglichkeiten, mit denen Fett ums Überleben kämpft (siehe Kapitel 5), schafft dieses stärkere Verlangen in Kombination mit herabgesetzter Kontrolle die perfekten Voraussetzungen für eine Gewichtszunahme. Dieser Zustand kann bis zu sechs Jahre oder sogar noch länger nach der Gewichtsabnahme andauern.

Ein Großteil dieses Effekts ist auf einen niedrigeren Leptin-Spiegel zurückzuführen, jenem von Fettzellen emittierten Hormon, das unserem Gehirn signalisiert, dass wir satt sind. Abnehmen verringert den Fettanteil im Körper, was wiederum den Leptin-Spiegel senkt, deshalb verlangen wir nach Nahrung. Leptin wirkt so stark, dass dann, wenn man Probanden, die abgenommen haben, versuchsweise dieses Protein injizierte, sogar die starken Auswirkungen von Hunger an Kraft verlieren (siehe Kapitel 5).

Ihre Selbstbeherrschungs-»Muskeln«

Wie bekämpfen wir nun Fett, wenn Fett unsere Gedanken kontrolliert? Solange die Leptin-Ersatztherapie nicht als Behandlungsmethode zugelassen wird, bleibt Selbstkontrolle eines der wenigen Mittel, die uns zur Verfügung stehen. Selbst wenn wir weniger Kohlenhydrate essen und viel Protein, um das Hungergefühl zu dämpfen, werden wir während der Gewichtsabnahme ein intensives Verlangen nach Essen spüren. Glücklicherweise zeigt die Forschung, dass es durchaus Wege gibt, wie wir unsere Fähigkeit stärken können, den Essensdrang zu kontrollieren.

Die Ärzte Mark Muraven von der Abteilung für Psychologie an der State University of New York in Albany und Roy Baumeister an der Florida State University haben bewiesen, dass man Selbstkontrolle richtiggehend wie einen Muskel trainieren kann. Indem man zunächst an geringeren Herausforderungen übt und dann auf schwierigere hinarbeitet, kann man eine deutlich größere Willensstärke entwickeln. Wissenschaftler haben herausgefunden, dass Menschen, die zwei Wochen ihre Selbstkontrolle trainiert haben, um sich eine bessere Körperhaltung anzugewöhnen, auch besser mit Aufgaben umgehen konnten, die physisch unangenehm waren. Eine weitere Studie zeigte, dass Menschen, die versuchten, nicht zu fluchen oder sich vulgär auszudrücken, auch ihre Fähigkeit zu sonstigem guten Benehmen verbesserten. Es ist im Grunde unwichtig, welche Maßnahme man ergreift, solange man dadurch eine natürliche Reaktion unterbindet. Muraven sagt: »Man kann kleine Schritte der Selbstkontrolle unternehmen, wie zum Beispiel weniger Süßes zu essen oder zu versuchen, nicht zu fluchen. Wenn man das schafft, geht man größere Aufgaben an, wie das Rauchen aufzugeben oder den Umgang mit Stress zu optimieren. So lässt sich dieser ›Muskel‹ aufbauen und die Selbstbeherrschung verbessern.«

Studien mit fMRT-Untersuchungen untermauern die These, dass die Kraft der Selbstbeherrschung für einen Diäterfolg entscheidend ist. Dr. Rena Wing an der Brown University, Mitbegründerin des National Weight Control Registry, hat zusammen mit einem Forschungsteam das Gehirn von adipösen und normalgewichtigen Personen sowie von Menschen untersucht, die mindestens 15 Kilo abgenommen hatten und das Gewicht erfolgreich mindestens drei Jahre gehalten haben. Die Forscher baten alle Gruppen, während des fMRT-Scans Zitronenlutscher im Mund zu halten, und werteten ihre Gehirnaktivität aus. Obwohl der für Belohnung zuständige Hirnbereich bei allen Gruppen aufleuchtete, war die Wirkung bei denen, die abgenommen hatten, stärker (ähnlich wie bei den in Kapitel 5, Seite 106, beschriebenen Studien von Rudy Leibel). Dabei wurde eine Besonderheit entdeckt: Die für Verzicht zuständigen Teile des Gehirns leuchteten bei denen, die erfolgreich abgenommen hatten, ebenfalls hell auf, bei adipösen oder normalgewichtigen Menschen jedoch wesentlich schwächer. Das bedeutet, dass bei den Probanden, die ihr Gewicht gehalten hatten, der Teil des Gehirns, der das Verhalten kontrolliert, die Führung über das emotionale Zentrum des Organs übernommen hat. Und das waren die Menschen, die sehr klar und bestimmt entscheiden konnten, ob sie angesichts der Versuchung essen sollten oder nicht.

Studien des National Weight Control Registry zeigen auch, dass Teilnehmer, die langfristig erfolgreich abgenommen haben, ihre Selbstkontrolle regelmäßig trainierten, indem sie sich strenge Diätprogramme, genaue Trainingspläne, Kalorienzählen und häufiges Wiegen auferlegten, und nicht einmal an Feiertagen und Wochenenden pausierten.

Diese Studien legen nahe, wie nützlich es ist, vor der Aufnahme einer Diät durch Übungen die Selbstkontroll-»Muskeln« aufzubauen, bevor man sich größeren Herausforderungen wie der nachhaltigen Gewichtsabnahme stellt. Das könnte mit Aufgaben beginnen, die gar nichts mit Essen zu tun haben, indem man sich etwa vornimmt, innerhalb von 30 Minuten nach dem Aufwachen das Bett zu machen, und sich danach einen zweiten Vorsatz auferlegt und ein bestimmtes Lebensmittel wie

Kekse oder Chips von seinem Speiseplan streicht. Durch diese Reihe von kleinen Erfolgen entwickelt sich allmählich Selbstvertrauen. Sich mit kleinen Schritten dem großen Ziel der Kontrolle der Nahrungsaufnahme zu nähern, anstatt einen Alles-oder-nichts-Ansatz zu verfolgen, bildet die Grundlage für zukünftige Erfolge.

Eine Stärkung der Selbstbeherrschung bringt noch weitere Vorteile. Diäten und Hungergefühl erzeugen Stress, der sich mit kleinen Akten von Selbstkontrolle lindern lässt. Muraven sagt: »Einige unserer unveröffentlichten Untersuchungen zeigen, dass der Aufbau von Willensstärke auch bei jedem anderen Stress hilft. Leute, die versuchten, weniger zu fluchen, konnten dann auch besser mit Stress umgehen. Sie reagierten körperlich weniger darauf und fühlten sich nicht so niedergeschlagen, zudem berichteten sie, dass sie besser damit zurechtkamen als Leute, die das nicht taten.«

Dr. Katherine Milkman an der University of Pennsylvania erforscht die Prozesse der Selbstkontrolle und ihre Auswirkungen auf die Entscheidungsfindung. Diese junge Professorin, der man ihre Begeisterung ansieht, gilt als Expertin auf ihrem Gebiet. Milkmans Arbeit geht davon aus, dass wir zwei Selbst haben – eines, das kontrolliert, bedächtig und auf die Zukunft ausgerichtet ist, das sie das »Sollte«-Selbst nennt, und eines, das mit dem anderen im ewigen Wettstreit steht, das impulsive »Wollen«-Selbst. Das ist wie mit dem Engelchen, das uns auf der Schulter sitzt und ins eine Ohr flüstert, und dem Teufelchen auf der anderen Schulter. Milkman erklärt dazu: »Die beiden stehen ständig in Konflikt. Wenn wir uns also zwischen den Dingen entscheiden müssen, die wir tun wollen, und den Dingen, von denen wir wissen, dass wir sie tun sollten – wie zum Beispiel eine Entscheidung, ob wir Geld sparen sollten oder ausgeben wollen –, entstehen Spannungen. Die beiden Selbst halten sich die Waage, aber es gibt viele verschiedene Faktoren, die die Waagschale zur einen oder anderen Seite hin neigen können.«

Etwas, das die Entscheidung zwischen »Wollen« und »Sollte« verschieben kann, ist die zeitliche Komponente. Milkman sagt: »Wenn wir uns für den jetzigen Zeitpunkt entscheiden, neigen die Menschen dazu, das zu wählen, was sie wollen. Wenn wir jedoch eine Entscheidung für die Zukunft treffen, entscheiden wir, was wir tun sollten. Ein Beispiel: Wir kommen von der Arbeit nach Hause und wollen deftige

Hausmannskost für die Seele und ein Bier, dann nehmen wir uns für den nächsten Tag vor, zum Sport zu gehen.« Das Problem dabei ist, dass aus morgen irgendwann einmal heute wird, und wenn wir uns ständig für das »Wollen«-Selbst entscheiden, schwächt dies das »Sollte«-Selbst.

Die Ärzte Samuel McClure von der Arizona State University und Jonathan Cohen von der Princeton University konnten die »Sollte«- und »Wollen«-Bereiche des menschlichen Gehirns tatsächlich visualisieren. Mithilfe der fMRT konnten sie beweisen, dass das limbische und paralimbische System aktiviert werden, wenn die Probanden eine kurzfristige Belohnung erwarteten (das »Wollen«-Selbst), die gleichen Bereiche des Gehirns, die im Allgemeinen mit impulsivem Verhalten und Drogenabhängigkeit verbunden werden. Andererseits wurde der dorsolaterale präfrontale Cortex aktiviert, wenn die Probanden langfristige Entscheidungen trafen (das »Sollte«-Selbst), und somit wurde dieser Bereich mit langfristiger Belohnung verknüpft. Das wiederholte Trainieren einer »Sollte«-Aktivität stärkt den Teil des Gehirns, der für die Selbstkontrolle verantwortlich ist. Dieses Ergebnis bestätigt Muravens Schlussfolgerung, dass kleinere Übungen in Willensstärke die Fähigkeit der Probanden erhöhen, größere Aufgaben zu schultern, die stark von der eigenen Selbstkontrolle abhängen.

Temptation Bundling

Ein Ansatz zur Bekämpfung unberechenbarer Verlangen ist »Temptation Bundling«, ein Vorgang, bei dem Menschen eine »Wollen«-Aktivität mit einer »Sollte«-Aktivität verknüpfen. Milkman führte ein Experiment durch, bei dem sie die Probanden in drei Gruppen einteilte. Die ganz eingeschränkte Gruppe durfte Hörbücher ihrer Wahl nur im Fitnessstudio hören; nach dem Training wurden diese in einen Schrank gelegt und weggesperrt. Die mittelstark eingeschränkte Gruppe durfte die Hörbücher zwar behalten, wurde aber aufgefordert, sie nur im Studio anzuhören. Die dritte uneingeschränkte Gruppe durfte sich die Bücher anhören, wann immer sie wollte. Zu Beginn einer neunwöchigen Studie besuchte die ganz eingeschränkte Gruppe das Fitnessstudio 51 Prozent häufiger als die uneingeschränkte Gruppe. Die mittlere

Gruppe besuchte das Studio 29 Prozent häufiger als die uneingeschränkte. Daraus folgt: Die Verbindung einer »Wollen«-Aktivität (Hören eines spannenden Hörbuchs) mit einer »Sollte«-Aktivität (ins Fitnessstudio gehen) war ein starker Anreiz zu trainieren. Die Methode wirkte so nachhaltig, dass 61 Prozent der Teilnehmer nach Beendigung der Studie sich dafür entschieden, dem Fitnessstudio etwas zu bezahlen, damit es den Zugang zu ihren Hörbüchern beschränkte. Dieser Effekt verblasst jedoch langsam nach mehreren Monaten, sodass man sich danach eine andere »Wollen«-Aktivität suchen muss, um sein Ziel weiter zu verfolgen.

Dennoch eröffnen die Ergebnisse des Experiments eine Vielzahl von Möglichkeiten. Wenn wir eine unattraktive Aufgabe mit etwas verbinden, was wir gern machen, erhöhen wir die Chancen, dass wir auch die lästige Aufgabe erfüllen. Zum Beispiel könnten Sie sich jede Woche, wenn Sie etwas abgenommen haben, ein neues Kleidungsstück kaufen. Dies würde Sie dazu zwingen, Ihren Körper auf dem aktuellen Stand zu halten, und Sie würden sich außerdem dafür belohnen, dass Sie diszipliniert waren. Genauso funktioniert Temptation Bundling. Es verschafft Ihnen darüber hinaus eine gewisse Ruhe vor den »Sollte«-Aktivitäten, die ständig auf Sie einstürmen. Es lädt Ihr Gehirn auf und stärkt Sie für das nächste Mal, wenn ein wenig Selbstkontrolle erforderlich ist (siehe Seite 232, »Übertreiben Sie es nicht«).

Eine weitere Methode zur Stärkung der Selbstkontrolle ist der Einsatz von Vorabverpflichtungstools, durch die Sie heute schon festlegen, was Sie morgen erreichen wollen. Ein Beispiel dafür ist die Website stickK.com, die Menschen bei der Erstellung von Verpflichtungszusagen unterstützt. Auf der Website schließen Sie praktisch einen Vertrag mit sich selbst, in dem Sie sich ein bestimmtes Ziel setzen – zum Beispiel bis zu einem bestimmten Datum fünf Kilo zu verlieren. Dann zahlen Sie Geld auf ein Konto ein, wählen einen Trainer oder Coach als Schiedsrichter aus, der bestätigen soll, ob Sie Ihr Ziel erreicht haben oder nicht. Wenn Sie Ihr Ziel nicht erreichen, ist das Geld weg. Bei diesem Verfahren wird sichergestellt, dass es für Sie ziemlich schmerzhaft wird, wenn Sie den Vertrag brechen, sobald morgen zu heute geworden ist. Zum Beispiel können Sie sich verpflichten, 500 Euro für karitative Zwecke zu spenden, wenn Sie Ihr Ziel nicht bis zum angegebenen Datum erreichen.

Oder Sie entscheiden sich für »Anti-Charity«, das bedeutet, Sie müssen, wenn Sie scheitern, einer Institution Geld spenden, die Sie überhaupt nicht unterstützen wollen, zum Beispiel der gegnerischen politischen Partei, was ein zusätzlicher Anreiz ist. Der Einsatz von Vorabverpflichtungstools ist eine Möglichkeit, Ihr zukünftiges Selbst dazu zu bringen, das zu tun, was Ihr jetziges Selbst denkt, was Sie tun sollten.

Neuanfänge

In Kapitel 10 (Seite 206) haben wir Auslöser beschrieben, die Menschen zum Abnehmen bewegen, wie zum Beispiel eine medizinische Diagnose, ein unvorbereiteter Blick in den Spiegel oder ein neues Höchstgewicht auf der Waage. Auch besondere Tage kann man sich als Startpunkt nehmen, nach dem Prinzip von Neujahrsvorsätzen. Die psychologische Grundidee hinter so einem Neuanfang ist, dass wir all unsere Misserfolge der Vergangenheit hinter uns lassen und im neuen Jahr sozusagen bei null anfangen. »Das war mein altes Ich«, sagen wir. »Okay, ich hatte wieder mit dem Trinken oder dem Rauchen angefangen, ich habe die Diät nicht durchgehalten, aber mein neues Ich hat das unter Kontrolle.« Wir legen die vorangegangenen Misserfolge in einem separaten mentalen Ordner ab. Diese Methode ist überraschend effektiv, wenn es darum geht, seinen Lebensstil zu ändern.

So eine Wende im Leben braucht nicht unbedingt den Neujahrstag – es gibt viele andere Zeitpunkte, an denen wir das Gefühl haben, dass nun ein neuer Lebensabschnitt beginnt. Milkman sagt: »Am Anfang eines neuen Monats oder einer neuen Woche, nach Geburtstagen und nach Feiertagen haben Menschen das Bedürfnis, sich von ihrem alten Selbst, ihren vergangenen Misserfolgen zu lösen, und das scheint zu einer Zunahme von neuen Zielsetzungen zu führen. So sind Menschen eher auf der Suche nach einer neuen Diät, wenn sie solche zeitlichen Landmarken erreichen. Sie gehen dann mit größerer Wahrscheinlichkeit ins Fitnessstudio und werden auch eher ein Vorabverpflichtungstool einsetzen.«

Es ist belegt, dass dieses Neustartphänomen durch simple Definierung ein- und ausgeschaltet werden kann. Milkman erklärt das so:

»Wenn wir den 20. März als Frühlingsanfang und nicht nur als den dritten Donnerstag im März bezeichnen, dann werden deutlich mehr Menschen in diesem Tag freudig einen Reminder sehen, die gewünschten Ziele endlich in Angriff zu nehmen. Dann fühlt es sich wie ein Neuanfang an. Daher kann man versuchen, für sich Neuanfänge zu definieren und sich diese Sichtweise zunutze zu machen. Durch diese nimmt man eine Trennlinie zwischen den Misserfolgen der Vergangenheit und sich wahr und fühlt sich stark genug, um neue Ziele anzupeilen, auch wenn man in der Vergangenheit Fehlschläge erlebt hat.«

Übertreiben Sie es nicht

Hier jedoch ein Warnhinweis. Wie bei jedem Muskel führt die übermäßige Beanspruchung von Willenskraft zu Erschöpfung. Ist die Anstrengung zu groß, verschleißt sich der Selbstkontrollteil unseres Gehirns. Milkmans Forschung zeigte, dass bei Pflegekräften in Krankenhäusern der Anteil an »Sollte«-Aktivitäten im Lauf eines anstrengenden Tages drastisch absinkt. So waschen sie sich gegen Ende ihres Dienstes seltener die Hände – eine absolute »Sollte«-Aktivität. Je intensiver der Arbeitstag ist, desto stärker ist der Rückgang.

In einer weiteren Studie versammelte Muraven und sein Team Probanden, die man aufgefordert hatte, eine Mahlzeit auszulassen. Diese teilte er in zwei Gruppen auf und stellte der einen frisch gebackene Schokoladenkekse und der anderen Radieschen hin. Er bat beide Gruppen, sich nicht vom Essen der jeweils anderen zu bedienen. Natürlich waren die Kekse bei diesen ausgehungerten Probanden heiß begehrt. Die Gruppe, die sich konsequent zusammenreißen und mit all ihrer Willenskraft die Kekse liegen lassen und sich mit den Radieschen begnügen musste, hatte hinterher jedoch weniger Ausdauer bei der Lösung von Rätseln. Sie zeigten mehr Frustration und gaben leichter auf als diejenigen, die nach Belieben Kekse essen durften. Die ständige Selbstbeherrschung hatte sie erschöpft.

Glücklicherweise kann dieser Ermüdungseffekt rückgängig gemacht werden. Dr. Dianne Tices Forschungen an der Florida State University zeigten, dass man durch eine angenehme Tätigkeit die Willenskraft wiederherstellen kann, die durch zu viel Verzicht erschöpft wurde. Ihr Forschungsteam bat Probanden, ein Handtrainingsgerät so lange wie möglich richtig festzuhalten. In der Pause bekamen die Probanden entweder einen traurigen oder einen lustigen Filmausschnitt zu sehen, bevor sie die Übung fortsetzten. Die Gruppe, die sich den lustigen Film angesehen hatte, konnte die Greifübung länger fortsetzen als diejenigen mit dem traurigen Film. Milkman und das Team fanden ebenfalls heraus, dass sich Pflegedienstmitarbeiter weiterhin regelmäßig die Hände waschen, wenn sie längere Pausen zwischen den Schichten machen. Der Schlüssel zur Wiederherstellung von Selbstdisziplin ist, sich eine Pause zu gönnen oder mit einer »Wollen«-Aktivität zu verwöhnen.

Passen Sie jedoch auf, wie Sie schließlich der Aktivität nachgehen, die Sie zu kontrollieren versuchen. Denken Sie an den »Abstinenz-Verletzungseffekt«, der zeigt, dass bei vielen Menschen auf einen Ausrutscher weitere folgen, die dann als Ausrede dafür herhalten müssen, sich noch weitere zu erlauben. Muraven meint dazu: »Es ist viel einfacher, eine klare Linie beizubehalten und ›nie wieder‹ zu sagen, andernfalls gerät man leicht auf die schiefe Bahn. Der Mensch neigt dazu zu sagen: ›Wenn ich mir das einmal gönne, wo ist dann der Unterschied zwischen einmal und zweimal? Wenn ich gestern eins davon hatte, warum nicht auch heute?‹ Und dann geht es einfach so weiter.« Wenn Sie also einmal ins Straucheln geraten, sollten Sie sich schnellstmöglich aufrappeln und versuchen, nicht wieder auszurutschen. Und wenn Sie sich einer »Wollen«-Aktivität hingeben, wählen Sie eine, die ohne die Nahrungsmittel auskommt, die Sie aus der Bahn werfen könnten.

Unsicherheit und Stress

Die *New York Times* berichtete, dass während der Wirtschaftskrise 2008/2009, als die Menschen verunsichert waren, der Absatz von Süßigkeiten in die Höhe schnellte, obwohl der allgemeine Warenumsatz zurückging. Einige Geschäfte hatten sogar Probleme, immer genug Süßigkeiten vorrätig zu haben. Die Kunden sagten, dass sie, obwohl sie weniger Geld hatten, extra etwas für Süßigkeiten beiseitelegen würden. Die Gewinne der Süßwarenindustrie stiegen zweistellig an, obwohl andere Unternehmen in der Zeit starke Rückgänge verzeichneten. Auch während der Weltwirtschaftskrise in den 1920er-Jahren stieg der Süßigkeitenabsatz, während allenthalben negative Schlagzeilen zur Marktlage zu lesen waren und Wertpapiere nur noch einen Bruchteil ihres bisherigen Werts einbrachten. Wegen der ungewissen Zukunftsaussichten befanden sich die Menschen in einem dauerhaften Angstzustand, was ihre Willenskraft stark strapazierte.

Das ist nicht nur eine nette Anekdote. Studien haben gezeigt, dass fehlende Kontrolle über unser Umfeld unsere Willenskraft und die Fähigkeit, mit Stress umzugehen, zunichtemacht. 1969 teilte D. C. Glass für eine Studie Probanden in zwei Gruppen ein: Die eine war unvorhersehbarem Lärm ausgesetzt, während die andere die Möglichkeit hatte, den Lärm abzuschalten. Diejenigen, die keine Kontrolle hatten, konnten sich später weniger gut mit dem Lösen von Rätseln beschäftigen. Ein anderes Experiment von Dr. Drury Sherrod am Kirkland College zeigte, dass Menschen in einem überfüllten Raum besser in der Lage waren, Stress zu bewältigen, wenn sie der Meinung waren, sie könnten ihn jederzeit verlassen, verglichen mit denen, die das nicht dachten.

Bei Unsicherheiten in unserem Alltag – sei es wegen einer medizinischen Untersuchung, eines Jobangebots oder einer familiären Situation – erschöpfen die anhaltenden Zweifel unsere Willenskraftressourcen. Beginnt man in dieser Zeit der Unsicherheit mit einem Abnehmprogramm, fällt es schwer, dieses auch durchzuhalten. Wenn es möglich ist, den Stress in Ihrem Leben zu verringern, bevor Sie ernsthaft versuchen, Ihren Lebensstil zu ändern, dann machen Sie das. Eine erfolgreiche Gewichtsabnahme funktioniert nur mit der Fähigkeit, Herausforderungen spielend zu meistern und Ihren Ernährungs- und Trainingsplan einzuhalten.

Die gute Nachricht ist, dass sich bei konsequentem Durchhalten »Sollte«-Verhaltensweisen zu Gewohnheiten wandeln, die dann weniger Anstrengung erfordern. Die Ärzte Gary Charness und Uri Gneezy von der University of California führten eine Studie durch, in der sie eine Gruppe von Probanden dafür bezahlten, achtmal im Monat zu trainieren, eine zweite Gruppe dafür, sich nur einmal im gleichen Zeitraum sportlich zu betätigen. Im folgenden Monat gab es kein Geld mehr. Die Gruppe, die achtmal im Monat trainiert hatte, ging nach dem Experiment weiterhin öfter ins Fitnessstudio als zuvor, obwohl sie nicht mehr bezahlt wurde. Dies stützt die Annahme, dass Verhalten, das Sie übernehmen wollen, bei mehrfacher Wiederholung schließlich zur Gewohnheit wird. Dieses psychologische Phänomen können Sie benutzen, um selbst unter stressigen Alltagsbedingungen übermäßiges Essen zu reduzieren und andere gesunde Verhaltensweisen anzunehmen.

Sinnvolle Ziele haben

Nicht jeder muss ein Bikini-Model oder ein Bodybuilder mit Sixpack-Bauchmuskeln sein. Alter, frühere Diäten, Hormone, Gene, sogar Bakterien werden individuelle Herausforderungen für die Fettkontrolle mit sich bringen. Wichtig ist, dass Sie Ihr Fett auf ein gesundes Level senken, nicht, dass Sie Standardvorstellungen anderer entsprechen. Sie müssen die Verteufelung von Fett durch die Medien und die riesige Industrie, die dahintersteht, nicht akzeptieren. Man kann viel Geld damit verdienen, wenn man den Menschen erst einbläut, dass sie schlank und perfekt sein müssen, und ihnen dann Produkte verkauft, die nicht unbedingt helfen. Wählen Sie Ihre Ziele und Ihren Ernährungsplan so, dass sie für Sie sinnvoll sind.

Nur wer ein eigenes Interesse am Ergebnis einer Diät hat, wird sie auch bis zum Ende durchhalten. Muraven erklärt: »Die Forschung zeigt, dass Menschen, die das Gefühl haben, dass sie vor allem für sich trainieren oder abnehmen – eben aus Gründen, die für sie selbst wichtig sind –, es viel einfacher haben werden, ihr Gewicht zu reduzieren. Sie sind erfolgreicher als Menschen, die es eher aus äußeren Beweggründen tun. Wenn Sie also abnehmen, weil Ihr Ehepartner ständig an Ihnen herumnörgelt und will, dass Sie Diät halten, oder der Arzt es Ihnen nahegelegt hat, oder Sie die Anerkennung Ihres Chefs suchen, werden Sie höchstwahrscheinlich weniger erfolgreich sein, als wenn Sie eine Diät machen, weil es Ihnen selbst am Herzen liegt.« Die Trainerin Sherry Winslow sagt, dass sie mehr Erfolg bei Menschen hat, die versuchen, Gewicht zu verlieren, wenn sie es aus ureigenem Interesse tun: »Diejenigen, die durchhalten, haben einen Grund wie ›Ich will nicht sterben‹ oder ›Ich will meine Kinder aufwachsen sehen‹.«

Vergessen Sie nie, dass Ihr Fett Teil Ihrer persönlichen Vergangenheit ist. Es ist ein Kapitel Ihrer Lebensgeschichte. Gewicht zu verlieren und diesen Verlust zu halten fällt denjenigen unter uns schwerer, die zuerst eine bedeutende Menge Fett zugelegt hatten. Wir müssen weniger essen und mehr Sport treiben als unsere Altersgenossen, die noch nie übergewichtig waren.

Es gibt jedoch einige gute Nachrichten für Menschen mit einer dicken Vergangenheit. Mit der Zeit wird es für Abnehmwillige, die erfolgreich Gewicht reduziert haben, einfacher. Laut einer Analyse des NWCR sind diejenigen, die es schaffen, ihr Gewicht über zwei Jahre durch Ausdauer, Willenskraft und gute Gewohnheiten zu halten, in der Lage, dies auch länger zu halten, weil sich diese Veränderungen fest in einem verankern. Erfolg ist wirklich der Triumph von Kopf über Fett.

Kapitel 12

Fettkontrolle II: So gehe ich vor

Eigentlich habe ich diese Reise zu einem besseren Verständnis von Fett nur aus einem einzigen Grund unternommen: Ich kam einfach nicht dahinter, warum mein Körper so gut darin war, es zu behalten. Ich hatte selbst erlebt, dass Fett hartnäckig, zäh, hintertrieben und gleichzeitig schwer fassbar war. Meine Beobachtungen brachten mich dazu, eine wissenschaftliche Herangehensweise zu wählen, um zu verstehen, was Fett wirklich ist und warum es sich je nach Individuum so unterschiedlich verhält.

Aus diesem Grund habe ich mich eingehend mit der Fettforschung beschäftigt, Dutzende führender Wissenschaftler interviewt und mit Patienten gesprochen, die mit ihrem Fett zu kämpfen haben. Bald fühlte ich mich gewappnet und bereit, meine eigene Situation besser zu begreifen und zu verändern. Was waren also die Faktoren, derentwegen ich so leicht Pfunde zulegte und sie nur so qualvoll schwer verlor?

Ich glaube, die Genetik spielt eine wichtige Rolle für mein Gewicht. Meine Mutter hat ihr ganzes Leben lang mit ihren Pfunden gerungen, obwohl sie einen bewundernswerten Kampf führte, um ihr Gewicht zu kontrollieren. Sie war nie fettleibig, aber genau wie ich schleppte sie im mittleren Alter etwa 10 bis 15 Kilo mehr mit sich herum, als sie wirklich wollte. Ich erinnere mich an Wochen, in denen sie kaum etwas zu sich nahm – nur ein Frühstück mit zwei Eiern, zwei Scheiben Toast und einer Tasse Tee, dann nichts weiter als noch eine Tasse Tee zum Abendessen. Das war ihre eigene Form von intermittierendem Fasten und einem ausgewogenen Verhältnis von Protein und Kohlenhydraten. Es funktionierte auch bis zu einem gewissen Punkt. Sie wurde nie fettleibig, und sie konnte gelegentlich etwas von ihren Rundungen verlieren. Allerdings war sie auch selten schlank und konnte nie wirklich an der »Welt der Esser« teilhaben, wie es Randy nennt, der erfolgreich abgenommen hat. Ich erinnere mich, wie leid mir meine Mutter tat, wenn sie für uns üppige Abendessen kochte, sich aber weigerte, selbst etwas davon zu verzehren.

Als Kind wusste ich nicht, dass ich ihre Genlast geerbt hatte. In Figur und Gesicht ähnelte ich ihr sehr, und so war es kaum überraschend, dass ich auch ihren Stoffwechsel und ihre Neigung zu Fett mitbekam.

Meine Abstammung spielte ebenfalls eine Rolle. Meine Familie kommt aus Ostindien. Was glauben Sie: Haben meine Vorfahren unter ungünstigen Bedingungen gelebt? Selbstverständlich! Indien hat zahlreiche Hungersnöte erlebt, die seit dem elften Jahrhundert dokumentiert sind. Es würde mich kaum überraschen, wenn ich einen sparsamen Genotyp hätte, ähnlich wie die amerikanischen Pima-Indianer, der bei mir eine Gewichtszunahme begünstigt. Und wurde SMAM-1, ein Virus, das zu Adipositas führen kann, nicht erstmals in Indien identifiziert? Es ist nicht bekannt, ob dieses Virus auf den Menschen übertragbar ist, aber es wurde auch nicht ausgeschlossen.

Weiterhin habe ich gelernt, dass die Bakterienflora innerhalb von Familien weitergegeben wird. Unterschiedliche Kulturen haben unterschiedliche Darmmikroben, die von der Mutter auf das Kind übertragen werden können. Diese Bakterien entwickeln sich, um Nährstoffe aus heimischen Lebensmitteln zu ziehen, und ermöglichen es den Menschen, unter den unterschiedlichsten Bedingungen zu gedeihen. Vielleicht haben mir also meine indischen Wurzeln, mit ihrer Geschichte widriger Lebensumstände, Mikroben mitgegeben, die sehr effektiv darin sind, noch den letzten Nährstoff aus meinem Essen herauszuholen und als Fett zu speichern. Sagen wir einfach, mein Körper verschwendet nicht gern etwas. Was als Nährstoff hereinkommt, bleibt bevorzugt drin.

Also, meine Gene und meine Abstammung waren nicht gerade hilfreich, um schlank zu bleiben. Und meine beiden X-Chromosomen machten das auch nicht gerade leichter. Ich werde nie in der Lage sein, so wie mein Ehemann – er ist halb Ire, halb Italiener – zu essen, der Tausende von Kalorien pro Tag in sich hineinschaufeln kann und dabei so dünn wie zu Collegezeiten bleibt. Deshalb wird es keine gemeinsamen Mitternachtssnacks vor dem Schlafengehen mehr geben. Wenn es ums Essen geht, da bist du jetzt auf dich allein gestellt, mein Schatz!

Wie ich mein Fett in der Vergangenheit behandelt habe, spielt auch eine Rolle. Ich habe eine Vorgeschichte von Jo-Jo-Diäten. Meine erste Diät habe ich mit zwölf Jahren gemacht, und in meinen Zwanzigern verlor ich immer wieder fünf Kilo und legte sie dann erneut zu. Was hat das mit meinem Fett gemacht? Steter Angriff ließ es nur stärker, hartnäckiger und schlauer werden. Es ist so, wie Rudy Leibel, Michael Rosenbaum und Joseph Proietto ausführten: Sobald wir Fett haben und versuchen, es zu verlieren, bedient sich der Körper verschiedener Mechanismen, um es zurückzugewinnen. Meine früheren Gewichtsabnahmen führten dazu, dass mein Stoffwechsel langsamer wurde, als er es sonst gewesen wäre. Meine Muskeln arbeiteten effizienter und verbrannten als Folge weniger Kalorien. Ich war immer hungrig. Genau wie die fMRT-Bilder belegten, dass Abnehmende stärker auf Nahrungsmittel reagieren, kreisten meine Gedanken ständig ums Essen.

Hormone sind ebenfalls ein Faktor. Mein Körper reagiert sehr empfindlich auf Zucker. Eine winzige Portion Dessert, und schon lege ich an nur einem Tag ein knappes Pfund zu. Mein Insulin arbeitet sehr effizient und schleust diese Kalorien in mein Fett. Was natürlich positiv ist, weil ich beim jährlichen Check-up immer ziemlich gute Blutwerte habe: Die Triglyzeride sind meist unter Kontrolle, aber meine Jeans haben leider die Tendenz, immer enger zu werden. Ich konnte noch nie stark gesüßten Joghurt, Eis oder Cerealien einfach so essen wie meine Freunde und trotzdem schlank bleiben. Wie Michael Jensen erklärte, mag diese Fähigkeit, Fett zu speichern, meinem Blut geholfen haben, sauber zu bleiben, aber meine Fähigkeit, Gewicht zu verlieren, blieb dabei auf der Strecke.

Mit über 40 verringerten sich meine fettverbrennenden Hormone. Meine Werte von Wachstumshormonen sowie mein Testosteron- und

Östrogenpegel sanken, was meinen Stoffwechsel verlangsamte, fettfreie Masse abbaute und den Fettverlust erschwerte. Das mit den fünf Kilo zu- und wieder abnehmen war nun Schnee von gestern – jetzt hatte ich etwa 13 Kilo mehr, die sich nicht von der Stelle bewegen wollten.

Alles in allem hatte ich jetzt Gene, Geschlecht, Alter, Hormone, Jo-Jo-Diäten und möglicherweise Mikroben gegen mich. Diese Faktoren spielten ineinander, um Fett in meinem Körper anzulagern und sich meinen Versuchen, es zu verlieren, besser zu widersetzen. Anscheinend hatte ich sehr schlaues Fett, das wusste, wie man in Zeiten der Not überlebt. Kein Wunder, dass ich viel weniger essen musste, als jeder Personal Trainer für auch nur einen kleinen Gewichtsverlust jemals empfehlen würde. Ich war am äußersten Ende der Glockenkurve, eben bei denen, die drastisch weniger als der Durchschnittsmensch essen dürfen, um schlank zu sein.

Nach meiner Recherche wusste ich immerhin auch, was ich nicht hatte. Ich hatte keine signifikante Genmutation, die mich adipös machte, so etwas wie die *ob*-Mutation oder irgendeine andere. Wenn ich fettbegünstigende Genmutationen hätte, wie zum Beispiel auf dem FTO-Gen (siehe Kapitel 7, Seite 156), wäre eine Gewichtskontrolle viel schwieriger. Ich hatte auch keine Hormondefizite, was ich zu Beginn meiner Nachforschungen in Betracht gezogen hatte. Abgesehen vom typischen altersbedingten Rückgang von Hormonspiegel und Nährstoffumsatz hatte ich keine größeren gesundheitlichen Störungen. Ich war normal, nur stellte Fett für mich eben eine Herausforderung dar.

Inzwischen bin ich viel klüger, wenn es um mein Fett geht. Ich weiß nach all den Recherchen, die ich betrieben habe, eine ganze Menge darüber. Also, was werde ich jetzt tun?

Kämpfen! Jetzt gilt es Mensch gegen Fett. Die Natur hat mir vielleicht einen Körper gegeben, der Fett liebt, aber auch einen eisernen Willen. Ich war schon immer ein entschlossener Mensch, und das wird sich auch nicht ändern. Wenn mein Körper schlau darin war, Fett zuzulegen, dann würde ich eben noch schlauer darin sein, es abzubauen. Und wenn mein Fett fest entschlossen sein würde zu bleiben, dann würde ich noch entschlossener dafür sorgen, dass es verschwand. Wie gesagt: Kopf triumphiert über Fett. Und da ich genügend motiviert war, konnte das Fett nicht mehr gewinnen.

Es ist ja nicht so, dass ich nicht gelernt hätte, mein Fett zu lieben. Tatsächlich habe ich erst jetzt erkannt, wie sehr ich es die ganze Zeit über gequält hatte. Ich hatte zu viel gegessen, abgenommen, dann wieder zu viel gegessen, und mein Fett blieb einfach an seinem Platz und nahm alles tapfer hin. Mein Fett hatte mich beschützt, als ich ein Baby war, meine Pubertät in Gang gebracht, mein Fortpflanzungssystem angetrieben, sich freundlicherweise aufgelöst, als ich meine Kinder gestillt habe, und jetzt hat es sich in mir festgesetzt, damit ich in Notzeiten ein Polster zur Verfügung habe.

Aber so sehr ich mein Fett schätze, ich weiß auch, dass es nicht gesund ist, wenn es mit zunehmendem Alter weiterwächst. Zum Lieben gehört auch die Kraft, Nein zu sagen, genau wie zu einem verzogenen Kind. Ich liebe dich, Fett, aber es ist besser für uns beide, wenn du nicht bei mir bleibst. Zumindest nicht im derzeitigen Umfang.

Also … dann werden das Fett und ich nun kämpfen. Wir werden uns bekriegen, verhandeln und dann sehen, wer die Oberhand behält. Es ist wie bei einer Scheidung, bei der man ja auch gemischte Gefühle hat. In unseren früheren Schlachten hatte das Fett alle Vorteile auf seiner Seite. Was ist jetzt anders? Ich kenne jeden Trick, den Fett auf Lager hat. Mit diesem Wissen gewappnet, werde ich standhaft bleiben. Meine Gene haben Fett begünstigt? Meine Hormonwerte sinken? Mein Stoffwechsel ist langsamer? Gut. Ich werde weniger essen. Viel, viel weniger.

Ich beginne mit intermittierendem Fasten. Wenn meine Gene an Hunger und Not gewöhnt sind, dann sollen sie die haben. Ich esse ein kleines Frühstück mit etwa 200 Kalorien um acht Uhr morgens, mittags etwa 500 Kalorien und einen Snack mit 200 Kalorien um 15 Uhr, alle ausgewogen mit etwa gleichen Anteilen an Kohlenhydraten und Proteinen und etwa 20 Prozent Fett. Ich nehme sehr wenig Zucker und raffinierte Kohlenhydrate zu mir. Das Abendessen lasse ich ausfallen, sodass ich alles in allem jeden Tag 17 Stunden faste. Wenn der Hunger nachts zu schlimm wird, esse ich eine Handvoll Nüsse oder ein Scheibchen Käse und trinke heißen Kräutertee. Das ist alles. Wenn ich Ablenkung brauche, sehe ich fern oder spiele mit meinen Kindern ein Spiel. Ich stehe auf und mache jeden Tag das Gleiche.

Das ist nicht einfach, und meine Kinder finden es seltsam, dass ich abends für sie koche, dann aber nichts davon esse. Kommt Ihnen das bekannt vor? So ging es mir mit meiner Mutter, als ich klein war. Aber ich empfinde kein Selbstmitleid. Ich fühle mich stark. Ich zeige dem Fett, wo der Hammer hängt. Ich wiege mich jeden Tag. Innerhalb von zwei Wochen sind 1,5 Kilo weg. Mir wäre es natürlich lieber, wenn mehr verschwinden würde, aber ich habe gelernt, keine schnellen Verluste zu erwarten.

Ich gewöhne mich an meine neue Essroutine und fühle mich stark, außer dass nach einigen Wochen noch immer nicht mehr als diese drei Pfund weg sind. Mein Gewicht schaukelt hin und her, ein Pfund hoch, zwei runter, eins wieder drauf. So läuft das einen weiteren Monat lang. Ich habe insgesamt nur knapp zwei Kilo abgenommen. Mein Fett kämpft mit harten Bandagen? Gut. Ich setze jetzt zusätzlich auf Training.

Wie Dr. Michael Dansinger erklärte (siehe Kapitel 10, Seite 206), ist es schwer, ohne körperliche Bewegung sein Wunschgewicht zu erreichen. Also laufe ich morgens los, ohne etwas gegessen zu haben. Man nimmt an, dass dies effektiver ist, um den Glukosestoffwechsel zu verbessern und Fettansammlungen zu verhindern, als wenn man später am Tag trainiert, nachdem man schon etwas zu sich genommen hat. Ich starte mit 30 Minuten jeden zweiten Tag. Nun bewegt sich etwas – zwei Pfund weniger in einer Woche. Ich mache zusätzlich 30 Minuten Krafttraining dreimal pro Woche zwischen meinen Lauftagen. Noch ein Pfund ist weg. Ich verliere nur langsam Gewicht, aber ich sage mir, dass ich mehr Muskeln bekomme. Dann stagniert mein Gewicht zwei Wochen lang. Fünf Pfund verloren in sieben Wochen. Also wirklich!

Währenddessen bin ich hungrig, und meine Gedanken kreisen nur ums Essen. Es ist genau so, wie die Studie von Ancel Keys gezeigt hat (siehe Kapitel 11, Seite 223): Ich bemerke überall Essen – im Fernsehen, in Zeitschriften, bei allen Menschen um mich herum. Ach, das sieht alles so lecker aus! Sogar Dinge, die ich normalerweise als eklig empfinde, wie Leber mit Zwiebeln. Ich habe Essensfantasien, wenn ich ins Bett gehe. Mein Mann ist schon an mein neues Ritual gewöhnt: Jeden Abend vor dem Schlafengehen rede ich darüber, was ich am liebsten essen würde. Jeden Tag ist es etwas anderes, aber seltsamerweise sehne ich mich nicht mehr nach Süßigkeiten, sondern nach guten, herzhaften Speisen wie Pizza, Eiern Benedict, Crêpes mit Hühnchenfüllung oder einem Bacon-Avocado-Truthahn-Clubsandwich. Mein erträumtes Schlaraffenland! Mein Fett wehrt sich so kräftig wie nie und macht sich in meinem Kopf breit. Der Leptin-Spiegel fällt während des Fastens stark ab, und das Wachstumshormon geht nachts hoch, was dazu führt, dass mein Hunger wächst und mein Kopf nach Nahrung verlangt. Aber ich bleibe hart. Vergiss es, Fett, ich habe jetzt das Sagen, und für dich gibt es hier keinen Platz mehr. Glücklicherweise steigen die Leptin-Werte im Schlaf, und sobald ich aufwache, verschwinden die Heißhungerattacken. All die Gelüste, die ich am Abend zuvor hatte, sind verschwunden, als wäre es nur ein Traum gewesen.

Damit sich bei meinem Gewicht endlich etwas bewegt, führe ich ein akribisches Diätprotokoll, das ich als Tabelle angelegt habe. Ich zähle jede Kalorie. Ich werde nicht mehr als 1000 Kalorien pro Tag zu mir nehmen. Dies ist die Definition von NIDDK für eine kalorienarme Ernährung und steht eine Stufe über der sehr kalorienarmen Ernährung mit nicht mehr als 800 Kalorien. Eine so starke Reduzierung von Kalorien ist eine extreme Maßnahme, auf die nicht viele Menschen zurückgreifen müssen, aber mein Fett ist besonders hartnäckig.

Da ich mich jeden Tag wiege, suche ich jetzt nach Trends, um zu sehen, welcher Zusammenhang zwischen meinem Essen und den Zahlen auf der Skala meiner Waage besteht. Ich stelle fest, dass einige Kohlenhydrate eine größere Wirkung als andere auf mich haben. Pizza ist die reinste Katastrophe. Obwohl ich nichts anderes zu Mittag esse und dann das Abendessen ausfallen lasse, nehme ich jedes Mal ein Pfund zu, wenn ich mir ein Stück davon genehmige. Also steht mein Lieblingsgericht ab sofort auf der schwarzen Liste. Weißbrot verursacht eine leichte Gewichtszunahme, Vollkornbrot aber nicht. Reis in kleinen Mengen ist in Ordnung. Kekse sind eine weitere Katastrophe. Ich habe nur einen einzigen Keks im Monat irgendwann gegen 15 Uhr gegessen (ich bin eine Naschkatze, was erwarten Sie denn?), und was passiert? Ich nehme daraufhin 1,5 Pfund zu. Ist das zu fassen? Ein Teil davon ist wahrscheinlich Wasser, aber nicht alles. Also sind jetzt Kekse ebenfalls vom Speiseplan gestrichen, sogar der eine pro Monat. Seltsamerweise kann ich kleine Stückchen Schokolade essen, und nichts passiert. Von Vanille-Latte und heißer Schokolade scheine ich auch nicht sehr zuzunehmen. Wunderbar, eine neue Art, die Naschkatze in mir bei Bedarf zu befriedigen. Damit kann ich leben.

Oh, nebenbei bemerkt: Nichts von dem, was ich da tue, dürfte nach üblichen Diätvorstellungen funktionieren. Wie oft haben Sie gehört, dass das Essen den Stoffwechsel beschleunigt und dass Sie nur genug Kalorien zu sich nehmen müssen, um Gewicht zu verlieren? Das ist ein weit verbreitetes Thema bei Abnehmcoaches, und man hörte so was oft bei *The Biggest Loser*. Als ich mal auf Drängen eines Personal Trainers diese Methode ausprobierte, nahm ich zu. Bei mir ist es tatsächlich so, dass ich, obwohl bei mir zwei Stunden Training pro Tag auf dem Plan stehen, nicht mehr als 1200 Kalorien essen darf, wenn ich Fett verlieren will.

Ich habe inzwischen festgestellt, dass Fasten – teilweise sogar Extremfasten – funktioniert. Dadurch verliert Fett an Boden. Und wie sehr wurden wir immer vor Zucker und Kohlenhydraten gewarnt? Dennoch fand ich heraus, dass ich sie in einigen Formen in moderaten Mengen essen und trotzdem abnehmen konnte. Wie Eran Segals Forschung zeigt (siehe Kapitel 10, Seite 206), reagiert jeder sehr individuell auf Lebensmittel.

Nun studiere ich mein Ernährungstagebuch und finde heraus, welche Lebensmittel mich abnehmen lassen. Wie die Mikrobiomforschung zeigt, sind Salate wunderbar geeignet – ein Turbo für die Gewichtsabnahme. Die langen Fasern in Blattgemüsen sind selbst für Bakterien schwer zu verdauen. Spinat und Grünkohl setzen meinem Mikrobiom gut zu. Meine Darmbakterien verändern sich hin zu einer Zusammensetzung, die mit Dünnsein verbunden ist (siehe Kapitel 6, Seite 128). Da ich mich von kalorienreichen Lebensmitteln fernhalte und auf Rohkost setze, extrahiert mein Mikrobiom weniger Kalorien aus meiner Nahrung und schickt mehr davon als Abfall raus. Super!

Es gibt jedoch ein Problem. Anscheinend befriedigt ein Salat allein mich nicht, selbst wenn ich ihm Protein und Fette hinzufüge. Dann muss ich ständig an Essen denken und überlege, was ich sonst noch zu mir nehmen könnte. Ich lerne einen neuen Trick kennen. Ich esse nach dem Salat noch einige Kohlenhydrate, wie zum Beispiel ein Vollkornbrötchen oder ein paar Gummibärchen. Voilà! Der Hunger ist weg, und ich glaube, ich weiß auch warum: Es gibt Untersuchungen, die beweisen, dass Insulin eine regulierende Wirkung auf die Nahrungsaufnahme ausübt. Meine Hypothese dazu ist, dass diese Gummibärchen gerade genug Insulin auslösen, um eine Sättigung zu erreichen (was erklärt, warum ich bei extrem kohlenhydratarmen Diäten immer Hunger hatte). Mein neuer Trick funktioniert. Schon wenige Minuten, nachdem ich diese für mich wichtigen Kohlenhydrate verzehrt habe, höre ich auf, mich überall nach Nahrung umzusehen, und gehe zurück an die Arbeit.

Ich verliere weiterhin Gewicht, aber es geht langsam. Nach fünf Wochen bin ich wieder zwei hart erkämpfte Kilos los. Obwohl ich trainiere, intermittierend faste, meine Kalorien auf 1000 oder weniger begrenze, Kohlenhydrate reduziere und mich gesund ernähre, verliere ich immer noch nur ein knappes Pfund pro Woche, wenn ich Glück habe. Meine Freunde, die zum Abnehmen einfach abends weniger essen, erzählen mir, dass sie so drei bis vier Pfund pro Woche verlieren können. Ich nicht. Doch ich versinke nicht in Selbstmitleid. Das Ganze bestärkt mich noch in meiner Entschlossenheit zu gewinnen.

In Woche 13 stagniert mein Gewicht wieder. Ich trainiere weiter und esse kaum noch etwas, aber ich habe in zwei Monaten nur fünf Kilo abgenommen. Ich verlängere meine Laufeinheiten auf 40 Minuten und nehme hochintensives Intervalltraining, auch HIIT genannt, hinzu (siehe Kapitel 10). Ich trainiere 20 Sekunden hoch intensiv, dann zehn Sekunden mit schwacher Intensität, davon acht Zyklen in vier Minuten. Diese baue ich in mein 40-minütiges Laufprogramm jeden zweiten Tag ein. Beim Gewicht tut sich wieder was – ein Kilo in einer Woche. Ich bin dabei zu gewinnen.

Alles ist gut. Ein Monat später, fünf weitere Pfund, insgesamt habe ich nun knapp sieben Kilo verloren, aber jetzt kommen die Feiertage. Da muss ich natürlich auf Familien- und Firmenfeiern. Ich esse das Thanksgiving-Essen. Und am nächsten Tag die Reste davon.

Zwei Tage hintereinander Pekannusstorte. Oh nein! Ich laufe Gefahr, ins dichotome Denken abzurutschen, diese verbreitete Falle, in der Abnehmwillige sich verfangen und glauben, dass es für sie nur den ganzen Erfolg oder totales Scheitern gibt und nichts dazwischen. Diese Denkweise führt zu einer Verkettung von Fehlern (siehe Kapitel 8, Seite 169, und 10, Seite 206). Aber ich bin mir dessen bewusst und zwinge mich buchstäblich wieder, auf den richtigen Weg zurückzukehren. Am Samstag nach Thanksgiving laufe ich 50 Minuten, und ab dem Sonntag fange ich mit intermittierendem Fasten an. Es funktioniert, aber jetzt steht Weihnachten vor der Tür.

Die Feiertage sind ein langer Stillstand. Es gibt einfach zu viele gute Plätzchen und zu viel leckeres Essen, was man nur einmal im Jahr hat. Ich kann nicht anders, ich nasche hier und da. Erstaunlich ist allerdings, dass ich kein Gramm zugenommen habe. Und nun lerne ich die Vorteile der Set-Point-Theorie kennen: Dein Körper wird zwar alles tun, um nicht abzunehmen, aber dann will er auch nicht zunehmen. Er wird versuchen, auf einem Sollwert zu bleiben. So langsam fange ich an, die Tricks von Fett zu mögen.

Anfang Januar nehme ich mein Programm wieder ernsthaft auf: intermittierendes Fasten (kein Essen nach 15 Uhr), 30 bis 40 Minuten Laufen jeden zweiten Tag, in das ich HIIT integriere, und an den anderen Tagen mache ich Kraftübungen, um Muskeln und Wachstumshormone aufzubauen. Meine Ernährung besteht aus einer Scheibe Brot und etwas Protein zum Frühstück, oder, wenn ich es eilig habe, einem Energieriegel. Ein Salat mit Huhn und Vollkornbrötchen zum Mittagessen, und dann eine kleine Suppe oder den restlichen Salat vom Mittagessen für den 15-Uhr-Snack. Und das war's dann für den ganzen Tag. Ich halte mich an den Plan: 1000 Kalorien oder weniger.

Ich nehme schließlich wieder ab, aber es geht langsamer. Und stelle fest, dass meine Willenskraft bröckelt. Nach den Feiertagen bin ich anscheinend eher versucht, Schwäche zu zeigen. Die schiefe Bahn lockt. Ich halte mich jedoch an meine Regeln, verzeihe mir die kleinen Ausrutscher und kehre nach jedem Fehltritt zu meinem Diätplan zurück. Aber mein Fett hat über die Feiertage dazugelernt. Ich hätte nicht gedacht, dass ich im Jo-Jo-Diätmodus landen würde, aber anscheinend hat mein wankelmütiges Essverhalten Folgen, und das Fett nutzt meine Schwäche aus, um sein Terrain zu verteidigen. Mein Körper reagiert nicht mehr so gut auf Bewegung oder intermittierendes Fasten wie vorher. Mein Stoffwechsel ist wahrscheinlich noch langsamer geworden, und meine Muskeln arbeiten durch das Training noch effizienter. Verräter! Das ist die Strafe für mein Schwachwerden.

Und als wäre das nicht genug, ziehe ich mir beim Laufen auch noch eine Leistenzerrung zu – da will mir wohl jemand unter die Nase reiben, dass ich nicht mehr 20 bin. Danke, lieber Körper! Jetzt tut mir jeder Schritt weh. Aber ich gebe nicht nach. Ich wechsle auf den Ellipsentrainer und mache Aerobic mit HIIT. Den ganzen Januar und die Hälfte vom Februar bleibt mein Gewicht unverändert. Ich bin am Boden, aber noch nicht geschlagen Ich halte den Kurs.

Schließlich, in der dritten Februarwoche, ist ein Kilo runter. Es kommt wieder Bewegung in die Anzeige der Waage. Aber ich verliere jetzt nur etwa ein Kilo im Monat. Mein Fett wehrt sich wirklich heftig. Ich sehe inzwischen richtig gut aus, insgesamt habe ich acht Kilo verloren. Soll ich jetzt aufhören? Nein. Ich will die letzten fünf auch noch schaffen. Ich erhöhe meinen Einsatz erneut und reduziere den Kohlenhydratanteil noch weiter. Insulin, danke, dass du so effizient bist und mein Blut frei von Triglyzeriden und zirkulierenden Nährstoffen hältst, aber du musst jetzt endlich aufhören, jede freie Kalorie in meinem Fett abzulegen. Für eine Weile werde ich keine insulinstimulierenden Lebensmittel essen, außer dieser kleinen Dosis Kohlenhydrate nach meinem Salat. Es wird zum Mittagessen ab sofort keine Sandwiches statt Salat geben, auch nicht gelegentlich, kein Knabbern an Muffins oder Keksen. Das ist vorbei. Ich erhöhe meine tägliche Fastenzeitspanne auf 19 Stunden, indem ich nur noch zwischen 10 und 15 Uhr esse, und trainiere fleißig für eine letzte Großoffensive.

Einen Vorteil hat die viele Bewegung: Es kommt mir so vor, als würde mein Hormonspiegel steigen. Ich habe mehr Energie, ich bin optimistischer, meine Libido ist so stark wie schon seit Jahren nicht mehr. Das muss am Testosteron liegen. Nach dem Training fühle ich mich nicht mehr so müde, und ich erhole mich schneller. Ich schätze, dafür sind auch die Wachstumshormone verantwortlich. Meine Muskeln sind definierter, und ich habe mehr Kraft. Aber leider kostet mein Programm viel Zeit, und ich muss auch zu oft an Essen denken.

Mein Fett gibt wieder nach, aber ganz langsam. Ich verliere vielleicht ein halbes Pfund die Woche, sofern ich mein Programm einhalte.

Wenn ich erzähle, wie ich mich ernähre, denken die meisten Leute, dass ich spinne. Es ist doch kein Wunder, dass du nicht mehr abnimmst, sagen sie mir, dein Körper ist im Hungermodus, was dazu führt, dass er weniger Kalorien verbraucht. Oder man erzählt mir, dass sogar meine winzige Dosis Kohlenhydrate immer noch zu viel ist. Oder es kommt die Behauptung – die mag ich besonders –, ich würde lügen. Niemand kann so wenig essen und dann nicht dünn sein. Das kenne ich alles schon und habe es nicht mehr nötig, mich von selbst ernannten Experten verurteilen zu lassen. Ich habe schon alles versucht, wozu man mir geraten hat, um abzunehmen – und nichts davon hat funktioniert. Jetzt mache ich es auf meine Art.

Übrigens, wenn Sie glauben, dass mein Diätplan verrückt ist, dann sehen Sie sich mal an, was einige Models und Schauspielerinnen unternehmen, um dünn zu bleiben – all die, deren Figur man uns immer als beispielhaft vorhält.

Die Models Natalia Vodianova und Kira Dikhtyar und Schauspieler wie Patricia Heaton, Marcia Cross und Matthew McConaughey sind nur eine paar von denen, die ausführlich über die extremen Mittel gesprochen haben, zu denen Models und Schauspieler greifen, um schlank auszusehen. Manche fasten tagelang, essen in Saft getauchte Wattebällchen gegen den Hunger (garantiert eine Herausforderung für das Mikrobiom!) und nehmen Abführ- und Darmreinigungsmittel, um Gewicht zu verlieren. Einige essen nicht mehr als 500 Kalorien pro Tag. In einem Interview hat Patricia Heaton mal erzählt, dass sie Nulldiät macht, um abzunehmen, und dann nur drei Flaschen Wasser pro Tag trinkt – da war sie 51. Schlimmer noch, einige Models nehmen legale und illegale Drogen, um dünn zu bleiben. Und das sind die Diäten, durch die Körper entstehen, die wir dann bewundern? Nein, danke. Im Vergleich dazu nehmen sich meine 1000 Kalorien pro Tag und das intermittierende Fasten fast wie schamlose Völlerei aus. Ich bleibe bei meinem Programm.

Ich überstehe weitere drei Monate mit Hunger, Training und einem präzisen Zeitmanagement, das einen deutschen Ingenieur mit Stolz erfüllen würde. Und wissen Sie was? Im Sommer sind die letzten fünf Kilo endlich weg. Ich habe gewonnen. Fett hat Platz gemacht in meinem Körper. Ich habe meine Skinny Jeans wieder! Es hat sehr viel Willenskraft gekostet, aber es ist geschafft. Und soll ich Ihnen noch etwas erzählen? Mein Fett scheint nicht unglücklich zu sein. So langsam lässt es mich nicht ständig hungrig sein. Es kommt auch nicht so leicht zurück, selbst wenn ich ab und zu mal sündige. Mein Körper hat sich verändert. Er scheint mein nächtliches Fasten vorauszuahnen. Ich kann spüren, wie er sich gegen 17 Uhr bereit macht – ich bemerke eine gewisse Ruhe in mir, wenn ich meine Fastenstunden beginne. Jetzt will mein Körper am Abend keine richtige Mahlzeit mehr. Nach einer Geburtstagsparty oder einem Geschäftsessen fühle ich mich unangenehm vollgestopft. Kurz vor dem Schlafengehen kommt zwar immer noch dieses Verlangen nach bestimmten Lebensmitteln, aber es ist nicht mehr so stark. Nur ein Tag mit einer strengen Nulldiät ist für mich noch mit quälendem Hunger verbunden.

Als ich mit meinem Abnehmprogramm startete, habe ich Sport gehasst. Er war eine lästige Pflicht. Jetzt wird mein Körper unruhig, wenn ich ein paar Tage aussetze. Er will wieder aufs Laufband. Es kommt mir vor, als hätte sich mein Körper an eine neue Realität angepasst. Fett hat sich mit seiner verkleinerten Rolle im Körper angefreundet, und mein Gewicht hat sich auf einen neuen Set-Point eingestellt.

Aber ich lasse mich nicht von meinem hart erkämpften Erfolg in Sicherheit wiegen. Ich weiß, dass mein Fett nur geduldig wartet, um sofort zurückzukommen, wenn ich mir zu viele Ausrutscher leiste. Ich darf meinen Diätplan und mein Training nicht aufgeben, wenn ich mein Gewicht dauerhaft niedrig halten will. Wie die Probanden in der NWCR-Datenbank werde ich weiterhin ein Ernährungstagebuch führen, weil es mein Bewusstsein für die Nahrungsaufnahme schärft. Ich werde mein zeitliches Essensfenster vermutlich auf sieben Stunden ausdehnen, aber ich werde weiterhin weniger essen und mehr Sport treiben als die meisten Menschen mittleren Alters. Das verlangt mein Körper. Aber ich bin nicht frustriert. Mein Fett und ich haben Frieden geschlossen, und wir respektieren die Kraft des jeweils anderen.

Jedem, der versucht, sein Fett in den Griff zu bekommen, wünsche ich nicht nur die nötige Kraft und Willensstärke, sondern auch die notwendige Aufgeschlossenheit, damit er lernt, sein Fett zu verstehen. Es gibt so viele verschiedene Gründe, warum Sie schlanker oder schwerer als Ihre Altersgenossen sind – übermäßiges Essen, was man als Erstes unterstellt, ist nur einer von ihnen.

Nachdem Sie dieses Buch gelesen haben, wissen Sie, dass Genetik, Bakterien, Geschlecht, Alter, ethnische Herkunft, Hormone und Diäten in der Vergangenheit Faktoren sind, die für Sie oder gegen Sie arbeiten, wenn Sie versuchen, etwas an Ihrem Gewicht zu ändern. Überschüssiges Fett zu verlieren, das sich seit mehr als einem Jahr in Ihrem Körper angelagert und dort die inneren Reserven verändert hat, wird Ihnen noch das Allerletzte abverlangen.

Aber keine Sorge, es ist machbar. Ich und viele andere, die erfolgreich abgenommen haben, sind der lebende Beweis für die enorme Wirkung der eigenen Willenskraft – Kopf triumphiert über Fett. Nehmen Sie ruhig alles zu Hilfe: Leidenschaft, Ehrgeiz, Zorn, Groll, welche Gefühle auch immer Ihre Lage bei Ihnen hervorruft, führen Sie sie gegen das Fett ins Feld. Fett arbeitet mit allen Tricks, und Sie brauchen Ihr ganzes Arsenal an mentalen Waffen, um den Kampf zu gewinnen.

Aber vergessen Sie dabei nicht, Ihr Fett zu lieben und zu respektieren. Fett mag sich ein wenig zu sehr aufgeplustert haben, während wir es in Massen angelagert haben, aber es spielt immer noch eine Schlüsselrolle in unserem Körper. Sobald Sie es auf ein gesundes Maß herabgestutzt und an den richtigen Stellen reduziert haben, wird es Ihnen erneut gute Dienste leisten und Sie gesund erhalten.

Kapitel 13

Die Zukunft von Fett

Seit Theodore Gobley, David Rittenberg, Rudolf Schönheimer und andere um die Jahrhundertwende das Fettmolekül zum ersten Mal beschrieben, ist so viel Wissen darüber hinzugekommen. Und bei solch beachtlichen Erkenntnissprüngen – wer weiß, was wir noch alles entdecken werden? Laufende Studien zeigen uns bereits, dass Fett Fähigkeiten hat, die weit über unsere Vorstellungen hinausgehen.

Erst kürzlich wurde nachgewiesen, dass im Fettgewebe Stammzellen gespeichert werden – jene chamäleonartigen Zellen, die in der Lage sind, sich in Nerven, Muskeln, Knochen und Fett zu verwandeln. Die Natur schafft Stammzellen, um sicherzustellen, dass unser Körper die lebenswichtigsten Gewebe bei Bedarf produzieren kann, und es ist schon erstaunlich, dass Fett in dieser exklusiven Liste zu finden ist. Fett kann also nicht nur aus Stammzellen produziert werden, sondern vermag sie auch zu speichern.

Die Entdeckung von Stammzellen im Fett war eine Überraschung für die Wissenschaft. Man wusste schon seit Langem, dass Embryonen Stammzellen enthalten, die Gewebe im sich entwickelnden Körper bilden. Weniger potente Stammzellen kannte man auch aus dem Knochenmark Erwachsener. 2001 untersuchten die Wissenschaftlerin Patricia Zuk und ihr Team an der UCLA das Fett, das aus Gesäß, Hüften und Bauchhöhle von Liposuktionspatienten abgesaugt worden war, einmal etwas genauer und entdeckten dabei die sogenannten adipösen Stammzellen (ASC). Ein halbes Pfund Fett könnte 50 bis 100 Millionen Stammzellen liefern. Zuk erklärt: »Die meisten Leute denken, dass Fett nutzlos ist. Aber wir fanden heraus, dass es diese sehr wichtigen Zellen enthält, aus denen viele verschiedene Gewebearten produziert werden.« Zuk fährt fort: »Niemand auf der Welt hatte jemals etwas darüber veröffentlicht, und es gab ein bemerkenswertes Echo in der Presse. Die Leute waren verblüfft, dass Fett als Therapie eingesetzt werden kann.«

Es hat schon seinen Sinn, dass ASCs im Fett sind – so können sie sich im Körper verteilen, um wichtiges Gewebe zu ersetzen, wo es gebraucht wird. In abgesaugtem Fett haben sie das Potenzial, Weichgewebe zu regenerieren und nach Bedarf Knochen, Muskeln und Knorpel wachsen zu lassen. Fett, dieses so oft geschmähte Organ, könnte sich am Ende als lebenswichtig für die Behandlung von Verletzungen und Verbrennungen oder sogar bei Krebspatienten erweisen, die Ersatzgewebe benötigen.

Seit Zuks Entdeckung im Jahr 2001 ist man in der Auswertung des Potenzials dieser Zellen schon viel weiter. 2004 setzte Dr. Stefan Lendeckel ASCs ein, um den Schädel eines siebenjährigen Mädchens mit schweren Kopfverletzungen aufzubauen. Jahre später testete Dr. Eckhard Alt am MD-Anderson-Krebszentrum in Texas ASCs an Herzen von Schweinen, die einen Herzinfarkt erlitten hatten. Nach nur acht Wochen hatten die Schweine, die ASCs erhielten, eine bessere Herzfunktion als unbehandelte. Man hat in mehrfachen Studien bewiesen, dass ASCs die Heilung von Hautwunden beschleunigen können. So injizierten Forscher in China ASCs in Wunden von Ratten mit Diabetes und normalen Ratten und entdeckten, dass die Zellen die Heilung deutlich beschleunigten, weil sie zahlreiche Wachstumsfaktoren ausschütteten, die zur Regeneration der Haut beitrugen.

Der texanische Gouverneur Rick Perry sorgte im Jahr 2011 für Schlagzeilen, als er auf eine ASC-Behandlung vertraute, um seine Rückenschmerzen zu lindern. Er ließ sich ASCs aus dem eigenen Körperfett extrahieren, in einem Labor heranzüchten und dann operativ in seinen Körper implementieren. Sein Sprecher berichtete, dass Perry sehr zufrieden mit den Ergebnissen und der schnellen Genesung war. Die Behandlungsmethode war jedoch nicht von der FDA zugelassen, weswegen ihr Einsatz sehr umstritten war.

Es erstaunt wohl kaum jemanden, dass ASCs inzwischen auch für kosmetische Zwecke eingesetzt werden. Dr. Sharon McQuillan, eine plastische Chirurgin und Gründerin des Ageless Aesthetic Institute in Florida, erklärte dem *Miami Herald* gegenüber: »Wir können einen jugendlich wirkenden Überzug aus Fett über die Gesichtsmuskulatur legen – und Ihre Krähenfüße sind verschwunden.« Donna Arnold, 63 Jahre alt, ließ sich von McQuillan behandeln, die Körperfett an Arnolds Taille absaugte und es an zahlreichen Stellen ihres Gesichts injizierte. Arnold erzählte danach: »Die Falten sind verschwunden. Ich fühle mich gesünder und besser. Ich mache jetzt wieder jeden Tag Sport und achte mehr auf meinen Körper.«

Bei dem Verfahren handelt es sich nicht nur um eine Übertragung von Fettzellen wie bei Fetttransplantaten, die mit der Zeit wieder abgebaut werden können. ASCs gelten als formbarer, und man nimmt an, dass sie viele Wachstumsfaktoren ausscheiden, die die Wirkung deutlich verlängern.

Fett hat aber noch mehr zu bieten als Stammzellen. Braunes Fett könnte irgendwann eine Behandlungsmöglichkeit sein, um ungesundes Fett zu reduzieren. Dr. Kristin Stanford vom Joslin Diabetes Center in Boston transplantierte braunes Fett von einer Maus in die Bauchhöhlen übergewichtiger Mäuse. Sie verglich die Ergebnisse mit einer Kontrollgruppe von übergewichtigen Mäusen, an denen stattdessen Transplantationen von weißem Fett durchgeführt wurden. Stanford stellte fest, dass nach zwölf Wochen die Mäuse, die braunes Fett erhalten hatten, besser auf Insulin ansprachen, weniger wogen und mehr Kalorien verbrannten als die Kontrollgruppe, obwohl beide Gruppen von Mäusen das gleiche Futter erhielten. Stanford sagt: »Diese Studie liefert weitere Beweise dafür, dass braunes Fettgewebe ein sehr wichtiges Stoffwechselorgan ist und Möglichkeiten zur Behandlung adipositasbedingter Krankheiten wie Diabetes, Metabolisches Syndrom und Insulinresistenz bietet.«

Dann wirken die Möglichkeiten von Stammzellen und braunem Fett zusammen. Dr. Paul Lee, ein Endokrinologe am Garvan Institute in Sydney, hat die Stammzellen aus Fettgewebe auf ihre Fähigkeit hin untersucht, sich in braunes Fett zu verwandeln. Lee und sein Team waren in der Lage, braunes Fett eines Menschen außerhalb des Körpers zu züchten. Die Möglichkeit, braunes Fett dann wieder in den Körper zu injizieren, könnte eine Möglichkeit sein, weißes Fett zu verbrennen. »Wir wissen, dass fast alle Menschen einen Anteil braunes Fett haben. Die einen mehr, andere weniger, aber jeder hat etwas davon«, sagt Dr. Lee. »Unter den geeigneten Bedingungen sollte es uns möglich sein, das Wachstum im menschlichen Körper anzuregen. Oder wir könnten die braunen Fettzellen ernten, sie in einem Labor züchten und sie dann wieder in den Körper transplantieren, um deren Anteil zu erhöhen.« Das klingt zunächst weit hergeholt – braunes Fett wird gezüchtet, um weißes Fett verschwinden zu lassen –, aber Wissenschaftler halten dies für machbar.

Es gibt auch Methoden, mit denen man versuchen kann, braunes Fett auf natürliche Weise in unserem Körper zu aktivieren. Dr. Lee hat Experimente durchgeführt, bei denen die Probanden so lange Kälte ausgesetzt wurden, bis sie anfingen zu zittern. Dabei stellte er fest, dass bei ihnen die Werte von Irisin, dem von Muskeln produzierten Protein, wie auch von FGF21, einem Protein, das von braunem Fett ausgeschüttet wird, deutlich anstiegen. Man weiß, dass diese beiden Proteine zusammen unter Laborbedingungen nach sechs Tagen weiße Fettzellen in braune verwandeln. Die Probanden produzierten nach 10 bis 15 Minuten Zittern in der Kälte so viel Irisin wie nach einer Stunde moderatem Training. Lee sagt dazu: »Wir setzen darauf, dass wir irgendwann mit Training das Zittern simulieren können – weil es bei beiden Vorgängen zu Muskelkontraktionen kommt und sich das durch Bewegung stimulierte Irisin möglicherweise aus dem Zitterreflex bei Kälte entwickelt haben könnte.« Wer braucht da schon Tennis? Einmal Schwimmen in Eiswasser gefällig?

Fettleibigkeit vermindern ist Teamarbeit

Neue Adipositasstudien stützen die Vorstellung, dass Fett untrennbar mit unserem Gehirn, den Knochen, dem Immunsystem, den Hormonen, den Genen, dem Mikrobiom und sogar unseren Stammzellen verflochten ist. Weitere Studien werden höchstwahrscheinlich noch zu vielen weiteren Überraschungen in dieser Richtung führen.

Aber trotz all der spannenden neuen Erkenntnisse hat sich der Umgang mit übergewichtigen Menschen bis heute nicht wesentlich verändert. Adipositas ist etwas, wofür man Menschen verurteilt. Zu viel Fett gilt immer noch als Zeichen von Verantwortungslosigkeit, Charakterschwäche und Verfressenheit, und der Gesellschaft ist immer noch nicht bewusst, wie anstrengend eine Gewichtsabnahme ist. Im Allgemeinen rät man übergewichtigen Menschen, sie sollten einfach mehr Kalorien verbrennen, als sie zu sich nehmen, ohne in irgendeiner Weise auf die neuesten Erkenntnisse der Forschung einzugehen, die beweisen, welche Möglichkeiten Fett nutzt, sich dagegen zu wehren.

Heute führen Ärzte übergewichtigen Patienten einfühlsam und ernst die Gefahren von Fettleibigkeit vor Augen, dann folgen einfache Ratschläge zur Reduzierung von Kalorien, und danach schicken sie sie nach Hause. Aber so ein einmaliger Vortrag wird wahrscheinlich nie zu einer dauerhaften Gewichtsabnahme führen.

Genauso simpel ging man früher bei Diabetes vor, bevor die Medizin erkannte, wie viele Aspekte dabei eine Rolle spielen. Bis zur Entdeckung des Insulins im Jahr 1922 war diese Krankheit praktisch nicht zu behandeln. Die Patienten wiesen einen hohen Glukoseanteil im Urin auf und starben ohne angemessene Behandlung einen langsamen Tod. Frederick Allen, ein Arzt und Forscher zu Anfang des 20. Jahrhunderts, stellte als Erster fest, dass Diabetes mehr bedeutete als nur ein hoher Blutzuckerwert – nämlich eine Stoffwechselstörung. Er entwickelte eine erste Therapie: eine kalorienreduzierte Ernährung aus überwiegend Proteinen und Fetten mit einem Minimum an Kohlenhydraten. Viele Patienten befolgten seinen Diätplan und blieben etliche Jahre länger am Leben, als es bis dahin möglich war.

Seitdem hat sich die Behandlung der Krankheit grundlegend verändert. Wird bei einem Patienten Diabetes diagnostiziert, stellt man ein medizinisches Team zusammen, um die Krankheit angemessen zu therapieren. Dieses Team kann aus dem Hausarzt, einem Endokrinologen, einem Ernährungsberater, einem Augenarzt, einem Podologen und einem Zahnarzt bestehen, um alle möglichen Auswirkungen der Krankheit abzudecken. Die Patienten sind nach wie vor selbst für den richtigen Umgang mit ihrem Diabetes verantwortlich, aber sie werden bei dieser Aufgabe von einem eingespielten Expertenteam unterstützt.

Wir stehen in der Behandlung von Adipositas noch ganz am Anfang, aber man kann sich gut vorstellen, dass diese Krankheit künftig mit der gleichen Ernsthaftigkeit und im Team behandelt wird wie heute schon Diabetes.

Mit steigenden Adipositasraten, die die Kosten für die Gesundheitsversorgung in die Höhe treiben, beginnt man in den USA auch von offizieller Seite, anders über Fett zu denken. Der 2013 vom Kongress ausgearbeitete Treat and Reduce Obesity Act ermöglicht eine Kostenerstattung für Verhaltensberatung bei Adipositas für Ärzte wie Nichtmediziner. Einschlägige Medikamente werden ab sofort von der staatlichen Krankenversicherung Medicare getragen. Im gleichen Jahr erkannte die American Medical Association Adipositas als Krankheit an, die eine medizinische Behandlung erfordert. AMA-Vorstandsmitglied Patrice Harris sagt dazu: »Die Anerkennung von Adipositas als Krankheit wird dazu beitragen, die Art und Weise zu ändern, wie die Medizin mit diesem komplexen Problem umgeht, von dem etwa jeder dritte Amerikaner betroffen ist«, und dies eröffnet neue Möglichkeiten der Kostenerstattung bei der Behandlung der Krankheit.

Das sind natürlich gute Neuigkeiten, aber selbst diese Maßnahmen sind keine Hilfe, damit es gar nicht erst zu Fettleibigkeit kommt. Dabei ist es viel einfacher, sein Gewicht zu halten, als es zu reduzieren. Selbst mit den neuen Richtlinien bezahlen die meisten Krankenkassen medizinische Eingriffe erst ab einem BMI von 35 oder mehr, ein Wert, der nur bei extrem fettleibigen Menschen erreicht wird. Viele der Übergewichtigen müssten daher sogar noch zunehmen, bevor sie Anspruch auf Erstattung haben. Aber wenn man einmal dieses Stadium erreicht hat, ist es viel schwieriger, Fett abzubauen, das sich schon festgesetzt hat und sich allerlei »einfallen« lässt, um sein Überleben zu sichern. Medizinische Eingriffe zu diesem Zeitpunkt sind kostspielig und risikoreicher, und die langfristige Erfolgsrate ist geringer.

Wir alle wären besser beraten, wenn wir Präventivmaßnahmen finanzieren würden.. Personen mit hohem Risiko zu erkranken, wie beispielsweise Menschen mit Adipositas in der Familie, würden besonders von einer frühzeitigen Intervention durch einen Ernährungsberater oder Coach profitieren. Milliarden könnten eingespart werden. Früher oder später werden wir das begreifen.

Und wenn es so kommt, wird das etwa das Ende unserer Fettfixierung sein? Werden wir Fett dann wie jedes anderes Körpergewebe ansehen, wie zum Beispiel Muskeln oder Knochen? Es ist schwer, sich eine Welt vorzustellen, in der Fett nicht mit einer Mischung aus Faszination und Abscheu betrachtet wird. Vielleicht wird Fett ja eines Tages als das nützliche und formbare Organ geschätzt, das es ist. Und unsere Anstrengungen, damit umzugehen, werden endlich den erstaunlichen wissenschaftlichen Ergebnissen Rechnung tragen, die uns zeigen, welche Möglichkeiten es in sich trägt.

Dank

Dieses Buch zu schreiben war eine unglaubliche Herausforderung, und so viele Menschen haben sowohl auf persönlicher als auch auf beruflicher Ebene dazu beigetragen.

In erster Linie muss ich meinem Mann danken, der als Erster an dieses Buch und meine Fähigkeit, es zu schreiben, geglaubt hat. Danke, dass du mich ständig ermutigst und dich um alles in unserem Leben kümmerst, damit ich Zeit zum Forschen und Schreiben habe. Dieses Buch hätte ohne deine Hilfe nicht geschrieben werden können.

Zweitens möchte ich meinem Agenten Richard Pine danken, der als Erster in der Verlagsbranche von meinem Buch überzeugt war. Ich habe noch deine erste E-Mail mit »Lasst uns das zusammen machen«. Sie hat alles verändert. Du warst ein hilfreicher Mentor und Vertrauter während des gesamten Schreibprozesses. Mein Dank gilt auch allen im Inkwell-Team, darunter Eliza Rothstein, Lyndsey Blessing und William Callahan.

Tom Mayer bei W. W. Norton war mein Lektor, der so viel von sich selbst in die Arbeit eingebracht hat, um dieses Buch so gut wie nur irgend möglich zu machen. Ich hatte Glück, dass ich jemanden mit so großem Engagement an meiner Seite hatte. Es gibt aber noch mehr Menschen bei W. W. Norton, die an dem Buch beteiligt sind, darunter Ryan Harrington, Meredith McGinnis, Erin Lovett Sinesky und Sarah Bolling. Bill Tonelli, Bill Phillips, David Beier, Ursheet Parikh, Laura Hamill und die Familie Roberts gaben außerdem zündende Tipps zu Redaktion und Marketing. Die Dinge, die ich aus der Zusammenarbeit mit euch allen gelernt habe, werden mir bei meiner weiteren Arbeit sehr hilfreich sein.

Zurück zu einer persönlichen Anmerkung: Ich muss wirklich meinen beiden lieben Töchtern danken, die immer so geduldig waren, wenn ihre Mutter sich ewig lange in ihrem Büro verkroch, um zu schreiben. Ich hoffe, eines Tages werdet ihr beide das Buch lesen und das Ergebnis eurer Opfer schätzen können. Aber jetzt sollten wir endlich mal wieder etwas zusammen unternehmen und Spaß haben.

Natürlich möchte ich mich bei allen Wissenschaftlern, Ärzten und Patienten, die ich interviewt habe, dafür bedanken, dass sie ihre Geschichten mit mir geteilt haben. Das Buch ist durch ihre ganz eigenen Geschichten viel persönlicher, bereichernder und authentischer geworden. Viele von ihnen haben mir sehr bei der Überprüfung und Bearbeitung der Kapitel geholfen und lieferten zusätzliche Informationen und Tipps. Die Welt schuldet jedem etwas, der sich der Erforschung und dem Verständnis von Fett widmet.

Literaturverzeichnis

Prolog: Skinny Jeans

Monica Rizzo, »Countdown to Glam!,« *People*, März 3, 2008.
Valerie Bertinelli, *Losing It: And Gaining My Life Back One Pound at a Time* (New York: Atria Books, 2008.

Einleitung: Unsere unterschiedliche Sicht auf Fett

Barbara Walters, Interview mit Newt Gingrich in *The 10 Most Fascinating People of 1995*, ABC.
U.S. Department of Homeland Security, *Budget-in-Brief: Fiscal Year 2014.*
The U.S. Weight Loss Market: 2014 Status Report & Forecast, Marketdata Enterprises Inc.
»Ad Buyers Bulk Up Spending as Consumers Diet,« https://www.nielsen.com/us/en/insights/news/2009/ad-buyers-bulk-up-spending-as-consumers-diet.html, 13. Januar 2009.
»Adult Obesity Facts,« Centers for Disease Control and Prevention, http://www.cdc.gov/obesity/data/adult.html.
»Half of Germans Are Obese and Overweight,« http://www.gallup.com/poll/150359/half-germans-obese-overweight.aspx, 27. Oktober 2011.
»A Quarter of Germany Is Obese: Experts,« *The Local*, 7. August 2013, http://www.thelocal.de/20130807/51259.
»Obesity Update: Juni 2014,« Organisation for Economic Co-operation and Development, http://www.oecd.org/health/obesity-update.htm.
Peter Stearns, *Fat History: Bodies and Beauty in the Modern West*, 2. Aufl. (New York:NYU Press, 2002).
Thomas Cation Duncan, *How To Be Plump: Or Talks On Physiological Feeding (1878)*, (Whitefish, MT: Kessinger Publishing, 2010).
Elena Levy-Navarro, Hg., *Historicizing Fat in Anglo-American Culture* (Columbus: The Ohio State University Press, 2010).

Lois W. Banner, *American Beauty: A Social History . . . Through Two Centuries of the American Idea, Ideal, and Image of the Beautiful Woman* (New York: Alfred A. Knopf, 1983).
Hillel Schwartz, *Never Satisfied: A Cultural History of Diets Fantasies and Fat* (New York: The Free Press, 1986).
J. L. Hargrove, »Does the History of Food Energy Units Suggest a Solution to 'Calorie Confusion'?,« *Nutrition Journal* 6, Nr. 44 (2007): 1–11.
J. L. Hargrove, »History of the Calorie in Nutrition,« *Journal of Nutrition* 136, Nr. 12 (Dezember 2006): 2957–2961.
Jim Painter, »How Do Food Manufacturers Calculate the Calorie Count of Packaged Foods?,« *Scientific American*, 31. Juli 2006.
W. C. Cutting, D. A. Rytand und M. L. Tainter, »Relationship Between Blood Cholesterol and Increased Metabolism from Dinitrophenol and Thyroid1,« *Jounal of Clinical Investigation* 13, Nr. 4 (1. Juli 1934): 547–552.
»Woman Died After Accidental Overdose of Highly Toxic Diet Pills,« *The Guardian*, 23. Juli 2015.
Barbara Walters Interview mit Oprah Winfrey in *The 10 Most Fascinating People of 2014*, ABC.

1. Grundsätzlich gilt: Fett bewirkt mehr, als Sie glauben

Asim Kurjak und Frank A. Chervenak, Hg., *Textbook of Perinatal Medicine*, 2. Aufl. (Boca Raton, FL: CRC Press, 2006), S. 6.
C. M. Poissonnet, A. R. Burdi und S. M. Garn, »The Chronology of Adipose Tissue Appearance and Distribution in the Human Fetus,« *Early Human Development* 10, Nr. 1–2 (September 1984): 1–11.
D. Haslam, »Obesity: A Medical History,« *Obesity Reviews* 8, Nr. S1 (2007): 31–36.
A. Hassall, »Observations on the Development of the Fat Vesicle.« *Lancet* (1849): 163–164.
G. Frühbeck, J. Gómez-Ambrosi, F. J. Muruzábal und M. A. Burrell, »The Adipocyte: A Model for Integration of Endocrine and Metabolic Signaling in Energy Metabolism Regulation,« *American Journal of Physiology—Endocrinology and Metabolism* 280, Nr. 6 (Juni 2001): E827–47, S. E828 1. Absatz.
K. J. Ellis, »Human Body Composition: In Vivo Methods,« *Physiological Reviews* 80, Nr. 2 (April 2000): 649–80.
R. Schoenheimer und D. Rittenberg, »Deuterium as an Indicator in the Study of Intermediary Metabolism: VI. Synthesis and Destruction of Fatty Acids in the Organism,« *Journal of Biological Chemistry* 114 (1936): 381–96.
B. Shapiro und E. Wertheimer, »The Synthesis of Fatty Acids in Adipose Tissue in Vitro,« *Journal of Biological Chemistry* 173 (1948): 725–28.
Rexford Ahima, *Metabolic Basis of Obesity* (New York: Springer Science and Business Media, 2011).
E. A. Oral et al., »Leptin-Replacement Therapy for Lipodystrophy,« *New England Journal of Medicine* 346, Nr. 8 (21. Februar 2002): 573.

»Cold Exposure Prompts Body to Convert White Fat to Calorie-burning Beige Fat,« Endocrine Society, https://www.endocrine.org/news-room/press-release-archives/2014/cold-exposure-prompts-body-to-convert-white-fat-to-calorie-burning-beige-fat.
M. Harms und P. Seale, »Brown and Beige Fat: Development, Function and Therapeutic Potential,« *Nature Medicine* 19 (Oktober 2013): 1252–63.
R. Padidela et al., »Severe Resistance to Weight Gain, Lack of Stored ses in Adipose Tissue, Hypoglycaemia, and Increased Energy Expenditure: A Novel Disorder of Energy Homeostasis« *Hormone Research In Pædiatrics* 77, Nr. 4 (April 2012): 261–68.
E. Overton, »The Probable Origin and Physiological Significance of Cellular Osmotic Properties,« *Vierteljahrschrift der Naturforschende Gesselschaft* (Zürich) 44, (1899): 88–135. Trans. R. B. Park, in *Biological Membrane Structure*, Hg. D. Branton und R. B. Park (Boston: Little, Brown & Co., 1968), S. 45–52.
M. Edidin, »Lipids on the Frontier: A Century of Cell-Membrane Bilayers,« *Nature Reviews Molecular Cell Biology* 4, Nr. 5 (Mai 2003): 414–18.
Pierre Morell and Richard H. Quarles, »Characteristic Composition of Myelin,« in *Basic Neurochemistry: Molecular, Cellular and Medical Aspects*, 6. Aufl., Hg. G. J. Siegel, B. W. Agranoff, R. W. Albers, et al. (Philadelphia: Lippincott-Raven, 1999).
»Essential Fatty Acids: The Work of George and Mildred Burr,« *The Journal of Biological Chemistry* 287, Nr. 42, (12. Oktober 2012): 35439–41.

2. Fett kann sprechen

C. T. Montague et al., »Congenital Leptin Deficiency Is Associated with Severe Early- Onset Obesity in Humans,« *Nature* 387, Nr. 6636 (26. Juni 1997): 903–8.
Coleman Zitat aus: D. L. Coleman, »A Historical Perspective on Leptin,« *Nature Medicine* 16, Nr. 10 (Oktober 2010): 1097–99.
A. M. Ingalls, M. M. Dickie und G. D. Snell, »Obese, a New Mutation in the House Mouse,« *Journal of Heredity* 41 (1950): 317–18.
D. L. Coleman, »Effects of Parabiosis of Obese with Diabetes and Normal Mice,« *Diabetologia* 9 (1973): 294–98.
Y. Zhang et al., »Positional Cloning of the Mouse Obese Gene and Its Human Homologue,« *Nature* 372 (1994): 425–32. (Erratum, *Nature* 374 [1995]: 479.)
J. L. Halaas et al., »Weight-Reducing Effects of the Plasma Protein Encoded by the Obese Gene,« *Science* 269 (1995): 543–46.
S. Farooqi et al., »Effects of Recombinant Leptin Therapy in a Child with Congenital Leptin Deficiency,« New England Journal of Medicine 341, Nr. 12 (September 16, 1999): 879–84.
Robert Pool, *Fat: Fighting the Obesity Epidemic* (New York: Oxford University Press, 2001).

3. Ihr Leben hängt von Fett ab

Zitate von Frisch stammen aus Interviews und aus: Rose E. Frisch, *Female Fertility and the Body Fat Connection* (Chicago: University of Chicago Press, 2004).

Zitate von Dr. Lawrence Vincent stammen aus: Rose E. Frisch, *Female Fertility and the Body Fat Connection* (Chicago: University of Chicago Press, 2004).

R. E. Frisch und R. Revelle, »Height and Weight at Menarche and a Hypothesis of Critical Body Weights and Adolescent Events,« *Science* 169, Nr. 3943 (24. Juli 1970): 397–99.

Pam Belluck, »Rose E. Frisch, Scientist Who Linked Body Fat to Fertility, Dies at 96,« *New York Times*, 11. Februar 2015.

R. E. Frisch und J. W. McArthur, »Menstrual Cycles: Fatness as a Determinant of Minimum Weight for Height Necessary for Their Maintenance or Onset,« *Science* 185, Nr. 4155 (13. September 1974): 949–51.

R. E. Frisch, G. Wyshak und L. Vincent, »Delayed Menarche and Amenorrhea in Ballet Dancers,« *New England Journal of Medicine* 303, Nr. 1 (3. Juli 1980): 17–19.

»Ballerinas and Female Athletes Share Quadruple Health Threats,« *Science Daily*, 31. Mayi 2009, reporting on research from Medical College of Wisconsin.

Susan Donaldson James, »Female Athletes Are Too Fit to Get Pregnant,« *ABC News*, 2. September 2010, http://abcnews.go.com/Health/Wellness/female-athletes-compromise-fertility-intense-training-dieting/story?id=11539684.

P. K. Siiteri, »Adipose Tissue as a Source of Hormones,« American Journal of Clinical Nutrition 45, Nr. 1 (Januar 1987): 277–82.

F. F. Chehab et al., »Early Onset of Reproductive Function in Normal Female Mice Treated with Leptin,« *Science* 275, Nr. 5296 (Januar 1997): 88–90.

W. H. Yu et al., »Role of Leptin in Hypothalamic–Pituitary Function,« *Proceedings of the National Academy of Sciences of the United States of America* 94, Nr. 3 (4. Februar 1997): 1023–28. (Erratum, *Proceedings* 94, Nr. 20 [30. September 1997]: 11108.)

A. D. Strosberg und T. Issad, »The Involvement of Leptin in Humans Revealed by Mutations in Leptin and Leptin Receptor Genes,« *Trends in Pharmacological Sciences* 20, Nr. 6 (Juni 1999): 227–30.

M. Ozata, I. C. Ozdemir und J. Licinio, »Human Leptin Deficiency Caused by a Missense Mutation: Multiple Endocrine Defects, Decreased Sympathetic Tone, and Immune System Dysfunction Indicate New Targets for Leptin Action, Greater Central Than Peripheral Resistance to the Effects of Leptin, and Spontaneous Correction of Leptin-Mediated Defects,« *Journal of Clinical Endocrinology and Metabolism* 84, Nr. 10 (Oktober 1999): 3686–95.

R. E. Frisch, »Body Fat, Menarche, Fitness and Fertility,« *Human Reproduction* 2, Nr. 6 (August 1987): 521–33.

A. Strobel et al., »A Leptin Missense Mutation Associated with Hypogonadism and Morbid Obesity,« *Nature Genetics* 18, Nr. 3 (März 1998): 213–15.

J. Licinio et al., »Phenotypic Effects of Leptin Replacement on Morbid Obesity, Diabetes Mellitus, Hypogonadism, and Behavior in Leptin-Deficient Adults,«

Proceedings of the National Academy of Sciences of the United States of America 101, Nr. 13 (30. März 2004): 4531–36.

M. F. Pittinger et al., »Multilineage Potential of Adult Human Mesenchymal Stem Cells,« *Science* 284, Nr. 5411 (April 2, 1999): 143–47.

T. Schilling et al., »Plasticity in Adipogenesis and Osteogenesis of Human Mesenchymal Stem Cells,« *Molecular and Cellular Endocrinology* 271, Nr. 1–2 (15. Juni 2007): 1–17.

M. A. Bredella et al., »Increased Bone Marrow Fat in Anorexia Nervosa,« *Journal of Clinical Endocrinology and Metabolism* 94, Nr. 6 (Juni 2009): 2129–36.

W. H. Cleland, C. R. Mendelson und E. R. Simpson, »Effects of Aging and Obesity on Aromatase Activity of Human Adipose Cells,« *Journal of Clinical Endocrinology and Metabolism* 60, Nr. 1 (Januar 1985): 174–77.

A. Sayers und J. H. Tobias, »Fat Mass Exerts a Greater Effect on Cortical Bone Mass in Girls Than Boys,« *Journal of Clinical Endocrinology and Metabolism* 95, Nr. 2 (Februar 2010): 699–706.

J. Shao et al., »Bone Regulates Glucose Metabolism as an Endocrine Organ Through Osteocalcin,« *International Journal of Endocrinology* 2015, Article ID 967673, 9 Seiten, 2015.

I. R. Reid et al., »Determinants of Total Body and Regional Bone Mineral Density in Normal Postmenopausal Women—A Key Role for Fat Mass,« *Journal of Clinical Endocrinology and Metabolism* 75, Nr. 1 (Juli 1992): 45–51.

D. A. Bereiter und B. Jeanrenaud, »Altered Neuroanatomical Organization in the Central Nervous System of the Genetically Obese (ob/ob) Mouse,« *Brain Research* 165, Nr. 2 (13. April 1979): 249–60.

R. S. Ahima, C. Bjorbaek, S. Osei und J. S. Flier, »Regulation of Neuronal and Glial Proteins by Leptin: Implications for Brain Development,« *Endocrinology* 140, Nr. 6 (Juni 1999): 2755–62.

A. Joos et al., »Voxel-Based Morphometry in Eating Disorders: Correlation of Psychopathology with Grey Matter Volume,« *Psychiatry Research* 182, Nr. 2 (30. Mai 2010): 146–51.

R. A. Whitmer et al., »Central Obesity and Increased Risk of Dementia More Than Three Decades Later,« *Neurology* 71, Nr. 14 (30. September 2008): 1057–64.

S. Debette et al., »Visceral Fat is Associated with Lower Brain Volume in Healthy Middle-Aged Adults,« *Annals of Neurology* 68, Nr. 2 (August 2010): 136–44.

K. J. Anstey et al., »Body Mass Index in Midlife and Late-Life as a Risk Factor for Dementia: A Meta-Analysis of Prospective Studies,« *Obesity Reviews* 12, Nr. 5 (May 2011): e426–37.

N. Qizilbash et al., »BMI and Risk of Dementia in Two Million People over Two-Decades: A Retrospective Cohort Study,« *Lancet Diabetes & Endocrinology* 3, Nr. 6 (Juni 2015): 431–36.

Zitate von Judah Folkman und Rocío Sierra-Honigmann entnommen aus M. Barinaga, »Leptin Sparks Blood Vessel Growth,« *Science* 281, Nr. 5383 (11. September 1998): 1582.

M. R. Sierra-Honigmann et al., »Biological Action of Leptin as an Angiogenic Factor,« *Science* 281, Nr. 5383 (11. September 1998): 1683–86.

R. Strumia, E. Varotti, E. Manzato und M. Gualandi, »Skin Signs in Anorexia Nervosa,« *Dermatology* 203, Nr. 4 (2001): 314–17.
R. Strumia, »Dermatologic Signs in Patients with Eating Disorders,« *American Journal of Clinical Dermatology* 6, Nr. 3 (2005): 165–73.
P. Fernández-Riejos et al., »Role of Leptin in the Activation of Immune Cells,« *Mediators of Inflammation* 2010 (2010), Article ID: 568343, 8 Seiten.
J. Cason et al., »Cell-Mediated Immunity in Anorexia Nervosa,« *Clinical & Experimental Immunology* 64, Nr. 2 (May 1986): 370–75.
E. Polack et al., »Low Lymphocyte Interferon-Gamma Production and Variable Proliferative Response in Anorexia Nervosa Patients,« *Journal of Clinical Immunology* 13, Nr. 6 (November 1993): 445–51.
A. F. Osman et al., »The Incremental Prognostic Importance of Body Fat Adjusted Peak Oxygen Consumption in Chronic Heart Failure,« *Journal of the American College of Cardiology* 36, Nr. 7 (Dezember 2000): 2126–31.
M. R. Carnethon, et al., »Association of Weight Status with Mortality in Adults with Incident Diabetes,« *Journal of the American Medical Association* 308, Nr. 6 (8. August 2012): 581–90.
C. E. Hastie, »Obesity Paradox in a Cohort of 4880 Consecutive Patients Undergoing Percutaneous Coronary Intervention,« *European Heart Journal* 31, Nr. 2 (2010): 222–26.
Stuart MacDonald, »Fat heart patients 'live longer,' « *The Sunday Times*, 30. Januar 2010.

4. Wenn gutes Fett böse wird

G. S. Hotamisligil, N. S. Shargill und B. M. Spiegelman, »Adipose Expression of Tumor Necrosis Factor-Alpha: Direct Role in Obesity-Linked Insulin Resistance,« *Science* 259, Nr. 5091 (1. Januar 1993): 87–91.
S. P. Weisberg et al., »Obesity Is Associated with Macrophage Accumulation in Adipose Tissue,« *Journal of Clinical Investigation* 112, Nr. 12 (15. Dezember 2003): 1796–1808.
H. Xu et al., »Chronic Inflammation in Fat Plays a Crucial Role in the Development of Obesity-Related Insulin Resistance,« *Journal of Clinical Investigation* 112, Nr. 12 (15. Dezember 2003): 1821–30.
Y. Matsuzawa, S. Fujioka, K. Tokunaga und S. Tarui. »Classification of Obesity with Respect to Morbidity,« *Proceedings of the Society for Experimental Biology and Medicine* 200, Nr. 2 (Juni 1992): 197–201.
Y. Matsiizawa et al., »Visceral Fat Accumulation and Cardiovascular Disease,« *Obesity Research* 3, S5 (Dezember 1995): 645S–47S.
C. A. Slentz et al., »Inactivity, Exercise, and Visceral Fat. STRRIDE: a Randomized, Controlled Study of Exercise Intensity and Amount,« *Journal of Applied Physiology* 99, Nr. 4 (Oktober 2005): 1613–18.

B. A. Irving et al., »Effect of Exercise Training Intensity on Abdominal Visceral Fat and Body Composition,« *Medicine and Science in Sports and Exercise* 40, Nr. 11 (November 2008): 1863–72.

P. E. Scherer et al., »A Novel Serum Protein Similar to C1q, Produced Exclusively in Adipocytes,« *Journal of Biological Chemistry* 270, Nr. 45 (10. November 1995):26746–49.

A. H. Berg et al., »The Adipocyte-Secreted Protein Acrp30 Enhances Hepatic Insulin Action,« *Nature Medicine* 7, Nr. 8 (August 2001): 947–53.

W. L. Holland et al., »The Pleiotropic Actions of Adiponectin Are Initiated via Receptor-Mediated Activation of Ceramidase Activity,« *Nature Medicine* 17, Nr. 1 (Januar 2011): 55–63.

5. Wie Fett dafür kämpft, bei Ihnen zu bleiben

R. L. Leibel und J. Hirsch, »Diminished Energy Requirements in Reduced-Obese Patients,« *Metabolism* 33, Nr. 2 (Februar 1984): 164–70.

M. Rosenbaum, J. Hirsch, D. A. Gallagher und R. L. Leibel, »Long Term Persistence of Adaptive Thermogenesis in Subjects Who Have Maintained a Reduced Body Weight,« *American Journal of Clinical Nutrition* 88, Nr. 4 (Oktober 2008): 906–12.

M. Rosenbaum et al., »Low-Dose Leptin Reverses Skeletal Muscle, Autonomic and Neuroendocrine Adaptations to Maintenance of Reduced Weight,« *Journal of Clinical Investigation* 115, Nr. 12 (Dezember 2005): 3579–86.

M. Rosenbaum, J. Hirsch, E. Murphy und R. L. Leibel, »Effects of Changes in Body Weight on Carbohydrate Metabolism, Catecholamine Excretion, and Thyroid Function,« *American Journal of Clinical Nutrition* 71, Nr. 6 (Juni 2000): 1421–32.

M. Rosenbaum et al., »Low Dose Leptin Administration Reverses Effects of Sustained Weight Reduction on Energy Expenditure and Circulating Concentrations of Thyroid Hormones,« *Journal of Endocrinology and Metabolism* 87, Nr. 5 (Mai 2002): 2391–94.

D. M. Thomas et al., »Why Do Individuals Not Lose More Weight from an Exercise Intervention at a Defined Dose? An Energy Balance Analysis,« *Obesity Reviews* 13, Nr. 10 (Oktober 2012): 835–47.

M. Rosenbaum et al., »Energy intake in weight reduced humans,« *Brain Research* 1350 (2. September 2010): 95–102.

M. Rosenbaum et al., »Leptin Reverses Weight Loss-Induced Changes in Regional Neural Activity Responses to Visual Food Stimuli,« *Journal of Clinical Investigation* 118, Nr. 7 (Juli 2008): 2583–91.

P. Sumithran, et al., »Long-Term Persistence of Hormonal Adaptations to Weight Loss,« *New England Journal of Medicine* 365, Nr. 17 (27. Oktober 2011): 1597–604.

The American Physiological Society Press Release, April 23, 2013, http://www.theaps.org/mm/hp/Audiences/Public-Press/2013/14.html.

T. L. Hernandez et al., »Fat Redistribution Following Suction Lipectomy: Defense of Body Fat and Patterns of Restoration,« *Obesity* 19, Nr. 7 (Juli 2011): 1388–95.

F. Benatti et al., »Liposuction Induces a Compensatory Increase of Visceral Fat Which Is Effectively Counteracted by Physical Activity: A Randomized Trial,« *Journal of Clinical Endocrinology and Metabolism* 97, Nr. 7 (Juli 2012): 2388–95.

S. Taheri et al., »Short Sleep Duration Is Associated with Reduced Leptin, Elevated Ghrelin, and Increased Body Mass Index,« *PLoS Medicine* 1, Nr. 3 (Dezember 2004): e62, http://journals.plos.org/plosmedicine/article?id=10.1371/journal.pmed.0010062.

A. Everard und P. D. Cani, »Gut Microbiota and GLP-1,« *Reviews in Endocrine and Metabolic Disorders* 15, Nr. 3 (September 2014): 189–96.

R. L. Batterham et al., »Critical Role for Peptide YY in Protein-Mediated Satiation and Body-Weight Regulation,« *Cell Metabolism* 4, Nr. 3 (September 2006): 223–33.

Rexford Ahima, Hg., *Metabolic Basis of Obesity* (New York: Springer-Verlag, 2011), S. 110–12.

6. Bakterien und Viren – mikroskopisch klein, riesig in der Wirkung

N. V. Dhurandhar et al., »Transmissibility of Adenovirus-Induced Adiposity in a Chicken Model,« *International Journal of Obesity* 25, Nr. 7 (Juli 2001): 990–96.

N. V. Dhurandhar et al., »Association of Adenovirus Infection with Human Obesity,« *Obesity Research* 5, Nr. 5 (September 1997): 464–69.

R. L. Atkinson et al., »Human Adenovirus-36 Is Associated with Increased Body Weight and Paradoxical Reduction of Serum Lipids,« *International Journal of Obesity* 29, Nr. 3 (März 2005): 281–86.

N. V. Dhurandhar et al., »Human Adenovirus Ad-36 Promotes Weight Gain in Male Rhesus and Marmoset Monkeys,« *Journal of Nutrition* 132, Nr. 10 (Oktober 2002): 3155–60.

M. Pasarica et al., »Adipogenic Human Adenovirus Ad-36 Induces Commitment, Differentiation, and Lipid Accumulation in Human Adipose-Derived Stem Cells,« *Stem Cells* 26, Nr. 4 (April 2008): 969–78.

E. M. Laing et al., »Adenovirus 36, Adiposity, and Bone Strength in Late-Adolescent Females,« *Journal of Bone and Mineral Research* 28, Nr. 3 (März 2013): 489–96.

W.-Y. Lin et al., »Long-Term Changes in Adiposity and Glycemic Control Are Associated with Past Adenovirus Infection,« *Diabetes Care* 36, Nr. 3 (März 2013): 701–7.

J. D. Voss et al., »Adenovirus 36 Antibodies Associated with Clinical Diagnosis of Overweight/Obesity but Not BMI Gain: A Military Cohort Study,« *Journal of Clinical Endocrinology and Metabolism* 99, Nr. 9 (September 2014): e1708–12.

F. Bäckhed et al., »The Gut Microbiota as an Environmental Factor That Regulates Fat Storage,« *Proceedings of the National Academy of Sciences of the United States of America* 101, Nr. 44 (2. November 2004): 15718–23.

V. Ridaura et al., »Cultured Gut Microbiota from Twins Discordant for Obesity Modulate Adiposity and Metabolic Phenotypes in Mice,« *Science* 341, Nr. 6150 (6. September 2013).

T. S. Stappenbeck, L. V. Hooper und J. I. Gordon, »Developmental Regulation of Intestinal Angiogenesis by Indigenous Microbes via Paneth Cells,« *Proceedings of the National Academy of Sciences of the United States of America* 99, Nr. 24 (26. November 2002): 15451–55.

R. E. Ley, P. J. Turnbaugh, S. Klein und J. I. Gordon, »Microbial Ecology: Human Gut Microbes Associated with Obesity,« *Nature* 444 (21. Dezember 2006): 1022–23.

P. J. Turnbaugh et al., »An Obesity-Associated Gut Microbiome with Increased Capacity for Energy Harvest,« *Nature* 444 (21. Dezember 2006): 1027–31.

P. J. Turnbaugh et al., »A core gut microbiome in obese and lean twins,« *Nature* 457 (22. Januar 2009): 480–84.

E. Le Chatelier et al., »Richness of human gut microbiome correlates with metabolic markers,« *Nature* 500 (29. August 2013): 541–46.

P. J. Turnbaugh, F. Bäckhed, L. Fulton und J. I. Gordon, »Diet-Induced Obesity Is Linked to Marked but Reversible Alterations in the Mouse Distal Gut Microbiome,« *Cell Host Microbe* 3, Nr. 4 (17. April 2008): 213–23.

A. Everard and P. D. Cani, »Gut Microbiota and GLP-1,« *Reviews in Endocrine and Metabolic Disorders* 15, Nr. 3 (September 2014): 189–96.

E. van Nood et al., »Duodenal Infusion of Donor Feces for Recurrent *Clostridium Difficile*,« *New England Journal of Medicine* 368, Nr. 5 (31. Januar 2013): 407–15.

7. Meine Eltern sind schuld – Gene und Adipositas

E. Ravussin et al., »Effects of a Traditional Lifestyle on Obesity in Pima Indians,« *Diabetes Care* 17, Nr. 9 (September 1994): 1067–74.

L. O. Schulz et al., »Effects of Traditional and Western Environments on Prevalence of Type 2 Diabetes in Pima Indians in Mexico and the U.S.,« *Diabetes Care* 29, Nr. 8 (August 2006): 1866–71.

Robert Pool, *Fat: Fighting the Obesity Epidemic* (New York: Oxford University Press, 2001).

L. Pérusse et al., »Familial Aggregation of Abdominal Visceral Fat Level: Results from the Quebec Family Study,« *Metabolism* 45, Nr. 3 (März 1996): 378–82.

C. Bouchard et al., »The Response to Exercise with Constant Energy Intake in Identical Twins,« *Obesity Research* 2, Nr. 5 (September 1994): 400–410.

C. Bouchard et al., »Response to Long Term Overfeeding in Twins,« *New England Journal of Medicine* 322, Nr. 21 (24. Mai 1990): 1477–82.

C. Bouchard et al., »Genetic Effect in Resting and Exercise Metabolic Rates,« *Metabolism* 38, Nr. 4 (April 1989): 364–70.

A. Tremblay, J. A. Simoneau und C. Bouchard, »Impact of Exercise Intensity on Body Fatness and Skeletal Muscle Metabolism,« *Metabolism* 43, Nr. 7 (Juli 1994): 814–18.

J. E. Cecil et al., »An Obesity-Associated FTO Gene Variant and Increased Energy Intake in Children,« *New England Journal of Medicine* 359, Nr. 24 (11. Dezember 2008): 2558–66.

M. Claussnitzer et al., »FTO Obesity Variant Circuitry and Adipocyte Browning in Humans,« *New England Journal of Medicine* 373, Nr. 10 (3. September 2015): 895–907.

T. O. Kilpeläinen et al., »Genetic Variation near IRS1 Associates with Reduced Adiposity and an Impaired Metabolic Profile,« *Nature Genetics* 43, Nr. 8 (26. Juni 2011): 753–60.

T. O. Kilpeläinen et al., »Physical Activity Attenuates the Influence of FTO Variants on Obesity Risk: A Meta-Analysis of 218,166 Adults and 19,268 Children,« *PLoS Medicine* 8, Nr. 11 (November 2011): E1001116, http://journals.plos.org/plosmedicine/article?id=10.1371/journal.pmed.1001116.

8. Ich bin eine Frau, ich habe Fett

G. Rodríguez et al., »Gender Differences in Newborn Subcutaneous Fat Distribution,« *European Journal of Pediatrics* 163, Nr. 8 (August 2004): 457–61.

W. W. K. Koo, J. C. Walters und E. M. Hockman, »Body Composition in Human Infants at Birth and Postnatally,« *Journal of Nutrition* 130, Nr. 9 (September 2000): 2188–94.

C. P. Hawkes, et al., »Gender- and Gestational Age-Specific Body Fat Percentage at Birth,« *Pediatrics* 128, Nr. 3 (September 2011): e645–51.

J. Rigo et al., »Reference Values of Body Composition Obtained by Dual Energy X-Ray Absorptiometry in Preterm and Term Neonates,« *Journal of Pediatric Gastroenterology and Nutrition* 27, Nr. 2 (August 1998): 184–90.

A. J. O'Sullivan, »Does Oestrogen Allow Women to Store Fat More Efficiently? A Biological Advantage for Fertility and Gestation,« *Obesity Reviews* 10, Nr. 2 (März 2009): 168–77.

W. C. Chumlea et al., »Body Composition Estimates from NHANES III Bioelectrical Impedance Data,« *International Journal of Obesity and Related Metabolic Disorders* 26, Nr. 12 (Dezember 2002): 1596–1609.

L. Davidsen, B. Vistisen, and A. Astrup, »Impact of the Menstrual Cycle on Determinants of Energy Balance: A Putative Role in Weight Loss Attempts,« *International Journal of Obesity* 31, Nr. 12 (Dezember 2007): 1777–85.

A. J. O'Sullivan, A. Martin, and M. A. Brown, »Efficient Fat Storage in Premenopausal Women and in Early Pregnancy: A Role for Estrogen,« *Journal of Clinical Endocrinology and Metabolism* 86, Nr. 10 (Oktober 2001): 4951–56.

B. N. Wu and A. J. O'Sullivan, »Sex Differences in Energy Metabolism Need to Be Considered with Lifestyle Modifications in Humans,« *Journal of Nutrition and Metabolism* 2011 (2011), article ID: 391809.

G. N. Wade and J. M. Gray, »Gonadal Effects on Food Intake and Adiposity: A Metabolic Hypothesis,« *Physiology and Behavior* 22, Nr. 3 (März 1979): 583–93.

L. E. Kopp-Hoolihan, M. D. van Loan, W. W. Wong, and J. C. King, »Longitudinal Assessment of Energy Balance in Well-Nourished, Pregnant Women,« *American Journal of Clinical Nutrition* 69, Nr. 4 (April 1999): 697–704.

O. Koren et al., »Host Remodeling of the Gut Microbiome and Metabolic Changes During Pregnancy,« *Cell* 150, Nr. 3 (3. August 2012): 470–80.

P. Deurenberg, M. Deurenberg-Yap, and S. Guricci, »Asians Are Different from Caucasians and from Each Other in Their Body Mass Index/Body Fat Per Cent Relationship,« *Obesity Reviews* 3, Nr. 3 (August 2002): 141–46.

P. T. Katzmarzyk et al., »Racial Differences in Abdominal Depot-Specific Adiposity in White and African American Adults,« *American Journal of Clinical Nutrition* 91, Nr. 1 (Januar 2010): 7–15.

S. Nielsen et al., »Energy Expenditure, Sex, and Endogenous Fuel Availability in Humans,« *Journal of Clinical Investigation* 111, Nr. 7 (April 2003): 981–88.

L. A. Anderson, P. G. McTernan, A. H. Barnett und S. Kumar, »The Effects of Androgens and Estrogens on Preadipocyte Proliferation in Human Adipose Tissue: Influence of Gender and Site,« *Journal of Clinical Endocrinology and Metabolism* 86, Nr. 10 (Oktober 2001): 5045–51.

M. L. Power und J. Schulkin, »Sex Differences in Fat Storage, Fat Metabolism, and the Health Risks from Obesity: Possible Evolutionary Origins,« *British Journal of Nutrition* 99, Nr. 5 (May 2008): 931–40.

E. J. Giltay and L. J. G. Gooren, »Effects of Sex Steroid Deprivation/Administration on Hair Growth and Skin Sebum Production in Transsexual, Males and Females,« *Journal of Clinical Endocrinology and Metabolism* 85, Nr. 8 (August 2000): 2913–21.

J. M. H. Elbers et al., »Effects of Sex Steroids on Components of the Insulin Resistance Syndrome in Transsexual Subjects,« *Clinical Endocrinology* 58, Nr. 5 (Mai 2003): 562–71.

M. J. Toth, A. Tchernof, C. K. Sites, and E. T. Poehlman, »Menopause-Related Changes in Body Fat Distribution,« *Annals of the New York Academy of Sciences* 904 (May 2000): 502–6.

S. M. Byrne, Z. Cooper und C. G. Fairburn, »Psychological Predictors of Weight Regain in Obesity,« *Behaviour Research and Therapy* 42, Nr. 11 (November 2004): 1341–56.

9. Fett kann zuhören

J. P. McNamara, »Role and Regulation of Metabolism in Adipose Tissue During Lactation,« *Journal of Nutritionsal Biochemistry* 6, Nr. 3 (März 1995): 120–29.

M. Rebuffé-Scrive et al., »Fat Cell Metabolism in Different Regions in Women: Effect of Mentrual Cycle, Pregnancy, and Lactation,« *Journal of Clinical Investigation* 75, Nr. 6 (Juni 1985): 1973–76.

Gareth Williams and Gema Fruhbeck, eds., *Obesity: Science to Practice* (Hoboken, NJ: Wiley-Blackwell, 2009).

P. Cuatrecasas, »Interaction of Insulin with the Cell Membrane: The Primary Action of Insulin,« *Proceedings of the National Academy of Sciences of the United States of America* 63, Nr. 2 (Juni 1969): 450–57.

P. Cuatrecasas, »Insulin-Receptor Interactions in Adipose Tissue Cells: Direct Measurement and Properties,« *Proceedings of the National Academy of Sciences of the United States of America* 68, Nr. 6, (Juni 1971): 1264–68.

S. Bhasin et al., »The Effects of Supraphysiologic Doses of Testosterone on Muscle Size and Strength in Normal Men,« *New England Journal of Medicine* 335, Nr. 1 (Juli 4, 1996): 1–7.

T. W. Burns et al., »Pharmacological Characterizations of Adrenergic Receptors in Human Adipocytes,« *Journal of Clinical Investigation* 67, Nr. 2 (Februar 1981): 467–75.

I. Smilios et al., »Hormonal Responses After Resistance Exercise Performed with Maximum and Submaximum Movement Velocities,« *Applied Physiology, Nutrition, and Metabolism* 39, Nr. 3 (März 2014): 351–57.

B. C. Nindl et al., »Twenty-Hour Growth Hormone Secretory Profiles After Aerobic and Resistance Exercise,« *Medicine and Science in Sports and Exercise* 46, Nr. 10 (Oktober 2014): 1917–27.

A. D. Kriketos et al., »Exercise Increases Adiponectin Levels and Insulin Sensitivity in Humans,« *Diabetes Care* 27, Nr. 2 (Februar 2004): 629–30.

T. J. Saunders et al., »Acute Exercise Increases Adiponectin Levels in Abdominally Obese Men,« *Journal of Nutrition and Metabolism* 2012 (2012), article ID: 148729.

L. A. Leiter, M. Grose, J. F. Yale, E. B. Marliss, »Catecholamine Responses to Hypocaloric Diets and Fasting in Obese Human Subjects,« *American Journal of Physiology* 247, Nr. 2, pt. 1 (1. August 1984): E190–97.

K. Y. Ho et al., »Fasting Enhances Growth Hormone Secretion and Amplifies the Complex Rhythms of Growth Hormone Secretion in Man,« *Journal of Clinical Investigation* 81, Nr. 4 (April 1988): 968–75.

S. Taheri et al., »Short Sleep Duration Is Associated with Reduced Leptin, Elevated Ghrelin, and Increased Body Mass Index,« *PLoS Medicine* 1, Nr. 3 (Dezember 2004): e62, http://journals.plos.org/plosmedicine/article?id= 10.1371/journal.pmed.0010062.

K. Spiegel, E. Tasali, P. Penev und E. Van Cauter, »Sleep Curtailment in Healthy Young Men Is Associated with Decreased Leptin Levels, Elevated Ghrelin

Levels, and Increased Hunger and Appetite,« *Annals of Internal Medicine* 141, Nr. 11 (Dezember 2004): 846–50.

R. L. Batterham et al., »Critical Role for Peptide YY in Protein-Mediated Satiation and Body-Weight Regulation,« *Cell Metabolism* 4, Nr. 3 (September 2006): 223–33.

K. L. Knutson, »Does Inadequate Sleep Play a Role in Vulnerability to Obesity?,« *American Journal of Human Biology* 24, Nr. 3 (Mai 2012): 361–71.

P. T. Williams, »Evidence for the Incompatibility of Age-Neutral Overweight and Age-Neutral Physical Activity Standards from Runners,« *American Journal of Clinical Nutrition* 65, Nr. 5 (May 1997): 1391–96.

sM. J. Cartwright, T. Tchkonia, and J. L. Kirkland, »Aging in Adipocytes: Potential Impact of Inherent, Depot-Specific Mechanisms,« *Experimental Gerontology* 42, Nr. 6 (Juni 2007): 463–71.

10. Fettkontrolle I: Wie Sie es schaffen können

D. Zeevi et al., »Personalized Nutrition by Prediction of Glycemic Responses,« *Cell* 163, Nr. 5 (19. November 2015): 1079–94.

A. D. Kriketos et al., »Exercise Increases Adiponectin Levels and Insulin Sensitivity in Humans,« *Diabetes Care* 27, Nr. 2 (Februar 2004): 629–30.

L. J. Goodyear and B. B. Kahn, »Exercise, Glucose Transport, and Insulin Sensitivity,« *Annual Review of Medicine* 49 (Februar 1998): 235–61.

E. R. Ropelle et al., »IL-6 and IL-10 Anti-Inflammatory Activity Links Exercise to Hypothalamic Insulin and Leptin Sensitivity Through IKKb and ER Stress Inhibition,« *PLoS Biology* 8, Nr. 8 (24. August 2010): e1000465.

D. J. Dyck, »Leptin Sensitivity in Skeletal Muscle Is Modulated by Diet and Exercise,« *Exercise and Sport Sciences Reviews* 33, Nr. 4 (Oktober 2005): 189–94.

K. Y. Ho et al., »Fasting Enhances Growth Hormone Secretion and Amplifies the Complex Rhythms of Growth Hormone Secretion in Man,« *Journal of Clinical Investigation* 81, Nr. 4 (April 1988): 968–75.

G. Frühbeck et al., »Regulation of Adipocyte Lipolysis,« *Nutrition Research Reviews* 27, Nr. 1 (Juni 2014): 63–93.

M. L. Hartman et al., »Augmented Growth Hormone (GH) Secretory Burst Frequency and Amplitude Mediate Enhanced GH Secretion During a Two-Day Fast in Normal Men,« *Journal of Clinical Endocrinology and Metabolism* 74, Nr. 4 (April 1992): 757–65.

A. F. Muller et al., »Ghrelin Drives GH Secretion During Fasting in Man,« *European Journal of Endocrinology* 146, Nr. 2 (Februar 2002): 203–7.

J. E. Ahlskog, Y. E. Geda, N. R. Graff-Radford, and R. C. Petersen, »Physical Exercise as a Preventive or Disease-Modifying Treatment of Dementia and Brain Aging,« *Mayo Clinic Proceedings* 86, Nr. 9 (September 2011): 876–84.

L. Davidsen, B. Vistisen, and A. Astrup, »Impact of the Menstrual Cycle on Determinants of Energy Balance: A Putative Role in Weight Loss Attempts,« *International Journal of Obesity* 31, Nr. 12 (Dezember 2007): 1777–85.

R. R. Wing and J. O. Hill, »Successful Weight Loss Maintenance,« *Annual Review of Nutrition* 21 (2001): 323–41.

R. R. Wing und S. Phelan, »Long-Term Weight Loss Maintenance,« *American Journal of Clinical Nutrition* 82, Nr. S1 (Juli 2005): 222S–225S.

M. L. Butryn, V. Webb und T. A. Wadden, »Behavioral Treatment of Obesity,« *Psychiatric Clinics of North America* 34, Nr. 4 (Dezember 2011): 841–59.

J. G. Thomas et al., »Weight Loss Maintenance for 10 Years in the National Weight Control Registry,« *American Journal of Preventive Medicine* 46, Nr. 1 (Januar 2014): 17–23.

11. Kopf triumphiert über Fett

Ancel Keys, Josef Brozek, Austin Henschel, Olaf Mickelsen und Henry Longstreet Taylor, *The Biology of Human Starvation* (Minneapolis: University of Minnesota Press, 1950).

L. M. Kalm und R. D. Semba, »They Starved So That Others Be Better Fed: Remembering Ancel Keys and the Minnesota Experiment,« *Journal of Nutrition* 135, Nr. 6 (Juni 1, 2005): 1347–52.

M. Rosenbaum et al., »Leptin Reverses Weight Loss-Induced Changes in Regional Neural Activity Responses to Visual Food Stimuli,« *Journal of Clinical Investigation* 118, Nr. 7 (Juli 2008): 2583–91.

M. Muraven, »Building Self-Control Strength: Practicing Self-Control Leads to Improved Self-Control Performance,« *Journal of Experimental Social Psychology* 46, Nr. 2 (März 1, 2010): 465–68.

L. H. Sweet et al., »Brain Response to Food Stimulation in Obese, Normal Weight, and Successful Weight Loss Maintainers,« *Obesity* 20, Nr. 11 (November 2012): 2220–25.

S. M. McClure, D. I. Laibson, G. Lowenstein und J. D. Cohen, »Separate Neural Systems Value Immediate and Delayed Monetary Rewards,« *Science* 306, Nr. 5695 (Oktober 15, 2004): 503–7.

T. Bradford Bitterly, Robert Mislavsky, Hengchen Dai, and Katherine L. Milkman, »Want–Should Conflict: A Synthesis of Past Research,« in *The Psychology of Desire*, Hg. Wilhelm Hoffman und Loran Nordgren (New York: Guilford Press, 2015).

H. Dai, K. L. Milkman, D. A. Hofmann und B. R. Staats, »The Impact of Time at Work and Time Off from Work on Rule Compliance: The Case of Hand Hygiene in Health Care,« *Journal of Applied Psychology* 100, Nr. 3 (Mai 2015): 846–62.

M. Muraven und R. F. Baumeister, »Self-Regulation and Depletion of Limited Resources: Does Self-Control Resemble a Muscle?,« *Psychological Bulletin*, 126, Nr. 2 (März 2000), 247–59.

R. F. Baumeister, E. Bratslavsky, M. Muraven, and D. M. Tice, »Ego Depletion: Is the Active Self a Limited Resource?,« *Journal of Personality and Social Psychology* 74, Nr. 5 (May 1998): 1252–65.

D. M. Tice, R. F. Baumeister, D. Shmueli und M. Muraven, »Restoring the Self: Positive Affect Helps Improve Self-Regulation Following Ego Depletion,« *Journal of Experimental Social Psychology* 43 (2007): 379–84.

Christine Haughney, »When Economy Sours, Tootsie Rolls Soothe Souls,« *New York Times*, März 23, 2009.

K. L. Milkman, »Unsure What the Future Will Bring? You May Overindulge: Uncertainty Increases the Appeal of Wants over Shoulds,« *Organizational Behavior and Human Decision Processes* 119, Nr. 2 (November 2012) 163–76.

M. Muraven, D. M. Tice und R. F. Baumeister, »Self-Control as Limited Resource: Regulatory Depletion Patterns,« *Journal of Personality and Social Psychology* 74, Nr. 3 (März 1998): 774–89.

G. Charness und U. Gneezy, »Incentives to Exercise,« *Econometrica* 77, Nr. 3 (Mai 2009), 909–31.

12. Fettkontrolle II: So gehe ich vor

K. Van Proeyen et al., »Training in the Fasted State Improves Glucose Tolerance During Fat-Rich Diet,« *Journal of Physiology* 588, pt. 21 (November 1, 2010): 4289–302.

M. A. Alzoghaibi, S. R. Pandi-Perumal, M. M. Sharif und A. S. BaHammam, »Diurnal Intermittent Fasting During Ramadan: The Effects on Leptin and Ghrelin Levels,« *PLoS One* 9, Nr. 3 (17. März 2014): e92214.

13. Die Zukunft von Fett

P. A. Zuk et al., »Multi-Lineage Cells from Human Adipose Tissue: Implications for Cell-Based Therapies,« *Tissue Engineering* 7, Nr. 2 (April 2001): 211–26.

S. Lendeckel et al., »Autologous Stem Cells (Adipose) and Fibrin Glue Used to Treat Widespread Traumatic Calvarial Defects: Case Report,« *Journal of Cranio-Maxillo- Facial Surgery* 32, Nr. 6 (Dezember 2004): 370–73.

C. Di Bella, P. Farlie, and A. J. Penington, »Bone Regeneration in a Rabbit Critical-Sized Skull Defect Using Autologous Adipose-Derived Cells,« *Tissue Engineering. Part A* 14, Nr. 4 (April 2008): 483–90.

E. Alt et al., »Effect of Freshly Isolated Autologous Tissue Resident Stromal Cells on Cardiac Function and Perfusion Following Acute Myocardial Infarction,« *International Journal of Cardiology* 144, Nsr. 1 (24. September 2010): 26–35.

S. S. Collawn et al., »Adipose-Derived Stromal Cells Accelerate Wound Healing in an Organotypic Raft Culture Model,« *Annals of Plastic Surgery* 68, Nr. 5 (Mai 2012): 501–4.

C. Nie et al., »Locally Administered Adipose-Derived Stem Cells Accelerate Wound Healing Through Differentiation and Vasculogenesis,« *Cell Transplant* 20, Nr. 2 (2011): 205–16.

Fred Tasker, »Patients Own Fat Cells Plump up Face, Breasts, Buttocks,« *Miami Herald*, September 2, 2011.

Brett Flashnick, »Doctors Wary of Perry's Stem Cell Treatment,« Associated Press, August 20, 2011, http://www.boston.com/news/nation/articles/ 2011/08/20/ doctors_wary_of_perrys_stem_cell_treatment/?page=full.

Register

A

P

R

S

X

Z